临床普通外科及手术实践

董龙增 著

汕头大学出版社

图书在版编目（CIP）数据

临床普通外科及手术实践 / 董龙增著 . -- 汕头 ：
汕头大学出版社，2021.12
　　ISBN 978-7-5658-4539-0

　　Ⅰ．①临… Ⅱ．①董… Ⅲ．①外科手术 Ⅳ．① R61

　　中国版本图书馆 CIP 数据核字（2021）第 270548 号

临床普通外科及手术实践
LINCHUANG PUTONG WAIKE JI SHOUSHU SHIJIAN

作　　者：董龙增
责任编辑：邹　峰
责任技编：黄东生
封面设计：中图时代
出版发行：汕头大学出版社
　　　　　广东省汕头市大学路 243 号汕头大学校园内　邮政编码：515063
电　　话：0754-82904613
印　　刷：廊坊市海涛印刷有限公司
开　　本：710mm×1000 mm　1/16
印　　张：17.25
字　　数：280 千字
版　　次：2021 年 12 月第 1 版
印　　次：2022 年 8 月第 1 次印刷
定　　价：158.00 元
ISBN 978-7-5658-4539-0

目 录

第一章　颈部疾病 …………………………………………………………… 1

　第一节　甲状腺疾病 ……………………………………………………… 1

　第二节　甲状旁腺功能亢进的外科治疗 ……………………………… 19

　第三节　颈淋巴结结核 ……………………………………………… 22

　第四节　颈部肿块 …………………………………………………… 24

第二章　乳房疾病 ………………………………………………………… 27

　第一节　解剖生理概要 ……………………………………………… 27

　第二节　乳房检查 …………………………………………………… 28

　第三节　多乳头和多乳房畸形 …………………………………… 30

　第四节　急性乳腺炎 ………………………………………………… 30

　第五节　乳腺囊性增生病 …………………………………………… 32

　第六节　乳房肿瘤 …………………………………………………… 33

第三章　食管疾病 ………………………………………………………… 43

　第一节　食管癌 ……………………………………………………… 43

　第二节　食管良性肿瘤 ……………………………………………… 48

　第三节　腐蚀性食管灼伤 …………………………………………… 49

　第四节　食管运动功能障碍 ………………………………………… 51

　第五节　食管憩室 …………………………………………………… 54

第四章　腹部损伤 ………………………………………………………… 57

　第一节　概　述 ……………………………………………………… 57

　第二节　常见内脏损伤的特征和处理 ……………………………… 67

第三节　损伤控制 ……………………………………………………… 77

第五章　急性化脓性腹膜炎 ……………………………………………… 79

第一节　急性弥漫性腹膜炎 ……………………………………………… 80

第二节　腹腔脓肿 ………………………………………………………… 88

第六章　胃十二指肠疾病 ………………………………………………… 94

第一节　解剖生理概要 …………………………………………………… 94

第二节　胃十二指肠溃疡的外科治疗 …………………………………… 98

第三节　胃癌及其他胃肿瘤 …………………………………………… 110

第四节　先天性肥厚性幽门狭窄 ……………………………………… 122

第五节　十二指肠憩室 ………………………………………………… 123

第七章　小肠疾病 ……………………………………………………… 125

第一节　解剖和生理概要 ……………………………………………… 125

第二节　肠感染性疾病 ………………………………………………… 127

第三节　肠炎性疾病 …………………………………………………… 130

第四节　肠梗阻 ………………………………………………………… 133

第五节　肠系膜血管缺血性疾病 ……………………………………… 147

第六节　短肠综合征 …………………………………………………… 149

第七节　小肠肿瘤 ……………………………………………………… 152

第八章　阑尾疾病 ……………………………………………………… 154

第一节　解剖生理概要 ………………………………………………… 154

第二节　急性阑尾炎 …………………………………………………… 155

第三节　特殊类型阑尾炎 ……………………………………………… 166

第四节　慢性阑尾炎 …………………………………………………… 168

第五节　阑尾肿瘤 ……………………………………………………… 169

第九章　结、直肠与肛管疾病 …………………………………………… 171

第一节　解剖生理概要 ………………………………………………… 171

第二节　结、直肠及肛管检查方法 ……………………… 177

第三节　乙状结肠扭转 ………………………………… 181

第四节　溃疡性结肠炎的外科治疗 …………………… 181

第五节　肠息肉及肠息肉病 …………………………… 182

第六节　结肠癌 ………………………………………… 184

第七节　直肠癌 ………………………………………… 190

第十章　肝疾病 …………………………………………… 198

第一节　解剖生理概要 ………………………………… 198

第二节　肝脓肿 ………………………………………… 201

第三节　肝棘球蚴病 …………………………………… 205

第四节　原发性肝恶性肿瘤 …………………………… 209

第五节　转移性肝肿瘤 ………………………………… 213

第六节　肝良性肿瘤 …………………………………… 215

第七节　肝囊肿 ………………………………………… 215

第十一章　胆道疾病 ……………………………………… 217

第一节　解剖生理概要 ………………………………… 217

第二节　胆石病 ………………………………………… 223

第三节　胆道感染 ……………………………………… 233

第四节　原发性硬化性胆管炎 ………………………… 241

第五节　胆道蛔虫病 …………………………………… 243

第九节　胆管损伤 ……………………………………… 245

第十节　胆囊息肉和良性肿瘤 ………………………… 248

第十一节　胆道恶性肿瘤 ……………………………… 249

第十二章　胰腺疾病 ……………………………………… 256

第一节　胰腺炎 ………………………………………… 256

参考文献 …………………………………………………… 267

第一章 颈部疾病

第一节 甲状腺疾病

一、解剖生理概要

甲状腺由左、右两个侧叶和峡部构成,峡部有锥状叶与舌骨相连。侧叶位于喉与气管的两侧,下极多数位于第 5~6 气管软骨环之间,峡部多数位于第 2~4 气管软骨环的前面。甲状腺侧叶的背面有甲状旁腺,内侧毗邻喉、咽、食管。

甲状腺由内、外两层被膜包裹,内层被膜很薄、紧贴腺体称为甲状腺固有被膜;外被膜为气管前筋膜的延续,包绕并固定甲状腺与气管和环状软骨上,又称为甲状腺外科被膜。在内、外被膜之间有疏松的结缔组织、甲状旁腺和喉返神经经过,甲状腺手术时应在此两层被膜之间进行,为保护甲状旁腺和喉返神经应紧贴固有被膜逐一分离。

甲状腺的血供非常丰富,主要源于甲状腺上动脉(颈外动脉的分支)和甲状腺下动脉(锁骨下动脉的分支),偶有甲状腺最下动脉。甲状腺上、下动脉的分支之间,以及甲状腺上、下动脉分支与咽喉部、气管、食管的动脉分支之间,都有广泛的吻合支相互交通,故在手术时,虽将甲状腺上下动脉全部结扎,甲状腺残留部分仍有血液供应。甲状腺的静脉在腺体形成网状,然后汇合成甲状腺上静脉、中静脉和下静脉。上、中静脉沿汇入颈内静脉,甲状腺下静脉一般注入无名静脉。

甲状腺内淋巴管网极为丰富,逐渐向甲状腺包膜下集中,形成集合管,然后伴行或不伴行周边静脉引出甲状腺,汇入颈部淋巴结。颈部淋巴结分七区:第Ⅰ区,颏下去和颌下去淋巴结,下以二腹肌前腹为界,上以下颌骨为界;第Ⅱ区,颈内静脉淋巴结上组,上以二腹肌后腹为界,下以舌骨为界,前界为胸骨舌骨肌侧缘,后界为胸锁乳突肌后缘;第Ⅲ区,颈内静脉淋巴结中组,从舌骨水平至肩胛舌骨肌下腹与颈内静脉交叉处;第Ⅳ区,颈内静脉淋巴结下组,从肩胛舌骨肌下腹到锁骨上;第Ⅴ区,颈后三角区,后界为斜方肌,前界为胸锁乳突肌后缘,下界为锁骨;第Ⅵ区(中央组),气管周围淋巴结,包括环甲膜淋巴结,气管、甲状腺周围淋巴结,咽后淋巴结等。第Ⅶ区,胸骨上凹下至前上纵隔淋巴结。

喉返神经来自迷走神经,行走在气管、食管之间的沟内,多在甲状腺下动脉的分支间穿过。喉上神经亦来自迷走神经,分为:内支(感觉支)分布在喉黏膜上;外支(运动支)与甲状腺上动脉贴近、同行,支配环甲肌,使声带紧张。

甲状腺的主要功能是合成、贮存和分泌甲状腺素。甲状腺功能与人体各器官系统的活动和外部环境互相联系。主要调节的机制包括下丘脑-垂体-甲状腺轴控制系统和甲状腺腺体内的自身调节系统。

二、单纯性甲状腺肿

【病因】

单纯性甲状腺肿的病因可分为三类:

1. 甲状腺素原料(碘)缺乏

环境缺碘是引起单纯性甲状腺肿的主要因素。高原、山区土壤中的碘盐被冲洗流失,以致饮水和食物中含碘量不足,因此,这部分区域的居民患此病的较多,故又称"地方性甲状腺肿"。由于碘的摄入不足,无法合成足够量的甲状腺素,便反馈性地引起垂体 TSH 分泌增高并刺激甲状腺增生和代偿性肿大。初期,因缺碘时间较短,增生、扩张的滤泡较为均匀地散布在腺体各部,形成弥漫性甲状腺肿,随着缺碘时间延长,病变继续发展,扩张的滤泡便聚集成多个大小不等的结节,形成结节性甲状腺肿。有的结节因血液供应不良发生退行性变时,还可引起囊肿或纤维化、钙化等改变。

2. 甲状腺素需要量增高

青春发育期、妊娠期或绝经期的妇女,由于对甲状腺素的需要量暂时性增高,有时也可发生轻度弥漫性甲状腺肿,叫作生理性甲状腺肿。这种甲状腺肿大常在成年或妊娠以后自行缩小。

3. 甲状腺素合成和分泌的障碍

不同病因引起的甲状腺素合成和分泌的障碍。

【临床表现】

女性多见,一般无全身症状。甲状腺不同程度的肿大,能随吞咽上下活动。病程早期,甲状腺呈对称、弥漫性肿大,腺体表面光滑,质地柔软,随吞咽上下移动。随后,在肿大腺体的一侧或两侧可扪及多个(或单个)结节;通常存在多年,增长缓慢。当发生囊肿样变的结节内并发囊内出血时,可引起结节迅速增大。甲状腺不同程度的肿大和肿大结节对周围器官引起的压迫症状是本病主要的临床表现。单纯性甲状腺肿体积较大时可压迫气管、食管和喉返神经,出现气管弯曲、移位和气道狭窄影响呼吸。开始只在剧烈活动时感觉气促,发展严重时,甚至休息睡觉也有呼吸困难。受压过久还可使气管软骨变性、软化,少数喉返神经或食管受压的病人可出现声音嘶哑或吞咽困难。

病程长久、体积巨大的甲状腺肿,可下垂于颈下胸骨前方。甲状腺肿向胸骨后延伸生长形成胸骨后甲状腺肿,易压迫气管和食管,还可能压迫颈深部大静脉,引起头颈部静脉回流障碍,出现面部青紫、肿胀及颈胸部表浅静脉怒张。

此外,结节性甲状腺肿可继发甲亢,也可发生恶变。

【诊断】

检查发现甲状腺肿大或结节比较容易,但临床上更需要判断甲状腺肿及结节的性质,这就需要仔细收集病史,认真检查,对于居住于高原山区缺碘地带的甲状腺肿病人或家属中有类似病情者常能及时做出地方性甲状腺肿的诊断。

【预防】

全国各地已普遍进行了甲状腺肿的普查和防治工作,发病率已大大降低。在流行地区,甲状腺肿的集体预防极为重要,一般补充加碘盐。

【治疗】

1. 生理性甲状腺肿

可不给予药物治疗,宜多食含碘丰富的海带、紫菜等食物。

2. 药物治疗

对 20 岁以下的弥漫性单纯甲状腺肿病人可给予小量甲状腺素或优甲乐,以抑制腺垂体 TSH 分泌,缓解甲状腺的增生和肿大。

3. 手术治疗

有以下情况时,应及时施行甲状腺大部切除术:①因气管、食管或喉返神经受压引起临床症状者;②胸骨后甲状腺肿;③巨大甲状腺肿影响生活和工作者;④结节性甲状腺肿继发功能亢进者;⑤结节性甲状腺肿疑有恶变者。

4. 手术方式

多采用甲状腺次全切除术。

三、甲状腺功能亢进的外科治疗

甲状腺功能亢进(甲亢)是由各种原因引起循环中甲状腺素异常增多而出

现以全身代谢亢进为主要特征的疾病总称,分为:原发性、继发性和高功能腺瘤三类。①原发性甲亢最常见,是指在甲状腺肿大的同时,出现功能亢进症状。病人年龄多在 20~40 岁之间。表现为腺体弥漫性、两侧对称肿大,常伴有眼球突出,故又称"突眼性甲状腺肿"。②继发性甲亢较少见,如继发于结节性甲状腺肿的甲亢,病人先有结节性甲状腺肿多年,以后才出现功能亢进症状,发病年龄多在 40 岁以上。腺体呈结节状肿大,两侧多不对称,无突眼,容易发生心肌损害。③高功能腺瘤,少见,甲状腺内有单或多个自主性高功能结节,无突眼,结节周围的甲状腺组织呈萎缩改变。

【临床表现】

包括甲状腺肿大、性情急躁、容易激动、失眠、两手颤动、怕热、多汗、皮肤潮湿、食欲亢进但却消瘦、体重减轻、心悸、脉快有力(脉率常在每分钟 100 次以上,休息及睡眠时仍快)、脉压增大(主要由于收缩压升高)、内分泌紊乱(如月经失调)以及无力、易疲劳、出现肢体近端肌萎缩等。其中脉率增快及脉压增大尤为重要,常可作为判断病情程度和治疗效果的重要标志。

【诊断】

主要依靠临床表现,结合辅助检查。常用的辅助检查方法如下:

1. 基础代谢率测定

可根据脉压和脉率计算,或用基础代谢率测定器测定。后者较可靠,但前者简便。测定基础代谢率要在完全安静、空腹时进行。常用计算公式为:基础代谢率=(脉率+脉压)-111。正常值为±10%;增高至 20%~30% 为轻度甲亢,30%~60% 为中度,60% 以上为重度。

2. 甲状腺摄^{131}I 率的测定

正常甲状腺 24 小时内摄取的^{131}I 量为人体总量的 30%~40%。如果在 2 小时内甲状腺摄取^{131}I量超过人体总量的 25%,或在 24 小时内超过人体总量的 50%,且吸^{131}I 高峰提前出现,均可诊断甲亢。

3. 血清中 T_3 和 T_4 含量的测定

甲亢时,血清 T_3 可高于正常 4 倍左右,而 T_4 仅为正常的 2 倍半,因此,T_3 测定对甲亢的诊断具有较高的敏感性。

【手术治疗】

是治疗甲亢主要方法之一。优点:手术的痊愈率达 90%~95%,手术死亡率低于 1%。缺点:有一定的并发症和 4%~5% 的病人术后甲亢复发,也有少数病人术后发生甲状腺功能减退。

1. 手术指征

①继发性甲亢或高功能腺瘤;②中度以上的原发性甲亢;③腺体较大,伴有压迫症状,或胸骨后甲状腺肿等类型甲亢;④抗甲状腺药物或^{131}I 治疗后复发者或坚持长期用药有困难者;⑤妊娠早、中期的甲亢病人凡具有上述指征者,应考虑手术治疗,并可以不终止妊娠。

2. 手术禁忌证

①青少年病人;②症状较轻者;③老年病人或有严重器质性疾病不能耐受手术者。

手术行双侧甲状腺次全切除术,手术可选择常规或腔镜方式,切除腺体量,应根据腺体大小或甲亢程度决定。通常需切除腺体的 80%~90%,并同时切除峡部;每侧残留腺体以如成人拇指末节大小为恰当(3~4g)。腺体切除过少容易引起复发,过多又易发生甲状腺功能低下。保留两叶腺体背面部分,有助于保护喉返神经和甲状旁腺。

3. 术前准备

为了避免甲亢病人在基础代谢率高亢的情况下进行手术的危险,术前应采取充分而完善的准备以保证手术顺利进行和预防术后并发症的发生。

(1)一般准备:对精神过度紧张或失眠者可适当应用镇静和安眠药以消除病人的恐惧心情。心率过快者,可口服普萘洛尔(心得安)10mg,每日3次。发生心力衰竭者,应予以洋地黄制剂。

(2)术前检查:除全面体格检查和必要的化验检查外,还应包括:①颈部摄片,了解有无气管受压或移位;②心电图检查;③喉镜检查,确定声带功能;④测定基础代谢率,了解甲亢程度。

(3)药物准备:是术前准备的重要环节。

1)抗甲状腺药物加碘剂:可先用硫脲类药物,待甲亢症状得到基本控制后,即改服2周碘剂,再进行手术。由于硫脲类药物能使甲状腺肿大和动脉性充血,手术时极易发生出血,增加了手术的困难和危险,因此,服用硫脲类药物后必须加用碘剂2周,待甲状腺缩小变硬,血管数减少后手术。此法安全可靠,但准备时间较长。

2)单用碘剂:适合症状不重,以及继发性甲亢和高功能腺瘤病人。开始即用碘剂,2~3周后甲亢症状得到基本控制(病人情绪稳定,睡眠良好,体重增加,脉率<90次/分,基础代谢率<20%),便可进行手术。但少数病人,服用碘剂2周后,症状减轻不明显,此时,可在继续服用碘剂的同时,加用硫氧嘧啶类药物,直至症状基本控制,停用硫氧嘧啶类药物后,继续单独服用碘剂1~2周,再进行手术。碘剂的作用在于抑制蛋白水解酶,减少甲状腺球蛋白的分解,从而抑制甲状腺素的释放,碘剂还能减少甲状腺的血流量,使腺体充血减少,因而缩小变硬。常用的碘剂是复方碘化钾溶液,每日3次;从3滴开始,以后逐日每次增加一滴,至每次16滴为止,然后维持此剂量,以两周为宜。但由于碘剂只抑制甲状腺素释放,而不抑制其合成,因此一旦停服碘剂后,贮存于甲状腺滤泡内的甲状腺球蛋白大量分解,甲亢症状可重新出现,甚至比原来更为严重。因此,凡不准备施行手术者,不要服用碘剂。

3)普萘洛尔:对于常规应用碘剂或合并应用硫氧嘧啶类药物不能耐受或无

效者,有主张单用普萘洛尔或与碘剂合用做术前准备。此外,术前不用阿托品,以免引起心动过速。

4.手术和手术后注意事项

(1)麻醉:通常采用气管插管全身麻醉。

(2)手术:操作应轻柔、细致,认真止血,注意保护甲状旁腺和喉返神经。

(3)术后观察和护理:术后当日应密切注意病人呼吸、体温、脉搏、血压的变化,预防甲亢危象发生。如脉率过快、体温升高应充分注意,可肌注苯巴比妥钠或冬眠合剂使用Ⅱ号。病人采用半卧位,以利呼吸和引流切口内积血;帮助病人及时排出痰液,保持呼吸道通畅。此外病人术后要继续服用复方碘化钾溶液,每日3次,每次10滴,共1周左右;或由每日3次,每次16滴开始,逐日每次减少1滴。

5.手术的主要并发症

(1)术后呼吸困难和窒息:是术后最严重的并发症,多发生在术后48小时内,如不及时发现、处理,则可危及病人生命。常见原因为:①出血及血肿压迫气管,多因手术时止血(特别是腺体断面止血)不完善,偶尔为血管结扎线滑脱所引起。②喉头水肿,主要是手术创伤所致,也可因气管插管引起。③气管塌陷,是气管壁长期受肿大甲状腺压迫,发生软化,切除甲状腺体的大部分后软化的气管壁失去支撑的结果。④双侧喉返神经损伤。

以呼吸困难为主要临床表现。轻者呼吸困难有时临床不易发现,中度者往往坐立不安、烦躁,重者可有端坐呼吸、吸气性三凹征,甚至口唇、指端发绀和窒息。

手术后近期出现呼吸困难,如还有颈部肿胀,切口渗出鲜血时,多为切口内出血所引起。发现上述情况时,必须立即行床旁抢救,及时剪开缝线,敞开切口,迅速除去血肿;如此时病人呼吸仍无改善,则应立即施行气管插管;情况好转后,再送手术室做进一步的检查、止血和其他处理。因此,术后应常规在病人床旁放置无菌的气管插管和手套,以备急用。

(2)喉返神经损伤:发生率约0.5%。大多数是因手术处理甲状腺下极时,不慎将喉返神经切断、缝扎或挫夹、牵拉造成永久性或暂时性损伤所致。少数也可由血肿或瘢痕组织压迫或牵拉而发生。损伤的后果与损伤的性质(永久性或暂时性)和范围(单侧或双侧)密切相关。喉返神经含支配声带的运动神经纤维,一侧喉返神经损伤,大都引起声撕,术后虽可由健侧声带代偿性地向病侧过度内收而恢复发音,但喉镜检查显示病侧声带依然不能内收,因此不能恢复其原有的音色。双侧喉返神经损伤,视其损伤全支、前支或后支等不同的平面,可导致失声或严重的呼吸困难,甚至窒息,需立即作气管切开。由于手术切断、缝扎、挫夹、牵拉等直接损伤喉返神经者,术中或术后立即出现症状。而因血肿压迫、瘢痕组织牵拉等所致者,则可在术后数日才出现症状。切断、缝扎引起者属永久性损伤,挫夹、牵拉、血肿压迫所致则多为暂时性,经理疗等及时处理后,一般可能在3~6个月内逐渐恢复。

(3)喉上神经损伤:多发生于处理甲状腺上极时,离腺体太远,分离不仔细和将神经与周围组织一同大束结扎所引起。喉上神经分内(感觉)、外(运动)两支。若损伤外支会使环甲肌瘫痪,引起声带松弛、音调降低。内支损伤,则喉部黏膜感觉丧失,进食特别是饮水时,容易误咽发生呛咳。一般经理疗后可自行恢复。

(4)甲状旁腺功能减退:因手术时误伤甲状旁腺或其血液供给受累所致,血钙浓度下降至2.0 mmol/L以下,严重者可降至1.0~1.5 mmol/L,神经肌肉的应激性显著增高,多在术后1~3天出现症状,起初多数病人只有面部、唇部或手足部的针刺样麻木感或强直感,严重者可出现面肌和手足伴有疼痛的持续性痉挛,每天发作多次,每次持续10~20分钟或更长,严重者可发生喉和膈肌痉挛,引起窒息死亡。经过2~3周后,未受损伤的甲状旁腺增大或血供恢复,起到代偿作用,症状便可消失。切除甲状腺时,注意保留腺体背面部分的完整。切下甲状腺标本时要立即仔细检查其背面甲状旁腺有无误切,发现时设法移植到胸锁乳突肌中等,均是避免此并发症发生的关键。

发生手足抽搐后,应限制肉类、乳品和蛋类等食品(因含磷较高,影响钙的吸收)。抽搐发作时,立即静脉注射10%葡萄糖酸钙或氯化钙10~20 mL。症状轻者可口服葡萄糖酸钙或乳酸钙2~4g,每日3次;症状较重或长期不能恢复者,可加服维生素D_3,每日5万~10万U,以促进钙在肠道内的吸收。口服双氢速甾醇(双氢速变固醇)(DT10)油剂能明显提高血中钙含量,降低神经肌肉的应激性。定期检测血钙,以调整钙剂的用量。永久性甲状旁腺功能减退者,可用同种异体甲状旁腺移植。

(5)甲状腺危象:是甲亢的严重并发症,是因甲状腺素过量释放引起的暴发性肾上腺素能兴奋现象。临床观察发现,危象发生与术前准备不够、甲亢症状未能很好控制及手术应激有关,充分的术前准备和轻柔的手术操作是预防的关键。病人主要表现为:高热(>39℃)、脉快(>120次/分),同时合并神经、循环及消化系统严重功能紊乱如烦躁、谵妄、大汗、呕吐、水泻等。若不及时处理,可迅速发展至昏迷、虚脱、休克甚至死亡,死亡率20%~30%。

治疗包括:

1)一般治疗:应用镇静剂,降温,充分供氧,补充能量,维持水,电解质及酸碱平衡等。镇静剂常用苯巴比妥钠100mg,或冬眠合剂Ⅱ号半量,肌内注射6~8小时1次。降温可用退热剂、冬眠药物和物理降温等综合方法,保持病人体温在37℃左右;静脉输入大量葡萄糖溶液补充能量,吸氧,以减轻组织的缺氧。

2)碘剂:口服复方碘化钾溶液,首次为3~5 mL,或紧急时用10%碘化钠5~10 mL加入10%葡萄糖溶液500 mL中静脉滴注,以降低血液中甲状腺素水平。

3)肾上腺素能阻滞剂:可选用利血平1~2mg肌注或胍乙啶10~20mg口服。前者用药4~8小时后危象可有所减轻,后者在12小时后起效。还可用普萘洛尔5mg加5%~10%葡萄糖溶液100 mL静脉滴注。

4)氢化可的松:每日200~400mg,分次静脉滴注,以拮抗过多甲状腺素的反应。

四、甲状腺炎

(一)亚急性甲状腺炎

又称巨细胞性甲状腺炎。常继发于病毒性上呼吸道感染,是颈前肿块和甲状腺疼痛的常见原因。病毒感染可能使部分甲状腺滤泡破坏和上皮脱落引起甲状腺异物反应和多形核白细胞、淋巴细胞及异物巨细胞浸润,并在病变滤泡周围出现巨细胞性肉芽肿。多见于 30~40 岁女性。

【临床表现】

多数表现为甲状腺突然肿胀、发硬、吞咽困难及疼痛,并向病侧耳颞处放射。常始于甲状腺的一侧,很快向腺体其他部位扩展。病人可有发热,血沉增快。病程约为 3 个月,愈后甲状腺功能多不减退。

【诊断】

病前 1~2 周有上呼吸道感染史。病后 1 周内因部分滤泡破坏可表现基础代谢率略高,血清 T_3、T_4 浓度升高,但甲状腺摄取[131]I 量显著降低(分离现象)和泼尼松实验治疗有效有助于诊断。

【治疗】

泼尼松每日 4 次,每次 5mg,2 周后减量,全程 1~2 个月;同时加用甲状腺干制剂,效果较好。停药后如果复发,则予放射治疗,效果较持久。抗生素无效。

（二）慢性淋巴细胞性甲状腺炎

又称桥本甲状腺炎，是一种自身免疫性疾病，也是甲状腺功能减退最常见的原因。由于自身抗体的损害，病变甲状腺组织被大量淋巴细胞、浆细胞和纤维化所取代。血清中可检出甲状腺过氧化物酶抗体（TPOAb）和甲状腺球蛋白抗体（TgAb）等多种抗体。组织学显示甲状腺滤泡广泛被淋巴细胞和浆细胞浸润，并形成淋巴滤泡及生发中心，本病见于 30~50 岁女性。

【临床表现】

多为无痛性弥漫性甲状腺肿，对称，质硬，表面光滑，多伴有甲状腺功能减退，较大腺肿可有压迫症状。

【诊断】

甲状腺肿大、基础代谢率低、甲状腺摄^{131}I 量减少，结合血清 TPOAb 和 TgAb 显著增高可帮助诊断。疑难时，可行穿刺活检以确诊。

【治疗】

可长期用优甲乐或甲状腺素片治疗。有压迫症状者、疑有恶变者可考虑手术。

五、甲状腺腺瘤

甲状腺腺瘤是最常见的甲状腺良性肿瘤。按形态学可分为滤泡状和乳头状囊性腺瘤两种，滤泡状腺瘤多见。多见于 40 岁以下的妇女。

【临床表现】

颈部出现圆形或椭圆形结节，多为单发。稍硬，表面光滑，无压痛，随吞咽上下移动,大部分病人无任何症状。腺瘤生长缓慢,当乳头状囊性腺瘤因囊壁血管破裂发生囊内出血时,肿瘤可在短期内迅速增大,局部出现胀痛。

甲状腺腺瘤与结节性甲状腺肿的单发结节在临床上较难区别,病理组织学上区别较为明显。腺瘤有完整包膜,周围组织正常,分界明显;结节性甲状腺肿的单发结节包膜常不完整。

【治疗】

因甲状腺腺瘤有引起甲亢和恶变的可能,故应早期行包括腺瘤的病侧甲状腺腺叶或部分(腺瘤小)切除。切除标本必须立即行冰冻切片检查,以判定有无恶变。

六、甲状腺癌

甲状腺癌是最常见的甲状腺恶性肿瘤,约占全身恶性肿瘤的1%,近年来呈上升趋势。

【病理】

1. 乳头状癌

乳头状癌是成人甲状腺癌的最主要类型和儿童甲状腺癌的全部。多见于30~45岁女性。此型分化好,恶性程度较低。虽常有多中心病灶,约1/3累及双侧甲状腺,且较早便出现颈淋巴结转移,但预后较好。

2. 滤泡状腺癌

常见于50岁左右中年人,肿瘤生长较快属中度恶性,且有侵犯血管倾向,可经血运转移到肺、肝和骨及中枢神经系统。颈淋巴结转移仅占10%,因此病人预后不如乳头状癌。乳头状癌和滤泡状腺癌统称为分化型甲状腺癌,约占成人甲状腺癌的90%以上。

3. 髓样癌

来源于滤泡旁降钙素分泌细胞(C 细胞),细胞排列呈巢状或囊状,无乳头或滤泡结构,呈未分化状;间质内有淀粉样物沉积。恶性程度中等,可有颈淋巴结侵犯和血行转移,预后不如乳头状癌,但较未分化癌好。

4. 未分化癌

多见于 70 岁左右老年人。发展迅速,高度恶性,且约 50% 早期便有颈淋巴结转移,或侵犯气管、喉返神经或食管,常经血运向肺、骨等远处转移。预后很差,平均存活 3~6 个月,一年存活率仅 5%~15%。

总之,不同病理类型的甲状腺癌,其生物学特性、临床表现、诊断、治疗及预后均有所不同。

【临床表现】

甲状腺内发现肿块是最常见表现。随着病程进展,肿块增大常可压迫气管,使气管移位,并有不同程度的呼吸障碍症状。当肿瘤侵犯气管时,可产生呼吸困难或咯血;当肿瘤压迫或浸润食管,可引起吞咽障碍;当肿瘤侵犯喉返神经可出现声音嘶哑;交感神经受压引起 Horner 综合征及侵犯颈丛出现耳、枕、肩等处疼痛。未分化癌常以浸润表现为主。

局部淋巴结转移可出现颈淋巴结肿大,有的病人以颈淋巴结肿大为首要表现。

晚期常转移到肺、骨等器官,出现相应临床表现。有少部分病人甲状腺肿块不明显,而转移灶就医时,应想到甲状腺癌的可能。

髓样癌除有颈部肿块外,因其能产生降钙素(CT)、前列腺素(PG)、5-羟色胺(5-HT)、肠血管活性(VIP)等,病人可有腹泻、面部潮红和多汗等类癌综合征或其他内分泌失调的表现。

【诊断】

主要根据临床表现,若甲状腺肿块质硬、固定,颈淋巴结肿大,或有压迫症状者,或存在多年的甲状腺肿块,在短期内迅速增大者,均应怀疑为甲状腺癌。超声等辅助检查有助于诊断。应注意与慢性淋巴细胞性甲状腺炎鉴别,细针穿刺细胞学检查可帮助诊断。此外,血清降钙素测定可协助诊断髓样癌。

【临床分期】

2017 美国癌症联合会(AJCC)在甲状腺癌 TNM 分期中,更注重肿瘤浸润程度、病理组织学类型及年龄。

【治疗】

除未分化癌以外,手术是各型甲状腺癌的基本治疗方法,并辅助应用放射性核素、TSH 抑制及外放射等治疗。

1. 手术治疗

手术是治疗甲状腺癌的重要手段之一。根据肿瘤的病理类型和侵犯范围的不同,其方法也不同。甲状腺癌的手术治疗包括甲状腺本身的切除,以及颈淋巴结清扫。

分化型甲状腺癌甲状腺的切除范围目前虽有分歧,但最小范围为腺叶切除已达共识。近来国内不少学者也接受甲状腺全切或近全切的观点,诊断明确的甲状腺癌,有以下任何一条指征者建议行甲状腺全切或近全切:①颈部有放射史;②已有远处转移;③双侧癌结节;④甲状腺外侵犯;⑤肿块直径大于 4cm;⑥不良病理类型:高细胞型、柱状细胞型、弥漫硬化型、岛状细胞或分化程度低的变型;⑦双侧颈部多发淋巴结转移。仅对满足以下所有条件者建议行腺叶切除:①无颈部有放射史;②无远处转移;③无甲状腺外侵犯;④无其他不良病理类型;⑤肿块直径小于1cm。因良性病变行腺叶切除术后病理证实为分化型甲状腺癌者,若切缘阴性、对侧正常、肿块直径小于1cm,可观察;否则,须再行手术。手术是治疗髓样癌最有效手段,多主张甲状腺全切或近全切。

颈淋巴结清扫的范围目前仍有分歧,但最小范围清扫,即中央区颈淋巴结(Ⅵ)清扫已基本达成共识。Ⅵ区清扫既清扫了甲状腺癌最易转移的区域,又有助于临床分期、指导治疗、预测颈侧区淋巴结转移的可能性和减少再次手术的并发症。目前多不主张对临床淋巴结阴性(CN_0)病人作预防性颈淋巴结清扫。临床淋巴结阳性(CN_+)病人可选择根治性颈淋巴结清扫术、扩大根治性颈淋巴结清扫术及改良根治性颈淋巴结清扫术。主要依据器官受累程度和淋巴结转移范围。没有器官受累时一般选择改良根治性颈淋巴结清扫术,即指保留胸锁乳突肌、颈内静脉及副神经的Ⅱ～Ⅵ区颈淋巴结清扫。理想的手术方式应是依据每一病人具体病况不同,充分评估淋巴结转移范围,行择区性颈淋巴结清扫术,即个体化手术原则。

2. 放射性核素治疗

甲状腺组织和分化型甲状腺癌细胞具有摄^{131}I的功能,利用^{131}I发射出的β射线的电离辐射生物效应的作用可破坏残余甲状腺组织和癌细胞,从而达到治疗目的。对分化型甲状腺癌病人,术后有残留甲状腺组织存在、其吸^{131}I率>1%,甲状腺组织显像甲状腺床有残留甲状腺组织显影者,均应进行^{131}I治疗。^{131}I治疗包括清除甲状腺癌术后残留甲状腺组织和治疗甲状腺癌转移病灶。清除残留甲状腺组织可降低复发及转移的可能性;残留甲状腺组织完全清除后,由于TSH升高可促使转移灶摄碘能力增强,有利于^{131}I显像发现及治疗转移灶。

3. TSH 抑制治疗

甲状腺癌做近全或全切除者应终身服用甲状腺素片或左甲状腺素,以预防甲状腺功能减退及抑制TSH。分化型甲癌细胞均有TSH受体,TSH通过其受体能影响甲状腺癌的生长。对于不同复发危险度的病人,采取不同水平的 TSH 抑制治疗,并结合病人的体质和对甲状腺药物的耐受度来调整药物使用的剂量和疗程的长短,即双风险评估。一般来说,高危复发病人 TSH 须抑制在 0.1 以下,中危病人 TSH 抑制在 0.1~0.5,低危病人 TSH 抑制在 0.5~2 之间即可。再根据病人的年龄、心脏功能情况、对甲状腺药物的耐受度等分为低危和中高危人群,进行微调。建议中高危病人终生抑制,低危病人抑制治疗时间 5~10 年,之后改为替代治疗。

4.放射外照射治疗

主要用于未分化型甲状腺癌。

七、甲状腺结节的诊断和处理原则

甲状腺结节是外科医师经常碰到的一个问题,成人发病率约 4%。流行病学研究在富碘地区人群中约 5% 的女性和 1% 的男性可扪及甲状腺结节,经高分辨率超声可在 19%~67% 随机人群中探及甲状腺结节。在众多良性结节中约 5%~15% 为甲状腺癌,如何鉴别至关重要,避免漏诊恶性结节。

【诊断】

病史和体格检查是十分重要的环节。

1.病史

不少病人并无症状,而在体格检查时偶然发现。有些病人可有症状,如短期内突然发生的甲状腺结节增大,则可能是腺瘤囊性变出血所致;若过去存在甲状腺结节,近日突然快速、无痛地增大,应考虑癌肿可能。

一般来讲,对于甲状腺结节,男性更应得到重视。有分化型甲状腺癌家族史者,发生癌肿的可能性较大。双侧甲状腺髓样癌较少见,但有此家族史者应十分重视,因该病为自主显性遗传型。

2. 体格检查

明显的孤立结节是最重要的体征。约 4/5 分化型甲状腺癌及 2/3 未分化癌表现为单一结节,有一部分甲状腺癌表现为多发结节。检查甲状腺务必要全面、仔细,以便明确是否是弥漫性肿大或还存在其他结节。癌肿病人常于颈部下 1/3 处触及大而硬的淋巴结,特别是儿童及年轻甲状腺乳头状癌病人。

3. 血清学检查

甲状腺球蛋白水平似乎与腺肿大小有关,但对鉴别甲状腺结节的良恶性并无价值,一般用于曾做手术或核素治疗的分化型癌病人,检测是否存在早期复发。TSH 水平与甲状腺结节的良恶性相关。降钙素水平>100pg/ mL 提示髓样癌。

4. 超声检查

超声检查因无创、方便、费用低廉、无放射性损伤、重复性强,目前已经成为甲状腺结节的主要影像学检查。超声检查在甲状腺结节的检出上有很高的敏感性,可发现 2 mm 的结节,除可提供结节的解剖信息(数目、位置及与周围组织的关系)及二维图像特征(大小、形态、边界及回声情况)外,还可提供结节的血供情况,有助于结节良恶性的鉴别。此外,甲状腺淋巴引流区的超声检查,还可对恶性病灶淋巴结转移情况进行评估。

5. 核素显像

甲状腺核素显像可显示甲状腺的位置、大小、形态,也能提供甲状腺结节的功能和血供情况。结节的功能和血供状态与病变的良恶性相关,功能越低下,血供越丰富,结节为恶性的概率越大。但应了解核素显像的局限性,适应于直径>1cm 且伴血清 TSH 降低的甲状腺结节判断其是否有自主摄取功能,有无功能一般不能作为鉴别良性或恶性的依据。

6. 针吸涂片细胞学检查

目前细针抽吸细胞学检查应用广泛。操作时病人仰卧,肩部垫枕,颈部过伸,但老年人颈部过伸应有限度,以免椎动脉血流受阻。采用 7 号针头或甲状腺细针穿刺专用针,宜用局部麻醉。强调多方向穿刺的重要性,以保证取得足够的标本。注意针吸细胞学检查有一定假阳性及假阴性。

【治疗】

若能恰当应用细针抽吸细胞学检查,则可更精确地选择治疗方法。细胞学阳性结果一般表示甲状腺恶性病变,而细胞学阴性结果则 90% 为良性。若针吸细胞学诊断为可疑或恶性病变,则需早期手术以取得病理诊断。若细胞学检查为良性,仍有 10% 机会可能是恶性,需作甲状腺核素扫描及甲状腺功能试验。如是冷结节,以及甲状腺功能正常或减低,可给以左甲状腺素片,以阻断促甲状腺素(TSH)生成,并嘱病人在 3 个月后复查。3 个月后如结节增大,则不管 TSH 受抑是否足够,均有手术指征。但若结节变小或无变化,可仍予以 TSH 抑制治疗,隔 3 个月后再次复查,如总计 6 个月结节不变小,则有手术指征。

对甲状腺可疑结节的手术,一般选择腺叶及峡部切除,并作快速病理检查。

第二节　甲状旁腺功能亢进的外科治疗

原发性甲状旁腺功能亢进是一种可经手术治愈的疾病,国内并不常见,但欧美等国家并不少见。

【解剖及生理概要】

甲状旁腺紧密附于甲状腺左右甲状腺叶背面,数目不定,一般为 4 枚,每侧上下各 1 个。呈卵圆形或扁平形,外观呈黄、红或棕红色,平均重量每枚 35~40

mg。上甲状旁腺相对固定,多数位于以喉返神经与甲状腺下动脉交叉上方 1 cm 处为中心、直径 2 cm 的一个圆形区域内(约占 80%)。下甲状旁腺有 60% 位于甲状腺下、后、侧方,其余可位于甲状腺前面,或与胸腺紧密联系,或位于纵隔。

甲状旁腺分泌甲状旁腺素(PTH),其主要靶器官为骨和肾。PTH 的生理功能是调节体内钙的代谢并维持钙和磷的平衡,它促进破骨细胞的作用,使骨钙(磷酸钙)溶解释放入血,致血钙和血磷浓度升高。当其血中浓度超过肾阈时,便经尿排出,导致高尿钙和高尿磷。PTH 同时能抑制肾小管对磷的回收,使尿磷增加、血磷降低。因此当发生甲状旁腺功能亢进时,可出现高血钙、高尿钙和低血磷。PTH 不受垂体控制,而与血钙离子浓度之间存在反馈关系,血钙过低可刺激 PTH 释放;反之,血钙过高则抑制 PTH 释放。

【病理】

原发性甲状旁腺功能亢进包括腺瘤、增生及腺癌。甲状旁腺腺瘤中单发腺瘤约占 80%,多发性约 1%~5%;甲状旁腺增生约占 12%,4 枚腺体均受累;腺癌仅占 1%~2%。

【临床表现】

原发性甲状旁腺功能亢进包括无症状型及症状型两类。无症状型病例可仅有骨质疏松等非特异性症状,常在普查时因血钙增高而被确诊。我国目前以症状型原发性甲状旁腺功能亢进多见。按其症状可分为三型:

Ⅰ型:最为多见,以骨病为主,也称骨型。病人可诉骨痛,易于发生骨折。骨膜下骨质吸收是本病特点,最常见于中指桡侧或锁骨外 1/3 处。

Ⅱ型:以肾结石为主,故称肾型。在尿路结石病病人中,约有 3% 是甲状旁腺腺瘤,病人在长期高血钙后,逐渐发生氮质血症。

Ⅲ型:为兼有上述两型的特点,表现有骨骼改变及尿路结石。

其他症状可有消化性溃疡、腹痛、神经精神症状、虚弱及关节痛。

【诊断】

主要根据临床表现,结合实验室检查、定位检查来确定诊断。

1.实验室检查

(1)血钙测定:是发现甲状旁腺功能亢进的首要指标,正常人的血钙值一般为 2.1~2.5 mmol/L,甲状旁腺功能亢进可>3.0 mmol/L。

(2)血磷测定:血磷的诊断价值较血钙小,血磷值<0.65~0.97 mmol/L。

(3)PTH 测定:PTH 测定值升高是诊断甲状旁腺功能亢进最可靠的直接证据,可高达正常值的数倍。

(4)尿中环腺苷酸(cAMP)的测定:原发性甲状旁腺功能亢进时,尿中环腺苷酸(cAMP)排出量明显增高,可反映甲状旁腺的活性,有助于诊断甲状旁腺功能亢进。

2.定位检查

(1)超声检查:是常用的检查方法。正常甲状旁腺呈圆形或卵圆形,直径 2~4 mm,腺体回声较低。前方为甲状腺,侧方为颈总动脉。

(2)核素显像目前普遍采用^{99m}Tc-MIBI 双时相法,效果满意,定位准确率可达 90%以上。对于异位甲状旁腺的定位尤为有用。

【治疗】

主要采用手术治疗,手术方式可选择常规或腔镜。术中超声可帮助定位,术中冰冻切片检查、病灶切除后血钙和甲状旁腺激素降低有助于定性诊断。

1.甲状旁腺腺瘤

原则是切除腺瘤,对早期病例效果良好。病程长并有肾功能损害的病例,切除腺瘤后可终止甲状旁腺功能亢进的继续损害,但对已有肾功能损害,若属严重者,疗效较差。

2. 甲状旁腺增生

有两种手术方法,一是做甲状旁腺次全切除,即切除 3 枚腺体,保留 1/2 枚腺体。另一种方法是切除所有 4 枚甲状旁腺,同时作甲状旁腺自体移植,并冻存部分腺体,以备必要时应用。

3. 甲状旁腺癌

应作整块切除,且应包括一定范围的周围正常组织。

手术并发症及术后处理:并发症很少,偶尔可发生胰腺炎,原因尚不清楚。探查广泛,且操作不慎时可损伤喉返神经。术后 24 ~ 48 小时内血清钙会明显下降,病人会感到面部、口周或肢端发麻,严重者可发生手足抽搐。静脉注射 10%葡萄糖酸钙溶液,剂量视低血钙症状而定。一般在术后 3 ~ 4 天后恢复正常。术后出现血清钙下降,往往表示手术成功,病变腺体已经切除。

第三节　颈淋巴结结核

颈淋巴结结核多见于儿童和青年人。常为结核杆菌经扁桃体、龋齿侵入所致,约5%继发于肺和支气管结核病变。

【临床表现】

颈部一侧或两侧有多个大小不等的肿大淋巴结,一般位于胸锁乳突肌的前、后缘。初期,肿大的淋巴结较硬,无痛,可推动。病变继续发展,发生淋巴结周围炎,使淋巴结与皮肤和周围组织发生粘连;各个淋巴结也可相互融合成团,形成不易推动的结节性肿块。随着病情进展,淋巴结发生干酪样坏死、液化,形成寒性脓肿,脓肿破溃后形成经久不愈的窦道或慢性溃疡。上述不同阶段的病变,可同时出现于同一病人的不同淋巴结。随着生活水平提高,病人多在初期就诊。

少部分病人还可有低热、盗汗、食欲缺乏、消瘦等全身症状。

【诊断】

根据结核病接触史及局部体征,特别是已形成寒性脓肿,或已溃破形成经久不愈的窦道或溃疡时,多可明确诊断。如果鉴别困难,可以行穿刺活检和其他影像学检查。

【治疗】

1. 全身治疗

适当注意营养和休息。口服异烟肼 6~12 个月;伴有全身症状或身体他处有结核病变者,应接受正规抗结核治疗。

2. 局部治疗

①少数局限的、较大的、能推动的淋巴结,可考虑手术切除,手术时注意勿损伤副神经;②寒性脓肿尚未穿破者,可行穿刺抽吸治疗,应从脓肿周围的正常皮肤处进针,尽量抽尽脓液,然后向脓腔内注入 5%异烟肼溶液作冲洗,并留适量于脓腔内,每周 2 次;③对溃疡或窦道,如继发感染不明显,可行刮除术,伤口不加缝合,开放引流;④寒性脓肿继发化脓性感染者,需先行切开引流,待感染控制后,必要时再行刮除术。

第四节　颈部肿块

一、概述

颈部肿块可以是颈部或非颈部疾病的共同表现,临床常见。据统计,恶性肿瘤、甲状腺疾病及炎性病变、先天性疾病和良性肿瘤各占颈部肿块的 1/3。因为恶性肿瘤占有相当比例,所以颈部肿块的鉴别诊断有重要意义。

（一）肿瘤

1. 原发性肿瘤

良性肿瘤有甲状腺瘤、口外型舌下腺囊肿、血管瘤等。恶性肿瘤有甲状腺癌、恶性淋巴瘤、涎腺癌等。

2. 转移性肿瘤

原发病灶多在口腔、鼻咽部、甲状腺、肺、纵隔、乳房、胃肠道、胰腺等处。

（二）炎症

急性、慢性淋巴结炎,淋巴结结核,涎腺炎,软组织感染等。

（三）先天性畸形

甲状舌管囊肿或瘘、胸腺咽管囊肿或瘘、囊状淋巴管瘤（囊状水瘤）、皮样囊肿等。

根据肿块的部位见下表,结合病史和检查发现,综合分析,才能明确诊断。详细询问病史,全面体格检查,根据以上线索,选择适当的辅助检查,必要时可行肿块穿刺或切取活检。

二、几种常见的颈部肿块

见表 1-1。

表 1-1　颈部各区常见肿块

部位	单发性肿块	多发性肿块
颌下颏下区	颌下腺炎、颏下皮样囊肿	急、慢性淋巴结炎
颈前正中区	甲状舌管囊肿、各种甲状腺疾病	
颈侧区	胸腺咽管囊肿、囊状淋巴管瘤、颈动脉体瘤、血管瘤	急、慢性淋巴结炎,淋巴结结核,转移性肿瘤,恶性淋巴瘤
锁骨上窝		转移性肿瘤、淋巴结结核
颈后区	纤维瘤、脂肪瘤	急、慢性淋巴结炎
腮腺区	腮腺炎、腮腺多行性腺瘤或癌	

(一)慢性淋巴结炎

多继发于头、面、颈部和口腔的炎症病灶。肿大的淋巴结散见于颈侧区或颌下、颏下区。在寻找原发病灶时,应特别注意肿大淋巴结的淋巴接纳区域。常需与恶性病变鉴别,必要时应切除肿大的淋巴结做病理检查。

(二)转移性肿瘤

约占颈部恶性肿瘤的 3/4,在颈部肿块中,发病率仅次于慢性淋巴结炎和甲状腺疾病。原发癌灶绝大部分(85%)在头颈部,尤以鼻咽癌和甲状腺癌转移最为多见。锁骨上窝转移性淋巴结的原发灶,多在胸腹部;胃肠道、胰腺癌肿多经胸导管转移至左锁骨上淋巴结。另有少数原发病灶隐匿的转移癌。

（三）恶性淋巴瘤

包括霍奇金淋巴瘤和非霍奇金淋巴瘤，来源于淋巴组织恶性增生的实体瘤，多见于男性青壮年。肿大的淋巴结常先出现于一侧或两侧颈侧区，生长迅速，相互粘连成团。确诊需要淋巴结的病理检查。

（四）甲状舌管囊肿

是与甲状腺发育有关的先天性畸形。胚胎期，甲状腺是由口底向颈部伸展的甲状腺舌管下端发生的。甲状腺舌管通常在胎儿 6 周左右自行闭锁，若甲状腺舌管退化不全，即可形成先天性囊肿，感染破溃后成为甲状舌管瘘。本病多见于 15 岁以下儿童，男性为女性的 2 倍。表现为在颈前区中线、舌骨下方有直径 1~2 cm 的圆形肿块。境界清楚，表面光滑，有囊性感，并能随吞咽或伸、缩舌而上下移动。治疗需完整切除囊肿或瘘管，应切除部分舌骨以彻底清除囊壁或窦道，以免复发，术中冰冻切片检查有无恶变。

第二章　乳房疾病

乳房疾病是妇女常见病。其中,乳腺癌的发病率占女性恶性肿瘤的第一位。

第一节　解剖生理概要

成年妇女乳房是两个半球形的性征器官,位于胸大肌浅面,约在第2至第6肋骨水平的浅筋膜浅、深层之间。外上方形成乳腺腋尾部伸向腋窝。乳头位于乳房的中心,周围的色素沉着区称为乳晕。

乳腺有15~20个腺叶,每一腺叶分成很多腺小叶,腺小叶由小乳管和腺泡组成。每一腺叶有其单独的导管(乳管),腺叶和乳管均以乳头为中心呈放射状排列。小乳管汇至乳管,乳管开口于乳头,乳管靠近开口的1/3段略为膨大,称为"壶腹部",是乳管内乳头状瘤的好发部位。腺叶、小叶和腺泡间有结缔组织间隔,腺叶间还有与皮肤垂直的纤维束,上连浅筋膜浅层,下连浅筋膜深层,称乳房悬韧带(Cooper韧带)。

乳腺是许多内分泌腺的靶器官,其生理活动受腺垂体、卵巢及肾上腺皮质等分泌的激素影响。在不同的年龄阶段,乳腺的生理状态在各激素影响下表现不同。

乳房的淋巴网甚为丰富,其淋巴液输出有四个途径:①乳房大部分淋巴液流至腋窝淋巴结,部分乳房上部淋巴液可直接流向锁骨下淋巴结;②部分乳房内侧的淋巴液通过肋间淋巴管流向胸骨旁淋巴结;③两侧乳房间皮下有交通淋巴管;④乳房深部淋巴网可沿腹直肌鞘和肝镰状韧带通向肝。

目前,通常以胸小肌为标志将腋区淋巴结分为三组:

Ⅰ组:胸小肌外侧腋窝淋巴结。

Ⅱ组:胸小肌后方的腋窝淋巴结和胸大、小肌间淋巴结(Rotter淋巴结)。

Ⅲ组:胸小肌内侧锁骨下淋巴结。

第二节　乳房检查

最好采用端坐和仰卧位检查,两侧乳房充分显露,以利对比。

(一)视诊

观察两侧乳房的形状、大小是否对称,有无局限性隆起或凹陷,皮肤有无红、肿及"橘皮样"改变,浅表静脉是否扩张。两侧乳头是否在同一水平,如乳头上方有癌肿,可将乳头牵向上方,使两侧乳头高低不同。乳头内陷可为发育不良所致,若是一侧乳头近期出现内陷,则有临床意义。还应注意乳头、乳晕有无糜烂。

(二)扪诊

检查者采用手指掌面而不是指尖作扪诊,不要用手指捏乳房组织。应循序对乳房外上(包括腋尾部)、外下、内下、内上各象限及中央区做全面检查。先查健侧,后查病侧。

发现乳房肿块后,应注意肿块大小、硬度、表面是否光滑、边界是否清楚以及活动度。轻轻捻起肿块表面皮肤明确肿块是否与皮肤粘连,如有粘连而无炎症表现,应警惕乳腺癌的可能。一般说,良性肿瘤的边界清楚,活动度大。恶性肿瘤的边界不清,质地硬,表面不光滑,活动度小。肿块较大者,还应检查肿块与深部组织的关系。可让病人两手叉腰,使胸肌保持紧张状态,若肿块活动度受限,表示肿瘤侵及深部组织。最后轻挤乳头,若有溢液,依次挤压乳晕四周,明确并标记溢液来自哪一乳管。

腋窝淋巴结检查,最好采用直立位。检查者面对病人,以右手扪其左腋窝,左手扪其右腋窝。先让病人上肢外展,以手伸入其腋顶部,手指掌面压向病人的胸壁,然后嘱病人放松上肢,搁置在检查者的前臂上,用轻柔的动作自腋顶部从上而下扪查腋顶部淋巴结,然后将手指掌面转向腋窝前壁,扪查胸大肌深面淋巴结。站在病人背后,扪查背阔肌前内侧淋巴结,最后检查锁骨下及锁骨上淋巴结。当发现有肿大淋巴结时,应注意其大小,质地,有无压痛,有无融合,活动度或者是否固定。

(三)影像学检查

1. 乳房 X 线摄影

乳房 X 线摄影是常用的影像学检查方法,广泛用于乳腺癌的普查。乳腺癌的 X 线表现为密度增高的肿块影,边界不规则,或呈毛刺征。有时可见钙化点,颗粒细小、密集。

2. 超声

对囊性病变有检出优势,可以进行血供情况观察,可提高其判断的敏感性,且对肿瘤的定性诊断可提供有价值的依据。适用于致密型乳腺病变的评价,是乳房 X 线摄影检查的有效补充。

3. MRI

MRI 是乳腺 X 线摄影和超声检查的重要补充,对微小病灶、多中心、多病灶的发现及评价病变范围有优势。

(四)活组织病理检查

常用的活检方法有空芯针穿刺活检术、真空辅助旋切活检系统、细针针吸细胞学,前两者病理诊断准确率高,可达 90%~97%;细针针吸细胞学的确诊率为 70%~90%。

对疑为乳腺癌者,上述方法不能明确,可将肿块连同周围乳腺组织一并切除,作术中冰冻活检或快速病理检查,一般不宜作切取活检。

乳头溢液未扪及肿块者,可做乳腺导管内视镜检查,乳头溢液涂片细胞学检查。乳头糜烂疑为湿疹样乳腺癌时,可做乳头糜烂部刮片、印片细胞学检查或乳头区切取活检术。

第三节　　多乳头和多乳房畸形

占总人口 1%~5% 的人会出现多乳头畸形,一般沿乳头垂直线分布,可为单侧或双侧。副乳腺畸形的发生率为 1%~2%,多见于腋窝。副乳腺可以发生与正常乳房一样的乳腺疾病。

第四节　　急性乳腺炎

急性乳腺炎是乳腺的急性化脓性感染,多为产后哺乳的妇女,尤以初产妇更为多见,往往发生在产后 3~4 周。因乳房血管丰富,早期就可出现寒战、高热及脉搏快速等脓毒血症表现。

【病因】

1. 乳汁淤积

乳汁是理想的培养基,乳汁淤积将有利于入侵细菌的生长繁殖。

2. 细菌入侵

乳头破损或皲裂,使细菌沿淋巴管入侵是感染的主要途径。细菌也可直接侵入乳管,上行至腺小叶而致感染。多数发生于初产妇。也可发生于断奶时,因 6 个月以后的婴儿已长牙,易致乳头损伤。致病菌主要为金黄色葡萄球菌。

【临床表现】

病人感觉乳房疼痛、局部红肿、发热。随着炎症发展,可有寒战、高热、脉搏加快,常有病侧淋巴结肿大、压痛,白细胞计数明显增高。

局部表现可有个体差异。一般起初呈蜂窝织炎样表现,数天后可形成脓肿,脓肿可以是单房或多房性。脓肿可向外溃破,深部脓肿还可穿至乳房与胸肌间的疏松组织中,形成乳房后脓肿。感染严重者,可并发脓毒症。当局部有波动感或超声证明有脓肿形成时,应在压痛最明显的炎症区或超声定位下进行穿刺,抽到脓液表示脓肿已形成,脓液应作细菌培养及药物敏感试验。

【治疗】

原则是消除感染、排空乳汁。

早期呈蜂窝织炎表现而未形成脓肿之前,应用抗生素可获得良好的效果。因主要病原菌为金黄色葡萄球菌,可不必等待细菌培养的结果,应用青霉素治疗,或用耐青霉素酶的苯唑西林钠(新青霉素Ⅱ),或头孢一代抗生素如头孢拉啶。对青霉素过敏者,则应用红霉素。抗生素通过乳汁而影响婴儿的健康,因此如四环素、氨基糖苷类、喹诺酮类,磺胺药和甲硝唑等药物应避免使用。

脓肿形成后,主要治疗措施是及时作脓肿切开引流。手术时要有良好的麻醉,为避免损伤乳管而形成乳瘘,应做放射状切开,乳晕下脓肿应沿乳晕边缘作弧形切口。深部脓肿或乳房后脓肿可沿乳房下缘作弧形切口,经乳房后间隙引流。切开后以手指轻轻分离脓肿的分隔,以利引流。脓腔较大时,可在脓腔的最低部位另加切口作对口引流。

一般不停止哺乳,因停止哺乳不仅影响婴儿喂养,且提供了乳汁淤积的机会。但病侧乳房应停止哺乳,并以吸乳器吸尽乳汁,促使乳汁通畅排出。若感染严重或脓肿引流后并发乳瘘,应停止哺乳。可口服溴隐亭 1.25 mg,每日 2

次,服用 7~14 天,或己烯雌酚 1~2 mg,每日 3 次,共 2~3 日,或肌内注射苯甲酸雌二醇,每次 2 mg,每日 1 次,至乳汁停止分泌为止。

【预防】

关键在于避免乳汁淤积,防止乳头损伤,并保持其清洁。应加强孕期卫生宣教,指导产妇经常用温水、肥皂洗净两侧乳头。如有乳头内陷,可经常挤捏、提拉矫正之。要养成定时哺乳、婴儿不含乳头而睡等良好习惯。每次哺乳应将乳汁吸空,如有淤积,可按摩或用吸乳器排尽乳汁。哺乳后应清洗乳头。乳头有破损或皲裂要及时治疗。注意婴儿口腔卫生。

第五节　乳腺囊性增生病

乳腺囊性增生病亦称乳腺病,是妇女的多发病,常见于中年妇女。由于对本病的不同认识,有多种命名,如乳腺小叶增生症、乳腺结构不良症、纤维囊性病等。其病理形态呈多样性表现,增生可发生于腺管周围并伴有大小不等的囊肿形成,囊内含淡黄色或棕褐色液体;或腺管内表现为不同程度的乳头状增生,伴乳管囊性扩张,也有发生于小叶实质者,主要为乳管及腺泡上皮增生。由于本病的临床表现有时与乳腺癌混淆,因此正确认识本病十分重要。

【病因】

本病系雌、孕激素比例失调,使乳腺实质增生过度和复旧不全。部分乳腺实质成分中女性激素受体的质和量异常,使乳房各部分的增生程度参差不齐。

【临床表现】

一侧或双侧乳房胀痛和肿块是本病的主要表现,部分病人具有周期性。乳房胀痛一般于月经前明显,月经后减轻,严重者整个月经周期都有疼痛。体检发现一侧或双侧乳房内可有大小不一，质韧的单个或为多个的结节，可有触痛，与周围分界不清，亦可表现为弥漫性增厚。少数病人可有乳头溢液，多为浆液性或浆液血性液体。本病病程较长，发展缓慢。

【诊断】

根据以上临床表现，本病的诊断并不困难。但要特别注意乳腺癌与本病有同时存在的可能，应嘱病人每隔 3~6 个月复查。当局限性乳腺增生肿块明显时，要与乳腺癌相区别。后者肿块更明确，质地偏硬，与周围乳腺有较明显区别，有时伴腋窝淋巴结肿大，钼靶和超声检查有助于两者的鉴别。

【治疗】

本病的治疗主要是对症治疗，可用中药如口服中药逍遥散 3~9 g，每日 3 次。对症状较重者，可用他莫昔芬治疗，于月经干净后 5 天开始口服，每天两次，每次 10 mg，连用 15 天后停药。该药治疗效果较好，但因对子宫内膜及卵巢有影响而不宜长期服用。

对局限性乳腺囊性增生病，应在月经干净后 5 天内复查，若肿块变软、缩小或消退，则可予以观察并继续中药治疗。若肿块无明显消退者，或在观察过程中，对局部病灶有恶性病变可疑时，应予切除并作快速病理检查。如有不典型上皮增生，同时有对侧乳腺癌或有乳腺癌家族史等高危因素者，以及年龄大，肿块周围乳腺组织增生也较明显者，可做单纯乳房切除术。

第六节　乳房肿瘤

女性乳房肿瘤的发病率甚高，良性肿瘤中以纤维腺瘤最多，约占良性肿瘤的 75%，其次为乳管内乳头状瘤，约占良性肿瘤的 20%。恶性肿瘤的绝大多数（98%）是乳腺癌，肉瘤少见（2%）。男性乳腺癌极少见，发病率约为女性的 1%。

一、乳房纤维腺瘤

本病产生的原因是小叶内纤维细胞对雌激素的敏感性异常增高,可能与纤维细胞所含雌激素受体的量或质的异常有关,是青年女性常见的乳房肿瘤,高发年龄是 20~25 岁,其次为 15~20 岁和 25~30 岁,约 75% 为单发,少数属多发。除肿块外,病人常无明显自觉症状。肿块增长缓慢,质似硬橡皮球的弹性感,表面光滑,易于推动。月经周期对肿块的大小无明显影响。手术切除是目前治疗纤维腺瘤唯一有效的方法,应将肿瘤连同其包膜整块切除,以周围包裹少量正常乳腺组织为宜,肿块必须做常规病理检查。

二、乳管内乳头状瘤

乳管内乳头状瘤多见于经产妇,40~50 岁为多。75% 病例发生在大乳管近乳头的壶腹部,瘤体很小,带蒂而有绒毛,且有很多壁薄的血管,故易出血。发生于中小乳管的乳头状瘤常位于乳房周围区域。

临床特点一般无自觉症状,常因乳头溢液污染内衣而引起注意,溢液可为血性、暗棕色或黄色液体。肿瘤小,常不能触及肿块。大乳管乳头状瘤,可在乳晕区扪及直径为数毫米的小结节,多呈圆形、质软、可推动,轻压此肿块,常可从乳头溢出液体。

治疗以手术为主,对单发的乳管内乳头状瘤应切除病变的乳管系统。术前需正确定位,可行乳管镜检查明确瘤体位置及方向,术中沿确定溢液的乳管口,插入钝头细针注射亚甲蓝,沿亚甲蓝显色部位做放射状切口,切除该乳管及周围的乳腺组织。常规做病理检查,乳管内乳头状瘤一般属良性,恶变率为 6%~8%,起源于小乳管的乳头状瘤恶变率高,应注意。术后病理如有恶变,应酌情施行相应手术。

三、乳房肉瘤

乳房肉瘤是较少见的恶性肿瘤,包括中胚叶结缔组织来源的间质肉瘤、纤维肉瘤、血管肉瘤和淋巴肉瘤等。其中叶状肿瘤较为常见,是一种以良性上皮成分和富于细胞的间质成分组成,其大体标本上常表现为分叶状。按其间质成分、间质细胞分化的程度可分为良性、交界性及恶性。

临床上常见于 50 岁以上的妇女,表现为乳房肿块,体积可较大,但有明显边界,活动度较好,皮肤表面可见扩张静脉。腋淋巴结转移或远处转移很少见,可出现血运转移。治疗上一般采用局部肿物扩大切除术,多次复发或恶性叶状肿瘤可考虑单纯乳房切除。放疗或化疗的效果尚难评价。

四、乳腺癌

乳腺癌是女性最常见的恶性肿瘤之一。在我国占全身各种恶性肿瘤的7%~10%,呈逐年上升趋势。部分大城市报告乳腺癌占女性恶性肿瘤之首位。

【病因和流行病学特点】

乳腺癌的病因尚不清楚。乳腺是多种内分泌激素的靶器官,其中雌酮及雌二醇与乳腺癌的发病有直接关系,20 岁以后发病率逐渐上升,45~50 岁较高。与西方国家相比,我国乳腺癌的高发年龄更年轻。月经初潮年龄早、绝经年龄晚、不孕及初次足月产的年龄晚与乳腺癌发病均有关。一级亲属中有乳腺癌病史者,发病风险是普通人群的 2~3 倍。乳腺良性疾病与乳腺癌的关系尚有争论。另外,营养过剩、肥胖、脂肪饮食,可加强或延长雌激素对乳腺上皮细胞的刺激,从而增加发病机会。环境因素及生活方式与乳腺癌的发病有一定关系。

【病理类型】

乳腺癌有多种分型方法,目前国内多采用以下病理分型。

1. 非浸润性癌

包括导管内癌(癌细胞未突破导管壁基底膜)、小叶原位癌(癌细胞未突破末梢乳管或腺泡基底膜)及乳头湿疹样乳腺癌(伴发浸润性癌者,不在此列)。此型属早期,预后较好。

2. 浸润性特殊癌

包括乳头状癌、髓样癌(伴大量淋巴细胞浸润)、小管癌(高分化腺癌)、腺样囊性癌、黏液腺癌、大汗腺样癌、鳞状细胞癌等。

3. 浸润性非特殊癌

包括浸润性小叶癌、浸润性导管癌、硬癌、髓样癌(无大量淋巴细胞浸润)、单纯癌、腺癌等。此型是乳腺癌中最常见的类型,约占80%,但判断预后尚须结合其他因素。

4. 其他罕见癌

【转移途径】

1. 局部扩展

癌细胞沿导管或筋膜间隙蔓延,继而侵及乳房悬韧带和皮肤。

2. 淋巴转移

主要途径有:①癌细胞经胸大肌外侧缘淋巴管侵入同侧腋窝淋巴结,然后侵入锁骨下淋巴结以至锁骨上淋巴结,进而可经胸导管(左)或右淋巴管侵入静脉血流而向远处转移;②癌细胞向内侧淋巴管,沿着乳内淋巴管的肋间穿支引流到胸骨旁淋巴结,继而达到锁骨上淋巴结,并可通过同样途径侵入血流。

3. 血运转移

乳腺癌是一种全身性疾病已得到共识。早期乳腺癌已有血运转移,癌细胞可直接侵入血液循环而致远处转移。最常见的远处转移依次为骨、肺、肝。

【临床表现】

早期表现是病侧乳房出现无痛、单发的小肿块，常是病人无意中发现。肿块质硬，表面不光滑，与周围组织分界不很清楚，在乳房内不易被推动。随着肿瘤增大，可引起乳房局部隆起。若累及乳房悬韧带，可使其缩短而致肿瘤表面皮肤凹陷，即"酒窝征"。邻近乳头或乳晕的癌肿因侵入乳管使之缩短，可把乳头牵向癌肿一侧，进而可使乳头扁平、回缩、凹陷。肿瘤继续增大，如皮下淋巴管被癌细胞堵塞，引起淋巴回流障碍，出现真皮水肿，皮肤呈"橘皮样"改变。

乳腺癌发展至晚期，可侵入胸肌筋膜、胸肌，以致肿瘤固定于胸壁而不易推动。如癌细胞侵入大片皮肤，可出现多个小结节，甚至彼此融合。有时皮肤可溃破而形成溃疡，这种溃疡常有恶臭，容易出血。

乳腺癌淋巴转移最初多见于腋窝。肿大淋巴结质硬、无痛、可被推动；以后数目增多，并融合成团，甚至与皮肤或深部组织粘连。乳腺癌转移至肺、骨、肝时，可出现相应的症状。

某些类型乳腺癌的临床表现与一般乳腺癌不同。例如炎性乳腺癌和乳头湿疹样乳腺癌。炎性乳腺癌并不多见，特点是发展迅速、预后差。局部皮肤可呈炎症样表现，包括发红、水肿、增厚、粗糙、表面温度升高。

乳头湿疹样乳腺癌少见，恶性程度低、发展慢。乳头有瘙痒、烧灼感，以后出现乳头和乳晕的皮肤变粗糙、糜烂如湿疹样，进而形成溃疡，有时覆盖黄褐色鳞屑样痂皮。部分病例于乳晕区可扪及肿块。

【诊断】

病史、体格检查以及乳腺超声、钼靶检查或 MRI 是临床诊断的重要依据。确诊乳腺癌，要通过组织活检进行病理检查。诊断时应与下列疾病鉴别：

纤维腺瘤常见于青年妇女，肿瘤大多为圆形或椭圆形，边界清楚，活动度大，发展缓慢，一般易于诊断。

乳腺囊性增生病,特点是乳房胀痛,肿块大小与质地可随月经周期变化。肿块或局部乳腺腺体增厚与周围乳腺组织分界不明显。若经过影像学检查未发现可疑肿物,且月经来潮后"肿块"缩小、变软,则可继续观察。

浆细胞性乳腺炎是乳腺的无菌性炎症,炎性细胞中以浆细胞为主。临床上60%呈急性炎症表现,肿块大时皮肤可呈橘皮样改变。40%病人开始即为慢性炎症,表现为乳腺肿块,边界不清,可有皮肤粘连和乳头凹陷。急性期应予抗感染治疗,炎症消退后若肿块仍存在,可考虑手术切除。

完善的诊断除确定乳腺癌的病理类型外,还需记录疾病发展程度及范围,以便制订术后辅助治疗方案,评价治疗效果以及判断预后,因此需有统一的分期方法。分期方法很多,现多数采用国际抗癌协会建议的 T(原发癌瘤)、N(区域淋巴结)、M(远处转移)分期法。内容如下:

T_0:原发癌瘤未查出。

T_{is}:原位癌(非浸润性癌及未查到肿块的乳头湿疹样乳腺癌)。

T_1:癌瘤长径≤2 cm。

T_2:癌瘤长径>2 cm,≤5 cm。

T_3:癌瘤长径>5 cm。

T_4:癌瘤大小不计,但侵及皮肤或胸壁(肋骨、肋间肌、前锯肌),炎性乳腺癌亦属之。

N_0:同侧腋窝无肿大淋巴结。

N_1:同侧腋窝有肿大淋巴结,尚可推动。

N_2:同侧腋窝肿大淋巴结彼此融合,或与周围组织粘连。

N_3:有同侧胸骨旁淋巴结转移,有同侧锁骨上淋巴结转移。

M_0:无远处转移。

M_1:有远处转移。

根据以上情况进行组合,可把乳腺癌分为以下各期:

0 期:$TisN_0M_0$

Ⅰ期:$T_1N_0M_0$

Ⅱ期:$T_{0\sim1}N_1M_0$,$T_2N_{0\sim1}M_0$,$T_3N_0M_0$

Ⅲ期:$T_{0\sim2}N_2M_0$,$T_3N_{1\sim2}M_0$,T_4 任何 NM_0,任何 TN_3M_0

Ⅳ期:包括 M_1 的任何 TN

分子生物学研究表明乳腺癌是异质性疾病,存在不同的分子亚型,且分子分型与临床预后密切相关。目前国际上采用 4 种标志物(ER、PR、HER2 和 Ki-67)进行乳腺癌分子分型。

【预防】

乳腺癌病因尚不清楚,目前尚难以提出确切的病因学预防(一级预防)。但重视乳腺癌的早期发现(二级预防),经普查检出病例,将提高乳腺癌病人的生存率。在我国一般推荐乳腺超声联合钼靶作为筛查方法。对于有 BRCA 基因突变的女性可考虑行预防性乳房全切术。

【治疗】

乳腺癌的治疗采用的是以手术治疗为主的综合治疗策略。

对早期乳腺癌病人,手术治疗是首选。全身情况差、主要脏器有严重疾病、年老体弱不能耐受手术者属手术禁忌。

1.手术治疗

近年来对乳腺癌的生物学行为进行的研究证实乳腺癌自发病开始即是一个全身性疾病。因而缩小手术范围、加强术后综合辅助治疗越来越重要。

(1)保留乳房的乳腺癌切除术:手术目的是完整切除肿块。适合于临床Ⅰ期、Ⅱ期的乳腺癌病人,且乳房有适当体积,术后能保持外观效果者。无法获得切缘阴性者禁忌施行该手术。原发灶切除范围应包括肿瘤、肿瘤周围 1~2 cm 的组织。确保标本的边缘无肿瘤细胞浸润。术后必须辅以放疗等。近年来随着技术的发展和病人对美容效果要求的提高,保乳手术在我国的开展逐渐增加。

(2)乳腺癌改良根治术:有两种术式,一是保留胸大肌,切除胸小肌;一是保留胸大、小肌。前者淋巴结清除范围与根治术相仿,后者不易清除腋上组淋巴结。根据大量病例观察,认为Ⅰ、Ⅱ期乳腺癌应用根治术及改良根治术的生存率无明显差异,且该术式保留了胸肌,术后外观效果较好,是目前常用的手术方式。

(3)乳腺癌根治术和乳腺癌扩大根治术:乳腺癌根治术应包括整个乳房,胸大肌,胸小肌,腋窝Ⅰ、Ⅱ、Ⅲ组淋巴结的整块切除。扩大根治术还需同时切除胸廓内动、静脉及其周围的淋巴结(即胸骨旁淋巴结)。此两种术式现已较少使用。

(4)全乳房切除术:手术范围必须切除整个乳房,包括腋尾部及胸大肌筋膜。该术式适宜于原位癌、微小癌及年迈体弱不宜作根治术者。

(5)前哨淋巴结活检术及腋淋巴结清扫术:对临床腋淋巴结阳性的乳腺癌病人常规行腋淋巴结清扫术,范围包括Ⅰ、Ⅱ组腋淋巴结。对临床腋淋巴结阴性的乳腺癌病人,可先行前哨淋巴结活检术。前哨淋巴结是指接受乳腺癌病灶引流的第一站淋巴结,可采用示踪剂显示后切除活检。根据前哨淋巴结的病理结果判断腋淋巴结是否有肿瘤转移,对前哨淋巴结阴性的乳腺癌病人可不常规作腋淋巴结清扫。

手术方式的选择应结合病人本人意愿,根据病理分型、疾病分期及辅助治疗的条件而定。对可切除的乳腺癌病人,手术应达到局部及区域淋巴结最大限度的清除,以提高生存率,然后再考虑外观及功能。

2.化学治疗

乳腺癌是实体瘤中应用化疗最有效的肿瘤之一,化疗在整个治疗中占有重要地位。由于手术尽量去除了肿瘤负荷,残存的肿瘤细胞易被化学抗癌药物杀灭。

浸润性乳腺癌伴腋淋巴结转移者是应用辅助化疗的指征。对腋淋巴结阴性者是否应用辅助化疗尚有不同意见。一般认为腋淋巴结阴性而有高危复发因素者,诸如原发肿瘤直径大于 2 cm,组织学分级差,雌、孕激素受体阴性,癌基因表皮生长因子受体 2(HER2)有过度表达者,适宜应用术后辅助化疗。

对肿瘤分化差、分期晚的病例常用蒽环类联合紫杉类联合化疗方案,如 EC(表柔比星、环磷酰胺)-T(多西他赛或紫杉醇)方案等。对于肿瘤分化较好、分期较早的病例可考虑基于紫杉类的方案如 TC 方案(多西他赛或紫杉醇、环磷酰胺)等。另有 cmF 方案(环磷酰胺、甲氨蝶呤、氟尿嘧啶),现已很少使用。化疗前病人应无明显骨髓抑制及肝功能异常。化疗期间应定期检查血常规及肝、肾功能。应用阿霉素者要注意心脏毒性。表柔比星的心脏毒性和骨髓抑制作用较阿霉素低,因而其应用更较广泛。其他效果较好的化疗药有长春瑞滨、铂类等。

术前化疗又称新辅助化疗,多用于局部晚期的病例,目的在于缩小肿瘤,提高手术成功机会及探测肿瘤对药物的敏感性。药物可采用蒽环类联合紫杉类方案,一般用 4~6 个疗程。

3. 内分泌治疗

乳腺癌细胞中雌激素受体(ER)含量高者,称激素依赖性肿瘤,这些病例对内分泌治疗有效。而 ER 含量低者,称激素非依赖性肿瘤,这些病例对内分泌治疗反应差。因此,对激素受体阳性的病例应使用内分泌治疗。

内分泌治疗的一个重要进展就是他莫昔芬的应用。他莫昔芬系非甾体激素的抗雌激素药物,其结构式与雌激素相似,可在靶器官内与雌二醇争夺 ER,他莫昔芬、ER 复合物能影响基因转录,从而抑制肿瘤细胞生长。临床应用表明,该药可降低乳腺癌术后复发及转移,减少对侧乳腺癌的发生率。该药安全有效,副作用有潮热、恶心、呕吐、静脉血栓形成、眼部副作用、阴道干燥或分泌物多。有资料证明芳香化酶抑制剂如阿那曲唑、来曲唑、依西美坦等对绝经后病人其效果优于他莫昔芬,这类药物能抑制肾上腺分泌的雄激素转变为雌激素过程中的芳香化环节,从而降低雌二醇,达到治疗乳腺癌的目的。但服用芳香化酶抑制剂的病人骨相关事件发生率较他莫昔芬增加。

4. 放射治疗

放射治疗是乳腺癌局部治疗的手段之一。在保留乳房的乳腺癌手术后,放射治疗是一重要组成部分,应于肿块局部广泛切除后给予适当剂量放射治疗。单纯乳房切除术后可根据病人年龄、疾病分期分类等情况,决定是否应用放疗。

5. 靶向治疗

通过转基因技术制备的曲妥珠单抗对 HER2 过度表达的乳腺癌病人有良好效果,可降低乳腺癌病人术后的复发转移风险,提高无病生存期。

近 10 余年,乳腺癌的 5 年生存率有所改善,归功于早期发现、早期诊断以及术后综合辅助治疗的不断完善。医务人员应重视卫生宣教及普查。根据乳腺癌是全身性疾病的概念,应重视对乳腺癌生物学行为的研究,目前基于多个风险基因(包括编码基因和非编码小分子 RNA)所建立的预测模型,通过个体化预测乳腺癌病人的复发风险和治疗敏感性,能进一步完善综合治疗方案,以进一步改善生存率。

第三章　食管疾病

第一节　食管癌

食管癌是一种常见的上消化道恶性肿瘤,目前被列为全球第八大癌症,每年新发食管癌病例 180 万例,因食管癌死亡约 46 万。我国是世界上食管癌高发地区之一,每年新发病例约 70 万例,占全球新发病例的 39%,而死亡病例更高达 27 万例,占全球的 58%,无论是新发病例还是死亡病例均居世界之首。

【病学及病因学】

食管癌的发病率和死亡率各国差异很大。欧、美等国发病率很低,约为 2~5/10 万,病理类型也以食管腺癌为主。亚洲国家的发病率为 1.2~32/10 万。在我国,食管癌的发病率有其独特的地理分布特点,以太行山南段的河南、河北、山西三省交界地区的发病率最高,可达 32/10 万。此外,山东、江苏、福建、安徽、湖北、陕西、新疆等地尚有相对集中的高发区。我国的食管癌病理类型是以鳞癌占绝大多数。

食管癌的发病男性高于女性,男女比例约 1.3：1~2.7：1。发病年龄多在 40 岁以上,以 60~64 岁年龄组发病率最高。

食管癌的确切病因尚不清楚,但吸烟和重度饮酒已证明是食管鳞癌重要致病原因。研究显示,吸烟者食管癌的发生率增加 3~8 倍,而饮酒者增加 7~50 倍。在我国食管癌高发区,主要致癌危险因素还有亚硝胺和某些霉菌及其毒素。其他可能的病因包括:①缺乏某些微量元素及维生素;②不良饮食习惯;食物过硬、过热,进食过快;③食管癌遗传易感因素。

总之,食管癌的病因是复杂的、多方面的。有些可能是主因,有些可能是诱因,有些或许只是一些相关现象,因此有待继续深入研究。

【病理】

临床上采用美国癌症联合会(AJCC)和国际抗癌联盟(UICC)食管分段标准(第 8 版):以原发肿瘤中心所在部位进行判定:①颈段:自食管入口(环状软骨水平)至胸骨切迹,距门齿约 20 cm。②胸段:从胸骨切迹至食管裂孔上缘,长度约 25 cm,又被分为上、中、下三段。胸上段从胸骨切迹至奇静脉弓下缘,距门齿约 25 cm;胸中段从奇静脉弓下缘至下肺静脉下缘,距门齿约 30 cm;胸下段从下肺静脉下缘至食管裂孔上缘,距门齿约 40 cm。③腹段:为食管裂孔上缘至胃食管交界处,距门齿约 42 cm。

胸中段食管癌较多见,下段次之,上段较少。高发区(例如中国)以鳞癌为主,占 80%以上,非高发区(美国和欧洲)的腺癌已超过鳞癌,占 70%以上。胃食管交界部癌可向上延伸累及食管下段,肿瘤中心距离胃食管交界≤2 cm 则按食管癌进行分期,如距离胃食管交界>2 cm 则按胃癌进行分期。

早期病变多限于黏膜(原位癌),表现为黏膜充血、糜烂、斑块或乳头状,少见肿块。至中、晚期癌肿长大,逐渐累及食管全周,肿块突入腔内,还可穿透食管壁全层,侵入纵隔和心包。

按病理形态,临床上食管癌可分为四型:①髓质型:管壁明显增厚并向腔内外扩展,使癌瘤的上下端边缘呈坡状隆起。多数累及食管周径的全部或绝大部分。切面呈灰白色均匀致密的实体肿块。②蕈伞型:瘤体呈卵圆形扁平肿块状,向腔内呈蘑菇样突起。隆起的边缘与其周围的黏膜境界清楚,瘤体表面多有浅表溃疡,其底部凹凸不平。③溃疡型:瘤体的黏膜面呈深陷而边缘清楚的溃疡。溃疡的大小和外形不一,深入肌层,阻塞程度较轻。④缩窄型:瘤体形成明显的环行狭窄,累及食管全部周径,较早出现阻塞症状。

扩散及转移:癌肿最先向黏膜下层扩散,继而向上、下及全层浸润,很易穿透疏松的外膜侵入邻近器官。癌转移主要经淋巴途径:首先进入黏膜下淋巴管,通过肌层到达与肿瘤部位相应的区域淋巴结。颈段癌可转移至喉后、颈深和锁骨上淋巴结;胸段癌转移至食管旁淋巴结后,可向上转移至胸顶纵隔淋巴结,向下累及贲门周围的膈下及胃周淋巴结,或沿着气管、支气管至气管分叉及肺门。血行转移发生较晚。

【临床表现】

早期食管癌症状不明显,吞咽粗硬食物时可能偶有不适,如胸骨后烧灼样、针刺样或牵拉摩擦样疼痛。食物通过缓慢,并有停滞感或异物感。哽噎停滞感常通过吞咽水后缓解消失。症状时轻时重,进展缓慢。

中晚期食管癌的典型症状为进行性吞咽困难,即先是难咽固体食物,继而半流质食物,最后液体也不能咽下。病人逐渐消瘦、脱水、无力。持续胸痛或背痛表示癌已侵犯食管外组织。当癌肿梗阻所引起的炎症水肿暂时消退,或部分癌肿脱落后,梗阻症状可暂时减轻,常误认为病情好转。食管癌还可外侵周围器官和组织出现不同临床症状,例如侵犯喉返神经可出现声音嘶哑;压迫颈交感神经节可产生小儿颈交感神经麻痹综合征(Horner 综合征);侵入气管、支气管,可形成食管-气管瘘,出现吞咽水或食物时剧烈呛咳,并发生呼吸系统感染。由于长期不能正常进食最终出现恶病质状态,若有肝、脑等脏器转移,可出现相应症状。

体格检查时应特别注意锁骨上有无肿大淋巴结、肝有无肿块和有无腹水、胸水等远处转移体征。

【诊断】

对可疑病例应行食管气钡双重造影。早期可见:①食管黏膜皱襞紊乱、粗糙或有中断现象;②小的充盈缺损;③局限性管壁僵硬,蠕动中断;④小龛影。

中、晚期有明显的不规则狭窄和充盈缺损,管壁僵硬。有时狭窄上方食管有不同程度的扩张。

纤维胃镜检查可见食管腔内肿物,多呈菜花样改变,病变活检可以确诊。对于食管黏膜浅表性病变可行碘染色检查法鉴别良恶性病变,即将碘溶液喷布于食管黏膜上。正常食管鳞状上皮因含糖原,与碘反应呈棕黑色,而肿瘤组织因癌细胞内的糖原消耗殆尽,故仍呈碘本身的黄色。

采用食管超声内镜检查(EUS)可以通过确定食管癌的浸润深度以及有无纵隔淋巴结转移进行术前 T 分期及 N 分期。胸、腹部 CT 扫描、头颅核磁以及骨扫描可以帮助确定食管癌外侵及远处转移,多用于 N 分期和 M 分期。

【鉴别诊断】

食管癌应与食管良性肿瘤、贲门失弛缓症和食管良性狭窄相鉴别。临床表现可参考有关章节。诊断方法主要依靠食管吞钡造影、纤维胃镜检查和食管测压。

【预防】

具体措施有:①病因学预防:改变不良生活习惯;②发病学预防:积极治疗食管上皮增生、处理癌前病变,如食管炎、息肉、憩室等;③大力开展防癌宣传教育,普及抗癌知识,在高发区人群中作普查、筛检。

【治疗】

食管癌的治疗原则是多学科综合治疗,即包括手术、放射治疗和化学治疗。

1.早期食管癌及癌前病变可以采用内镜下治疗

包括射频消融、冷冻治疗、内镜黏膜切除术(EMR)或内镜黏膜下剥离术(ESD)治疗,但应严格掌握手术适应证。

2. 手术治疗

手术治疗是可切除食管癌的首选治疗方法。术前应进行准确的 TNM 分期。手术方式是肿瘤完全性切除(切除的长度应在距癌瘤上、下缘 5~8 cm 以上)、消化道重建和胸、腹两野或颈、胸、腹三野淋巴结清扫。

手术适应证:① Ⅰ、Ⅱ期和部分 HI 期食管癌($T_3N_1M_0$ 和部分 $T_4N_1M_0$);②放疗后复发,无远处转移,一般情况能耐受手术者;③全身情况良好,有较好的心肺功能储备;④对较长的鳞癌估计切除可能性不大而病人全身情况良好者,可先采用术前放化疗,待瘤体缩小后再做手术。

手术禁忌证:①Ⅳ期及部分Ⅲ期食管癌(侵及主动脉及气管的 T_4 病变);②心肺功能差或合并其他重要器官系统严重疾病,不能耐受手术者。

食管癌切除的手术入路包括单纯左胸切口、右胸和腹部两切口、颈-胸-腹三切口、胸腹联合切口,以及不开胸经食管裂孔钝性食管拔脱术等不同术式。目前临床常用经右胸的两切口或三切口入路,因其更符合肿瘤学原则。消化道重建的部位也因为食管癌的位置而有所不同,食管下段癌的吻合口部位通常在主动脉弓上,而食管中段或上段癌则吻合口多选择颈部。消化道重建中最常用的食管替代物是胃,也可根据病人个体情况选择结肠和空肠。目前以胸(腹)腔镜为代表的微创技术广泛应用于食管癌外科。各种术式的选择取决于病人的病情和肿瘤的部位。吻合口瘘是较严重的术后并发症之一,其他并发症包括吻合口狭窄、乳糜胸、喉返神经损伤等。

对晚期食管癌无法手术者,为改善生活质量,可行姑息性减状手术,如食管腔内置管术、胃造瘘术等。

近年来,食管癌术前放化疗(新辅助放化疗)取得了较好的效果,不但提高了手术切除率,也改善了远期生存,适合于部分局部晚期食管癌。

目前食管癌的切除率为 58%~92%,手术并发症发生率为 6.3%~20.5%;切除术后 5 年和 10 年生存率分别为 8%~30% 和 5.2%~24%。

3. 放射疗法

①术前放疗:可增加手术切除率,提高远期生存率。一般放疗结束 2~3 周后再做手术。②术后放疗:对术中切除不完全的残留癌组织在术后 3~6 周开始术后放疗。③根治性放疗:多用于颈段或胸上段食管癌;也可用于有手术禁忌证且病人尚可耐受放疗者。三维适形放疗是目前较先进的放疗技术。

4. 化学治疗

食管癌化疗分为姑息性化疗、新辅助化疗(术前)、辅助化疗(术后)。化学治疗必须强调治疗方案的规范化和个体化。采用化疗与手术治疗相结合或与放疗相结合的综合治疗,有时可提高疗效,或使食管癌病人症状缓解,存活期延长。但要定期检查血象,并注意药物不良反应。

5. 放化疗

联合局部晚期食管癌但无全身远处转移可以进行新辅助同步或序贯放化疗,然后重新评估疗效以决定是否外科手术治疗或继续根治性放化疗。

【随访】

食管癌的总体五年生存率约 20%。对于新发食管癌病人应建立完整病案和相关资料档案,治疗后定期随访。

第二节　食管良性肿瘤

食管良性肿瘤少见,按其组织发生来源可分为腔内型(息肉及乳头状瘤)、黏膜下型(血管瘤及颗粒细胞成肌细胞瘤)及壁间型(食管平滑肌瘤或食管间质瘤)。后者约占食管良性肿瘤的 3/4。

食管良性肿瘤病人的症状和体征主要取决于肿瘤的部位和大小。较大的肿瘤可以不同程度地堵塞食管腔,出现吞咽困难、呕吐和消瘦等症状。很多病人伴有吸入性肺炎、胸骨后压迫感或疼痛感。血管瘤病人可发生出血。

食管良性肿瘤病人,不论有无症状,通过影像学检查(钡餐造影和胸部CT扫描)和内镜检查可以作出诊断。发病最多的有食管平滑肌瘤和食管间质瘤,因发生于肌层,故黏膜完整,肿瘤大小不一,呈椭圆形、生姜形或螺旋形。食管钡餐检查可出现"半月状"压迹。食管镜检查可见肿瘤表面黏膜光滑、正常。这时,切勿进行食管黏膜活检致黏膜破损。

一般而言,食管良性肿瘤均可通过外科手术治疗。对腔内型小而长蒂的肿瘤可经内镜摘除。对壁内型和黏膜下型肿瘤,一般可行胸腔镜或开胸手术切除。术中小心保护食管黏膜防止破损。

食管良性肿瘤的手术效果满意,预后良好,恶变者罕见。

第三节　腐蚀性食管灼伤

腐蚀性食管灼伤多为误吞强酸或强碱等化学腐蚀剂引起食管化学性灼伤。强碱产生较严重的溶解性坏死;强酸则产生蛋白凝固性坏死。

【病理】

食管化学灼伤的严重程度,决定于吞服化学腐蚀剂的类型、浓度、剂量、食管的解剖特点、伴随的呕吐情况以及腐蚀剂与组织接触的时间。

吞服化学腐蚀剂后,灼伤的部位常不只限于食管,还包括口咽、喉、胃或十二指肠。通常腐蚀剂与食管三个生理狭窄段接触的时间最长,因此常在这些部位发生较广泛的灼伤。

根据灼伤的病理程度可分为以下几类:①Ⅰ度:食管黏膜表浅充血水肿,经过脱屑期后7~8天而痊愈,不遗留瘢痕。②Ⅱ度:灼伤累及食管肌层。在急性期组织充血、水肿、渗出,组织坏死脱落后形成溃疡。3~6周内发生肉芽组织增生。以后纤维组织形成瘢痕而导致狭窄。③Ⅲ度:食管全层及其周围组织凝固坏死,可导致食管穿孔和纵隔炎。

灼伤后病理过程大致可分为三个阶段。第一阶段即在伤后最初几天内发生炎症、水肿或坏死。常出现早期食管梗阻症状。第二阶段约在伤后 1~2 周,坏死组织开始脱落,出现软的、红润的肉芽组织。梗阻症状常可减轻。这时食管壁最为薄弱,约持续 3~4 周。第三阶段瘢痕及狭窄形成,并逐渐加重。病理演变过程可持续数周至数月,但超过 1 年后再发生狭窄者少见。瘢痕狭窄的好发部位常在食管的生理狭窄处。

【临床表现】

误服腐蚀剂后,立即引起唇、口腔、咽、胸骨后以及上腹部剧烈疼痛,随即有反射性呕吐,呕出物常带血性。若灼伤涉及会厌、喉及呼吸道,可出现咳嗽、声音嘶哑、呼吸困难。严重者可出现昏迷、虚脱、发热等中毒症状。瘢痕狭窄形成后可导致食管部分或完全梗阻。因不能进食,后期常出现营养不良、脱水、消瘦、贫血等。如为小儿,其生长发育也会受到影响。

【诊断】

依据有吞服腐蚀剂病史以及上述有关临床表现,体检发现口咽部有灼伤表现,即可确立诊断。但有时口咽部有无灼伤表现不一定能证明食管有无灼伤,故必要时要通过食管造影确诊。胸骨后疼痛、背或腹痛应排除食管或胃穿孔。晚期行食管造影能明确狭窄的部位和程度。

【治疗】

1.急诊处理程序如下

①采集病史,明确所服腐蚀剂的种类、时间、浓度和量。②迅速判断病人一般情况,特别是呼吸系统和循环系统状况。保持呼吸道通畅,必要时气管切开。

尽快建立静脉通道。③尽早吞服植物油或蛋白水,以保护食管和胃黏膜。无条件时可吞服生理盐水或清水稀释。慎用酸碱中和的方法,因化学反应产生的热可造成二次损伤。④积极处理并发症,包括喉头水肿、休克、胃穿孔、纵隔炎等。⑤防止食管狭窄,早期使用糖皮质激素和抗生素,可减轻炎症反应、预防感染、减缓纤维组织增生及瘢痕形成。对疑有食管、胃穿孔者禁用激素。是否放置食管支架或食管加压法防止狭窄,目前尚有争议。

2. 扩张疗法

宜在伤后 2~3 周后食管急性炎症、水肿开始消退后进行。食管扩张应定期重复进行。

3. 手术疗法

对严重长段狭窄及扩张疗法失败者,可采用手术治疗。将狭窄段食管旷置或切除,以胃、空肠或结肠代食管。替代物上提途径可经胸腔、胸骨后或皮下。

第四节 食管运动功能障碍

一、贲门失弛缓症

贲门失弛缓症是指吞咽时食管体部无蠕动,食管下括约肌松弛不良,临床表现为间断性吞咽困难。多见于 20~50 岁,女性稍多。

【病因和病理】

病因至今未明。一般认为本病系食管肌层内神经节的变性、减少或缺如,食管失去正常的推动力。食管下括约肌不能松弛,致食物滞留于食管内。久之食管扩张、肥厚、伸长、屈曲、失去肌张力。食物淤滞,慢性刺激食管黏膜,致充血、发炎甚至发生溃疡。时间久后,极少数病人可发生癌变。

【临床表现】

主要症状为间断性咽下困难、胸骨后沉重感或阻塞感。多数病程较长,症状时轻时重,发作常与精神因素有关。热食较冷食易于通过,有时咽固体食物因可形成一定压力,反而可以通过。食管扩大明显时,可容纳大量液体及食物。在夜间可发生气管误吸,并发肺炎。

【诊断】

食管吞钡造影特征为食管体部蠕动消失,食管下端及贲门部呈鸟嘴状,边缘整齐光滑,上端食管明显扩张,可有液面。钡剂不能通过贲门。食管腔内压力测定可以确诊。食管纤维镜检查可帮助排除癌肿。

【治疗】

1. 非手术疗法

改变饮食习惯,如少吃多餐,细嚼慢咽,避免吃过热或过冷食物。部分轻症早期病人可先试行食管扩张术。

2. 手术疗法

食管下段贲门肌层切开术(Heller 手术)方法简单,是治疗贲门失弛症的有效方法,效果良好。肌层切开应彻底,直至黏膜膨出。肌层剥离范围约至食管周径的一半。但需注意防止切破黏膜或损伤迷走神经。也有在此手术基础上加做抗反流手术,如胃底固定术、幽门成形术等。传统开放手术通常采用经腹或经左胸入路,目前多采用经腹腔镜或胸腔镜微创方法,创伤小、恢复快。近年来,随着内镜技术的进步,部分贲门失弛症也可以通过内镜治疗。

二、胃食管反流病

胃食管反流病是胃内容物反流至食管、口腔、咽喉、气管和(或)肺导致的一系列症状,又称胃食器气道反流综合征。我国胃食管反流病发病率在 10%以上,在欧美可达 20%以上,多见于中老年人群。

【症状表现】

胃食管反流病的临床表观非常多样。消化系统症状较典型,包括反酸、反食、胃灼热、嗳气、胸痛和吞咽困难等;但食管外症状易被误诊为呼吸或耳鼻喉等疾病,包括咽炎、鼻炎、中耳炎、声音嘶哑、鼾症、牙腐蚀、口腔异味,尤其是咳嗽、哮喘、胸闷气短、憋气、喉痉挛以至窒息等。并发症包括食管炎、食管狭窄、出血、Barrett 食管、食管腺癌以及某些气道炎性病变和肿瘤。

该综合征可分为 4 期:胃食管期(A 期)、咽喉期(B 期)、口鼻腔期(C 期)和喉气管期(D 期)。

【诊断】

较轻症状每周出现 2 天或以上,中、重度症状每周出现 1 天以上。胃镜显示贲门松弛、食管裂孔疝(上消化道造影或 CT)或有明确的胃食管反流病并发症(反流性食管炎、消化性狭窄、Barrett 食管等),和(或)反流监测阳性,和(或)质子泵抑制剂诊断性治疗有效,则可诊断胃食管反流病。

【治疗】

约 50%的胃食管反流病应考虑以慢性病管理,70%以上的病人抑酸等内科治疗可取得满意的疗效,约 30%~35%的胃食管反流病可视为外科疾病。

手术适应证:①内科治疗失败:症状控制不理想、抑酸药不能控制的严重症状或存在药物副作用;②药物治疗有效但需要长期维持治疗:包括要求改善生活质量、不愿长期服药或认为药物治疗代价较大的;③有胃食管反流病并发症(如 Barrett 食管、LA-B 以上食管炎、消化性狭窄等);④存在明显反流相关症状和疝相关症状的食管裂孔疝;⑤有慢性或复发性食管外症状和并发症:包括反流性哮喘、咳嗽、耳鼻咽喉症状、喉痉挛和误吸等。

第五节　食管憩室

食管壁的一层或全层局限性膨出,形成与食管腔相通的囊袋,称为食管憩室。按其发病机制,可分为牵引型和膨出型两种。牵引型因系食管全层向外牵拉,也称真性憩室;膨出型因只有黏膜膨出,也称假性憩室。还可按憩室发生部位分为咽食管憩室、食管中段憩室和膈上憩室。

一、咽食管憩室

【病因和病理】

因咽下缩肌与环咽肌之间有一薄弱的三角区,加上肌活动的不协调,即在咽下缩肌收缩将食物下推时,环咽肌不松弛或过早收缩,致食管黏膜自薄弱区膨出,属膨出型假性憩室。

【临床表现和诊断】

早期无症状。当憩室增大,可在吞咽时有咕噜声。若憩室内有食物潴留,可引起颈部压迫感。淤积的食物分解腐败后可发生恶臭味,并致黏膜炎症水肿,引起咽下困难。体检有时颈部可扪到质软肿块,压迫时有咕噜声。巨大憩室可压迫喉返神经而出现声音嘶哑。如反流食物吸入肺内,可并发肺部感染。

【诊断】

食管钡餐造影或胸部 CT 扫描可以确诊。可显示憩室的部位、大小、连接部等。

【治疗】

有症状的病人可行手术切除憩室,分层缝合食管壁切口或采用器械闭合切口。若一般情况不宜手术者,可每次进食时推压憩室,减少食物淤积,并于进食后喝温开水冲净憩室内食物残渣。

二、食管中段憩室

【病因和病理】

气管分叉或肺门附近淋巴结炎症,形成瘢痕,牵拉食管全层。大小一般 1~2 cm,可单发,也可多发。憩室颈口多较大,不易淤积食物。

【临床表现和诊断】

常无症状。若发生炎症水肿时,可有咽下哽噎感或胸骨后、背部疼痛感。长期感染可导致食管憩室与肺相通,形成憩室-支气管瘘,病人可以出现肺部同一部位反复感染,还可以出现呛咳等相应症状。

【诊断】

主要依靠食管钡餐造影确诊。有时作胃镜检查排除癌变。

【治疗】

临床上无症状者无须手术。如果并发出血、穿孔或有明显症状者,可考虑手术治疗。游离被外牵的食管壁，予以复位或切除憩室。

三、膈上憩室

【病因和病理】

食管下段近膈上处，从平滑肌层的某一薄弱处，因某种原因像贲门失弛症、食管裂孔疝等，引起食管内压力增高，致黏膜膨出。好发于食管下段后右方。少数为食管全层膨出形成真性憩室。

【临床表现和诊断】

主要症状为胸骨后或上腹部疼痛。有时出现咽下困难或食物反流。诊断主要依靠食管吞钡 X 线检查，可显示憩室囊、憩室颈及其位置方向。

【治疗】

有明显症状或食物淤积者，可考虑切除憩室，同时处理食管、膈肌的其他疾病。

第四章　腹部损伤

腹部损伤在平时和战时均常见,其发生率在平时约占人体各种损伤的0.4%～1.8%。随着损伤救治的总体水平提高,腹部损伤的死亡率已显著下降,但仍是威胁伤者生命的重要原因。由于腹部脏器较多,解剖及生理功能各异,受到损伤后的伤情复杂多样,腹腔内大量出血和严重感染是致死的主要原因。及时、准确地判断有无内脏损伤,有无腹腔内大出血,是实质性抑或空腔性脏器损伤,哪个脏器损伤,并给以及时和恰当的治疗,是降低腹部损伤死亡率的关键。

第一节　概　述

【分类】

根据损伤是否穿透腹壁以及腹腔是否与外界相通,腹部损伤可分为开放性和闭合性两大类。开放性损伤有腹膜破损者为穿透伤(多伴内脏损伤),无腹膜破损者为非穿透伤(可伴内脏损伤);其中投射物有入口、出口者为贯通伤,有入口无出口者为盲管伤。闭合性损伤可能仅局限于腹壁,也可同时兼有内脏损伤。此外,穿刺、内镜、灌肠、刮宫、腹部手术等各种诊疗措施导致的腹部损伤称医源性损伤。开放性损伤即使涉及内脏,其诊断常较明确;但闭合性损伤体表无伤口,要确定有无内脏损伤,有时很困难,故其临床意义更为重要。

【病因】

开放性损伤常由刀刃、枪弹、弹片等利器所引起,闭合性损伤常系坠落、碰撞、冲击、挤压、拳打脚踢、棍棒等钝性暴力所致。无论开放或闭合伤,都可导致腹部内脏损伤。开放性损伤中常见的受损内脏依次是肝脏、小肠、胃、结肠、大血管等;闭合性损伤中依次是脾脏、肾脏、小肠、肝脏、肠系膜等。胰腺、十二指肠、膈、直肠等由于解剖位置较深,损伤发生率较低。

腹部损伤的严重程度,是否有内脏伤,以及涉及什么内脏等情况,在很大程度上取决于暴力的强度、速度、着力部位和作用方向等因素,还受解剖特点和内脏原有病理情况和功能状态等内在因素的影响。例如,肝和脾组织结构脆弱,供血丰富,位置比较固定,受到暴力打击容易导致破裂;上腹受挤压时,胃窦、十二指肠第三部或胰腺可因被压在脊柱上而导致断裂;肠道的固定部分(上段空肠、末段回肠、粘连的肠管等)比活动部分更易受损;充盈的空腔脏器(饱餐后的胃、未排空的膀胱等)比空虚时更易破裂。

【临床表现】

由于致伤原因及伤情的不同,腹部损伤后的临床表现差异极大,从无明显症状和体征到出现重度休克甚至濒死状态。一般单纯腹壁损伤的症状和体征较轻,可表现为受伤部位疼痛,局限性腹壁肿胀和压痛,有时可见皮下瘀斑。如为内脏挫伤,可有腹痛或无明显症状,严重者主要的病理变化是腹腔内出血或腹膜炎。

实质性脏器如肝、脾、胰、肾等或大血管损伤主要临床表现为腹腔内或腹膜后出血,严重者可发生休克。腹痛呈持续性,一般并不很剧烈,腹膜刺激征也不明显。如果肝破裂伴有较大肝内胆管断裂时,因有胆汁沾染腹膜或胰腺损伤,若伴有胰管断裂,胰液溢入腹腔,可出现明显的腹痛和腹膜刺激征,体征最明显处一般是损伤所在部位。肩部放射痛提示膈肌受刺激,多为肝或脾的损伤。

肝、脾包膜下破裂或肠系膜、网膜内出血可表现为腹部肿块。移动性浊音虽然是腹腔内出血的有力证据，但出血量较大时才会出现，对早期诊断帮助不大。肾脏损伤时可出现血尿。

空腔性脏器如胃肠道、胆道、膀胱等破裂的主要临床表现是局限性或弥漫性腹膜炎。除胃肠道症状（恶心、呕吐、便血、呕血等）及稍后出现的全身性感染的表现外，最为突出的是腹膜刺激征，其程度因空腔器官内容物不同而异。通常，胃液、胆汁、胰液的刺激最强，肠液次之，血液最轻。伤者可因肠麻痹而出现腹胀，严重时可发生感染性休克。腹膜后十二指肠破裂的病人有时可出现睾丸疼痛、阴囊血肿和阴茎异常勃起等症状和体征。空腔脏器破裂处也可有程度不同的出血，但出血量一般不大，除非有合并邻近大血管损伤。

【诊断】

详细询问外伤史和细致的体格检查，是诊断腹部损伤的主要依据；但有时因伤情紧急，了解病史和体检常需和一些必要的急救措施（如止血、输液、抗休克、维护呼吸道通畅等）同时进行。腹部损伤不论是开放伤或闭合伤，应在排除身体其他部位的合并伤（如颅脑损伤、胸部损伤、肋骨骨折、脊柱骨折、四肢骨折等）后，首先确定有无内脏损伤，再分析脏器损伤的性质、部位和严重程度，确定有无剖腹探查的指征。

开放性损伤的诊断要慎重考虑是否为穿透伤。有腹膜刺激征或腹内组织、内脏自腹壁伤口显露者显然腹膜已穿透，且绝大多数都有内脏损伤。穿透伤诊断还应注意：①穿透伤的入口或出口可能不在腹部，而可能在胸、肩、腰、臀或会阴等处；②有些腹壁切线伤虽未穿透腹膜，但并不能排除内脏损伤的可能；③穿透伤的入、出口与伤道不一定呈直线，因受伤时的姿势与检查时可能不同，低速或已减速投射物可能遇到阻力大的组织而转向；④伤口大小与伤情的严重程度不一定成正比。

闭合性损伤诊断中需要仔细判断是否有内脏损伤，如不能及时确诊，可能贻误手术时机而导致严重后果。腹部闭合性损伤的诊断思路如下。

1. 有无内脏损伤

多数伤者根据临床表现即可确定内脏是否受损,但仍有不少伤者早期腹内脏器损伤体征并不明显,或虽然为单纯腹壁损伤,由于局部疼痛明显,这些都会影响正确判断。因此,需进行严密观察,直至明确诊断。值得注意的是,有些伤者常有较严重的合并损伤,可能掩盖腹部内脏损伤的表现。例如,在合并颅脑损伤时,伤者可因意识障碍而无法反映腹部损伤的症状;合并胸部损伤时有严重的胸痛和呼吸困难,合并长骨骨折时骨折部的剧痛和运动障碍,这些都会影响腹部损伤的症状和体征而导致漏诊。为此,必须做到:

(1)详细了解受伤史:包括受伤时间、受伤地点、致伤条件、伤情、伤情变化和就诊前的急救处理。伤者有意识障碍或因其他情况不能回答问话时,应询问现场目击者和护送人。

(2)重视观察生命体征:包括血压、脉率、呼吸和体温的测定,注意有无休克征象。

(3)全面而有重点的体格检查:包括腹部压痛、肌紧张和反跳痛的程度和范围,是否有肝浊音界改变或移动性浊音,肠蠕动是否受抑制,直肠指检是否有阳性发现等。还应注意腹部以外部位有无损伤,尤其是有些火器伤或利器伤的入口虽不在腹部,但伤道却通向腹腔而导致腹部内脏损伤。

(4)必要的实验室检查:红细胞、血红蛋白与血细胞比容下降明显,表明有大量失血。白细胞总数及中性粒细胞升高不但见于腹内脏器损伤时,同时也是机体对创伤的一种应激反应,诊断意义并不大。血、尿淀粉酶升高提示胰腺损伤或胃肠道穿孔,但胰腺或胃肠道损伤未必均伴有淀粉酶升高。血尿是泌尿系损伤的重要标志,但其程度与伤情可能不成正比。

通过检查如发现下列情况之一者,应考虑有腹内脏器损伤:①早期出现休克,尤其是出血性休克征象;②有持续性甚至进行性加重的腹部疼痛,伴恶心、呕吐等消化道症状;③明显腹膜刺激征;④气腹表现;⑤腹部出现移动性浊音;⑥便血、呕血或尿血;⑦直肠指诊发现前壁有压痛或波动感,或指套染血。腹部损伤病人如发生顽固性休克,首先考虑腹部内脏伤所致,其次考虑是否有其他部位的合并伤。

2. 何种脏器受到损伤

首先确定是哪一类脏器受损,然后考虑具体脏器和损伤程度。单纯实质性器官损伤时,腹痛一般不重,压痛和肌紧张也不明显,出血量多时可有腹胀和移动性浊音。但肝、脾破裂后,因局部积血凝固,可出现固定性浊音。单纯空腔脏器破裂以腹膜炎为主要临床表现,上消化道器官破裂穿孔腹膜刺激尤为严重。但空腔器官破裂早期,有时没有腹膜炎表现,而在 48 小时或 72 小时后才出现,尤其是下消化道器官破裂。原因可能是肠壁的破裂很小,可因黏膜外翻或肠内容残渣堵塞暂时封闭了破口。结肠破裂造成的腹膜炎虽出现晚,但由于细菌较多,感染性休克往往较重,应特别注意。

以下各项对于判断何种脏器损伤有一定价值:①有恶心、呕吐、便血、气腹者多为胃肠道损伤,再结合暴力打击部位,腹膜刺激征最明显的部位和程度,可确定损伤在胃、上段小肠、下段小肠或结肠;②有排尿困难、血尿、外阴或会阴部牵涉痛者,提示泌尿系脏器损伤;③有肩部牵涉痛者,多提示上腹部脏器损伤,其中以肝和脾破裂为多见;④有下位肋骨骨折者,注意肝或脾破裂的可能;⑤有骨盆骨折者,提示直肠、膀胱、尿道损伤的可能。

3. 是否存在多发性损伤

多发性损伤可能有以下几种情况:①腹内某一脏器有多处损伤;②腹内有一个以上脏器受到损伤;③除腹部损伤外,尚有腹部以外的合并损伤;④腹部以外损伤累及腹内脏器。不论哪种情况,在诊断和治疗中都应提高警惕,避免漏诊而产生严重后果。追问病史、详细体检、严密观察和诊治中的全局观点是避免误诊漏诊的关键。例如,对血压偏低或不稳的颅脑损伤者,经颅脑伤处理后未能及时纠正休克,应考虑到腹腔内出血的可能,而且在没有脑干受压或呼吸抑制的情况下,应该优先处理腹腔内出血。

4.诊断有困难怎么办

以上检查和分析未能明确诊断时,可采取以下措施:

(1)辅助检查

1)诊断性腹腔穿刺术和腹腔灌洗术:阳性率可达 90% 以上,对于判断腹腔内脏有无损伤和哪类脏器损伤有很大帮助。腹腔穿刺术的穿刺点最多选于脐和髂前上棘连线的中、外 1/3 交界处或经脐水平线与腋前线相交处。把有多个侧孔的细塑料管经针管送入腹腔深处,进行抽吸。抽到液体后,应观察其性状(血液、胃肠内容物、混浊腹水、胆汁或尿液),以判断哪类脏器受损。必要时可作抽出液体的涂片检查。疑有胰腺损伤时可测定其淀粉酶含量。如果抽到不凝血,提示实质性器官破裂所致内出血,因腹膜的去纤维作用而使血液不凝固。抽不到液体并不完全排除内脏损伤的可能性,应继续严密观察,必要时可重复穿刺,或改行腹腔灌洗术。

诊断性腹腔灌洗术是经上述诊断性腹腔穿刺置入的塑料管,向腹内缓慢灌入 500~1000 mL 无菌生理盐水,然后借虹吸作用使腹内灌洗液流回输液瓶中。取瓶中液体进行肉眼或显微镜下检查,必要时涂片、培养或测定淀粉酶含量。此法对腹内少量出血者比诊断性穿刺术更为可靠,有利于早期诊断并提高确诊率。检查结果符合以下任何一项即属阳性:①灌洗液含有肉眼可见的血液、胆汁、胃肠内容物或证明是尿液;②显微镜下红细胞计数超过 $100×10^9$/L 或白细胞计数超过 $0.5×10^9$/L;③淀粉酶超过 100 单位;④灌洗液中发现细菌。

如能在超声引导下进行穿刺,可以避开重要脏器避免损伤,可以提高诊断的可靠性。诊断性腹腔灌洗术虽较敏感,但仍有少数假阳性及假阴性者,因此如决定是否剖腹探查,仍应根据全面检查的结果慎重考虑。

2)X 线检查:凡腹内脏器损伤诊断已确定,尤其是伴有休克者,应抓紧时间处理,不必再行 X 线检查以免病情加重,延误治疗。但如伤情允许,有选择的 X 线检查还是有帮助的。最常用的是胸片及平卧位腹部平片,必要时可拍骨盆片。骨盆骨折,应注意有无盆腔内器官损伤。腹腔游离气体为胃肠道(主要是胃、十二指肠和结肠,少见于小肠)破裂的证据,立位腹部平片可表现为膈下新月形阴影。腹膜后积气提示腹膜后十二指肠或结直肠穿孔。腹腔内有大量积血时,小肠多浮动到腹部中央(仰卧位),肠间隙增大,充气的左、右结肠可与腹膜脂肪线分离。腹膜后血肿时,腰大肌影消失。胃右移、横结肠下移,胃大弯有锯齿形压迹(脾胃韧带内血肿)是脾破裂的征象。右膈升高,肝正常轮廓消失及右下胸肋骨骨折,提示有肝破裂的可能。左侧膈疝时多能见到胃泡或肠管突入胸腔。右侧膈疝诊断较难,必要时可行人工气腹以作鉴别。静脉或逆行肾盂造影可诊断泌尿系损伤。

3)超声检查:主要用于诊断肝、脾、胰、肾等实质脏器的损伤,能根据脏器的形态和包膜连续性,以及周围积液情况,提示损伤的有无、部位和程度。超声检查可以动态观察伤情,但是对空腔脏器损伤的因腔内气体干扰而难以判断,如果空腔脏器周围有积液,可以在超声引导下腹腔穿刺,有助于诊断。

4)CT 检查:需搬动病人,因此仅适用于伤情稳定而又需明确诊断者。CT 能够清晰地显示实质器官损伤的部位及范围,为选择治疗方案提供重要依据。CT 对空腔器官损伤的诊断也有一定价值。血管造影剂增强的 CT 能鉴别有无活动性出血及其部位。

5)诊断性腹腔镜检查:可应用于一般状况良好而不能明确有无或何种腹内脏器伤的病人。腹腔镜可直接窥视而确诊损伤,且可明确受伤的部位和程度,特别是可以确认损伤的器官有无活动性出血,使部分出血已停止者避免不必要的剖腹术。有些损伤可在腹腔镜下进行治疗。但二氧化碳气腹可引起高碳酸血症和因抬高膈肌而影响呼吸,大静脉损伤时更有发生气体栓塞的危险。现有应用无气腹腔镜检查的方法。

6)其他检查:可疑肝、脾、胰、肾、十二指肠等脏器损伤,经上述检查方法未能证实者,选择性血管造影可有一定诊断价值。实质性器官破裂时,可见动脉像的造影剂外漏,实质像的血管缺如及静脉像的早期充盈。MRI 检查对血管损伤和某些特殊部位的血肿如十二指肠壁间血肿有较高的诊断价值,而 MRCP 适用于胆道损伤的诊断。

(2)进行严密观察:对于暂时不能明确有无腹部内脏损伤而生命体征尚平稳的病人,严密观察也是诊断的一个重要措施。观察期间要反复检查伤情,并根据伤情变化不断综合分析,尽早做出诊断而不致贻误治疗。观察的内容一般包括:①每 15~30 分钟测定一次血压、脉率和呼吸;②每 30 分钟检查一次腹部体征,注意腹膜刺激征程度和范围的改变;③每 30~60 分钟测定一次红细胞数、血红蛋白和血细胞比容,了解是否有所下降,并复查白细胞数是否上升;④必要时可重复进行诊断性腹腔穿刺或灌洗术、超声等。除了随时掌握伤情变化外,观察期间应做到:①不随便搬动伤者,以免加重伤情;②禁用或慎用止痛剂,以免掩盖伤情;③暂禁食水,以免有胃肠道穿孔而加重腹腔污染。为了给可能需要进行的手术治疗创造条件,观察期间还应进行以下处理:①积极补充血容量,并防治休克;②应用广谱抗生素以预防或治疗可能存在的腹内感染;③疑有空腔脏器破裂或有明显腹胀时,应进行胃肠减压。

(3)剖腹探查:以上方法未能排除腹内脏器损伤或在观察期间出现以下情况时,应考虑有内脏损伤,及时手术探查。①全身情况有恶化趋势,出现口渴、烦躁、脉率增快,或体温及白细胞计数上升,或红细胞计数进行性下降;②腹痛和腹膜刺激征进行性加重或范围扩大;③肠鸣音逐渐减弱、消失或腹部逐渐膨隆;④膈下有游离气体,肝浊音界缩小或消失,或者出现移动性浊音;⑤积极抗休克后病情未见好转或继续恶化;⑥消化道出血;⑦腹腔穿刺抽出气体、不凝血、胆汁、胃肠内容物等;⑧直肠指诊有明显触痛。尽管剖腹探查结果可能为阴性,但如果腹内脏器损伤被漏诊,有导致病人死亡的可能,因此只要严格掌握指征,剖腹探查是值得施行的。

【处理】

腹壁闭合性损伤和盲管伤的处理原则与其他软组织的相应损伤是一致的，不再赘述。穿透性开放损伤和闭合性腹内损伤多需手术。穿透性损伤如伴腹内脏器或组织自腹壁伤口突出，可用消毒碗覆盖保护，勿予强行回纳，以免加重腹腔污染。回纳应在手术室经麻醉后进行。

对于已确诊或高度怀疑腹内脏器损伤者，处理的原则是做好紧急术前准备，力争尽早手术。如腹部以外另有伴发损伤，应全面权衡轻重缓急，首先处理对生命威胁最大的损伤，如进展迅速的颅脑外伤。对危重的病例，心肺复苏是压倒一切的任务，解除气道梗阻是首要一环；其次要迅速控制大出血、消除开放性气胸或张力性气胸，同时尽快恢复循环血容量、纠正休克等。如无上述情况，腹部创伤的救治就应当放在优先的地位。腹腔内实质性脏器损伤常可发生威胁生命的大出血，故比空腔脏器损伤更为紧急，因腹膜炎一般不致在短时间内导致伤者死亡。

腹腔脏器损伤的伤者很容易发生休克，故防治休克是救治中的重要环节。休克诊断已明确者，可给予镇静剂或止痛药；已发生休克的腹腔内出血者，要积极抗休克，力争在收缩压回升至 90 mmHg 以上后进行手术；若在积极治疗下休克仍未能纠正，提示腹内可能有活动性大出血，应当机立断，在抗休克的同时迅速剖腹止血。空腔脏器破裂者，休克发生较晚，多数属低血容量性休克，应在纠正休克的前提下进行手术治疗；少数因同时伴有感染性休克导致休克不易纠正者，也可在抗休克的同时进行手术治疗；对于空腔脏器破裂者应当使用足量广谱抗生素。

麻醉选择以气管内插管麻醉比较理想，既能保证麻醉和肌松效果，又能根据需要供氧，并防止手术中发生误吸。胸部有穿透伤者，无论是否有血胸或气胸，麻醉前都应先做病侧胸腔闭式引流，以免在正压呼吸时发生危险的张力性气胸。

手术切口选择常用腹部正中切口,进腹迅速,创伤和出血较少,能满足彻底探查腹腔内所有部位的需要;根据需要还可向上、向下延长切口,或向侧方添加切口甚至联合开胸。腹部有开放伤时,不宜通过扩大伤口去探查腹腔,以免伤口感染和愈合不良。

有腹腔内出血时,开腹后应立即吸出积血,清除凝血块,迅速查明出血来源进行相应处理。肝、脾、肠系膜和腹膜后的胰、肾是常见的出血来源。决定腹腔探查顺序时可以参考两点:①根据术前诊断或判断,首先探查受伤的脏器;②凝血块集中处一般即是出血部位。若出血猛烈,危及生命,一时又无法判明来源时,可用手指压迫腹主动脉穿过膈肌处,暂时控制出血,争得时间补充血容量,查明原因再作处理。

如果没有腹腔内大出血,则应对腹腔脏器进行系统、有序的探查,做到既不遗漏伤情,又避免不必要的重复探查。探查次序原则上应先探查肝、脾等实质性器官,同时探查膈肌、胆囊等有无损伤;接着从胃开始,逐段探查十二指肠第一段、空肠、回肠、大肠以及其系膜,然后探查盆腔脏器,再后则切开胃结肠韧带显露网膜囊,检查胃后壁和胰腺;如有必要,最后还应切开后腹膜探查十二指肠二、三、四段。探查过程中发现的出血性损伤或脏器破裂,应随时进行止血或夹闭破口。探查次序也可根据切开腹膜时所见决定探查顺序,如有气体逸出,提示胃肠道破裂,如见到食物残渣应先探查上消化道,见到粪便先探查下消化道,见到胆汁先探查肝外胆道及十二指肠等。纤维蛋白沉积最多或网膜包裹处往往是穿孔所在部位。探查结束应对伤情做全面估计,然后按轻重缓急逐一予以处理。原则上应先处理出血性损伤,后处理空腔器官破裂伤;对于空腔器官破裂伤,应先处理污染重的损伤,后处理污染轻的损伤。

关腹前应彻底清除腹腔内残留的液体和异物,恢复腹腔内脏器的正常解剖关系;用生理盐水冲洗腹腔,污染严重的部位应反复冲洗;根据需要选用乳胶管引流或双套管负压吸引;腹壁切口污染不重者,可以分层缝合,污染较重者,可在皮下放置乳胶片引流,或暂不缝合皮肤和皮下组织,留作延期处理。

第二节　常见内脏损伤的特征和处理

一、脾损伤

脾是腹腔脏器中最容易受损的器官之一。脾损伤的发生率在腹部创伤中可高达40%~50%；在腹部闭合性损伤中，脾破裂占20%~40%，在腹部开放性损伤中，脾破裂约占10%。有慢性病变（如血吸虫病、疟疾、淋巴瘤等）的脾更易破裂。按病理解剖，脾破裂可分为中央型破裂（破裂位于脾实质深部）、被膜下破裂（破裂位于脾实质周边部分）和真性破裂（破裂累及被膜）三种。前两种破裂因被膜完整，出血量受到限制，故临床上可无明显的腹内出血征象，不易被发现。脾内血肿最终可被吸收，脾被膜下血肿有时在某些微弱外力的作用下，就可能引起被膜破裂而发生大出血，转为真性脾破裂，导致病情突然加重。

临床上所见的脾破裂，约85%为真性破裂。破裂部位较多见于脾上极及膈面，有时在裂口对应部位有肋骨骨折。破裂如发生在脏面，尤其是邻近脾门者，有脾蒂撕裂的可能，若出现此种情况，出血量很大，病人可迅速发生休克，抢救不及时可致死亡。

脾脏损伤分型和分级迄今尚未达成统一标准。我国制定的Ⅳ级分级法（天津，2000年）：Ⅰ级：脾被膜下破裂或被膜及实质轻度损伤，手术所见脾裂伤长度<5.0 cm，深度<1.0 cm；Ⅱ级：脾裂伤长度>5.0 cm，深度>1.0 cm，但脾门未累及，或脾段血管受累；Ⅲ级脾破裂伤及脾门部或脾部分离断，或脾叶血管受损；Ⅳ级：脾广泛破裂，或脾蒂、脾动静脉主干受损。

【处理】

脾破裂的处理原则是"抢救生命第一，保脾第二"。国外有报道，脾切除术后的病人，主要是婴幼儿，对感染的抵抗力减弱，甚至可发生以肺炎球菌为主要病原菌的脾切除术后凶险性感染,严重者可导致死亡。因此,如条件允许应尽量保留脾或脾组织。

具体处理方法:①无休克或容易纠正的一过性休克,超声或 CT 等影像检查证实脾裂伤比较局限、表浅,无其他腹腔脏器合并伤,可在严密观察血压、脉搏、腹部体征、血细胞比容及影像学变化的前提下行非手术治疗。若病例选择得当,救治成功率较高。主要措施为绝对卧床休息至少 1 周,禁食、水,输血补液,应用止血药物和抗生素等。②观察中如发现继续出血,或发现有其他脏器损伤,应立即手术;不符合非手术治疗条件的伤者,应尽快手术探查,以免延误治疗。③手术探查时,要彻底查明伤情,如果损伤轻(Ⅰ、Ⅱ级损伤),可保留脾,根据伤情采用不同的处理方法,如生物胶粘合止血、物理凝固止血、单纯缝合修补、脾动脉结扎及部分脾切除等。如果损伤严重,如脾中心部碎裂,脾门撕裂,缝合修补不能有效止血或有大量失活组织,或伴有多发伤,伤情严重,需迅速施行全脾切除术。④在野战条件下,或病理性脾发生的破裂,应行全脾切除术。⑤脾被膜下破裂形成的较大血肿,或少数脾真性破裂后被网膜等周围组织包裹形成的局限性血肿,可因轻微外力作用,导致被膜或包裹组织胀破而发生大出血,称延迟性脾破裂。一般发生在伤后两周,也有迟至数月以后,临床上应特别注意。一旦发生,应立即手术。

二、肝损伤

肝损伤在腹部损伤中约占 20%～30%,右半肝破裂较左半肝为多见。肝外伤的致伤因素、病理类型和临床表现与脾外伤相似,主要危险是失血性休克、胆汁性腹膜炎和继发性感染。因肝外伤后可能有胆汁溢出,故腹痛和腹膜刺激征常较脾破裂伤者更为明显。肝破裂后,血液有时可通过受伤的胆管进入十二指肠而出现黑便或呕血,称外伤性胆道出血,诊断中应予注意。肝被膜下破裂也有转为真性破裂的可能,而中央型肝破裂形成的血肿,可以被吸收,但有继发感染形成肝脓肿的可能。

肝外伤的分级方法,目前尚无统一标准。1994 年美国创伤外科协会提出如下肝外伤分级法:Ⅰ级——血肿:位于被膜下,<10%肝表面面积;裂伤:包膜撕裂,肝实质裂伤深度<1 cm。Ⅱ级——血肿:位于被膜下,10%~50%肝表面面积,或肝实质内血肿直径<10 cm;裂伤:肝实质裂伤深度 1~3 cm,长度<10 cm。Ⅲ级——血肿:位于被膜下,>50%肝表面面积或仍在继续扩大,或被膜下或实质内血肿破裂,或实质内血肿>10 cm 并仍在继续扩大;裂伤:深度>3 cm。Ⅳ级——裂伤:肝实质破裂累及 25%~75%的肝叶,或单一肝叶内有 1~3 个 Couinaud 肝段受累。Ⅴ级——裂伤:肝实质破裂超过75%肝叶或单一肝叶超过 3 个 Couinaud 肝段受累;血管破裂:肝后下腔静脉/主肝静脉损伤。Ⅵ级——血管破裂:肝撕脱。Ⅲ级或以下者如为多处损伤,其损伤程度则增加一级。

【处理】

手术治疗的基本要求是确切止血,彻底清创,消除胆汁溢漏,建立通畅的引流。肝火器伤和累及空腔脏器的非火器伤都应手术治疗,其他的刺伤和钝性伤则主要根据伤者全身情况决定治疗方案。轻度肝实质裂伤,血流动力学指标稳定,或经补充血容量后保持稳定的伤员,可在严密观察下进行非手术治疗。生命体征经补充血容量后仍不稳定或需大量输血才能维持血压者,表明仍有活动性出血,应尽早手术。

(1)暂时控制出血,尽快查明伤情:开腹后发现肝破裂并有大量活动性出血时,立即用手指或橡皮管阻断肝十二指肠韧带暂时控制出血,同时用纱布压迫创面暂时止血,以利探查和处理。正常情况下,常温下每次阻断肝十二指肠韧带的安全时间为 20~30 分钟,肝硬化等病理情况时,每次不宜超过 15 分钟。若需阻断更长时间,应分次进行。在迅速吸除腹腔积血后,剪开肝圆韧带和镰状韧带,直视下探查左、右半肝的膈面和脏面,不要过分牵拉,避免加深、撕裂肝伤口。阻断入肝血流后,如肝裂口仍有大量出血,说明有肝静脉和(或)腔静脉损伤,应联合阻断肝下下腔静脉;如出血量仍然很大,还要阻断肝上下腔静脉。

迅速剪开伤侧肝的三角韧带和冠状韧带,判明伤情,决定手术术式。

(2)清创缝合术:探明肝破裂伤情后,应对损伤的肝进行清创。具体方法是清除裂口内的血块、异物以及离断、粉碎或失去活力的肝组织。清创后应对出血点和断裂的胆管逐一结扎。主肝静脉、门静脉和腔静脉等大血管的破口,要用无损伤针线缝合修补。对于裂口不深、出血不多、创缘比较整齐者,在清创后可将裂口直接予以缝合,缝合时应注意避免裂口内留有死腔,否则有继发出血或继发感染形成脓肿的可能。用大网膜、明胶海绵等填塞后缝合裂口,可以消除死腔,提高止血效果,减少继发脓肿的机会。

肝被膜下破裂,小的血肿可不予处理,张力高的大血肿应切开被膜,进行清创,彻底止血和结扎断裂的胆管。

(3)肝动脉结扎术:如果裂口内有不易控制的动脉性出血,可考虑行肝动脉结扎。最好是解剖出肝固有动脉及左、右肝动脉,根据外伤来自哪个肝叶而进行左或右肝动脉结扎,尽量不结扎肝固有动脉和肝总动脉。

(4)肝切除术:对于有大块肝组织破损,特别是粉碎性肝破裂,或肝组织挫伤严重的病人应施行肝切除术。但不宜采用创伤大的规则性肝切除术,而是在充分考虑肝解剖特点的基础上,做清创式肝切除术,即将损伤和失活的肝组织整块切除,尽量多保留健康肝组织,创面的血管和胆管均应予结扎。

(5)纱布填塞法:对于裂口较深或肝组织已有大块缺损,止血不满意但又无条件进行较大手术的病人,仍有一定应用价值。可用大网膜、明胶海绵、止血粉等填入裂口,再用长而宽的纱条按顺序填入裂口,以达到压迫止血,挽救病人生命的目的。纱条尾端自腹壁切口或另作腹壁戳孔引出作为引流。手术后第3~5日起,每日抽出纱条一段,7~10日取完。此法有并发感染或在抽出纱条的最后部分时引起再次出血的可能,故非万不得已,应避免采用。

Ⅲ级以下不严重的肝外伤,已有应用腹腔镜手术治疗成功的报道。不论采用何种手术方式,肝外伤手术后,在创面和肝周应留置多根引流管,或采用负压引流,防止渗出的血液和胆汁积聚导致继发感染。

三、胰腺损伤

胰腺损伤约占腹部损伤的 1%～2%,多因上腹部外力冲击,强力挤压胰腺于脊柱所致。因此,损伤多发生在胰的颈、体部。胰腺损伤后发生胰漏或胰瘘,胰液腐蚀性强,又影响消化功能,故胰腺损伤的病情较重,死亡率高达 20% 左右。

【临床表现及诊断】

胰腺破损或断裂后,胰液可积聚于网膜囊内而表现为上腹明显压痛和肌紧张,还可因膈肌受刺激而出现肩部疼痛。外渗的胰液经网膜孔或破裂的小网膜进入腹腔,可很快引起弥漫性腹膜炎伴剧烈腹痛。结合致伤原因、受伤部位和临床表现,应考虑胰腺损伤的可能。但单纯的胰腺钝性伤,无或仅有少量胰液外漏,临床表现可不明显,往往容易延误诊断。部分病例渗液局限于网膜囊内,直至形成胰腺假性囊肿才被发现。

血淀粉酶和腹腔穿刺液的淀粉酶升高,对诊断有参考价值。上消化道穿孔时血淀粉酶和腹腔液淀粉酶也会升高,应加以鉴别。应注意的是,有些胰腺损伤者可无淀粉酶升高。因此,凡上腹部创伤,都应考虑到胰腺损伤的可能。超声可发现胰腺回声不均和周围积血、积液。诊断不明而病情稳定者可作 CT 或 MRI 检查,能显示胰腺轮廓是否整齐及周围有无积血、积液。

【处理】

上腹部创伤,高度怀疑或诊断为胰腺损伤,特别有明显腹膜刺激征者,应立即手术探查胰腺。胰腺严重挫裂伤或断裂者,手术时较易确诊;而损伤范围不大者可能漏诊。凡在手术探查时发现胰腺附近后腹膜有血肿、积气、积液、胆汁者,应将此处切开,包括切断胃结肠韧带或按 Kocher 方法掀起十二指肠,探查胰腺的腹侧和背侧,以查清是否存在胰腺损伤。手术原则是彻底止血,控制胰液外漏和充分引流。如有合并伤,同时予以处理。被膜完整的胰腺挫伤,仅作局部引流便可;胰体部分破裂但主胰管未断裂者,可用丝线作褥式缝合修补;胰颈、体、尾部的严重挫裂伤或横断伤,宜作胰腺近端缝合、远端切除术。胰腺有足够的功能储备,部分切除后一般不会发生内、外分泌功能不足。胰腺头部严重挫裂或断裂时,为了部分保留胰腺功能,可结扎头端主胰管、缝闭头端腺体断端处,并行远端与空肠 Roux-en-Y 吻合术;胰头损伤合并十二指肠破裂者,必要时可将十二指肠旷置。只有在胰头严重毁损确实无法修复时才施行胰头十二指肠切除。

充分而有效的腹腔及胰周引流是保证手术效果和预防术后并发症(腹腔积液、继发出血、感染和胰瘘)的重要措施。通常在胰周放置 2~4 根较粗的引流管,或置放双套管行负压引流,务必保持引流管通畅,引流管应保留 10 天左右,不能过早拔出,因为有些胰瘘可能在受伤 1 周后才逐渐出现。

如发现胰瘘,应保证引流通畅,一般可在 4~6 周内自愈,有时可能需维持数月之久,但较少需再次手术。生长抑素八肽及生长抑素十四肽可用于防治外伤性胰瘘。另外,宜禁食并给予全胃肠外营养治疗。

四、胃和十二指肠损伤

腹部闭合性损伤时胃很少受累,约占腹部创伤的 3.16%,只在饱腹时偶可发生。上腹或下胸部的穿透伤则常导致胃损伤,且多伴有肝、脾、横膈及胰腺等损伤。胃镜检查及吞入锐利异物也可引起穿孔,但很少见。若损伤未波及胃壁全层(如浆膜或浆肌层裂伤、黏膜裂伤),可无明显症状;若全层破裂,立即出现剧烈腹痛及腹膜刺激征,肝浊音界消失,膈下有游离气体,胃管引流出血性液体。单纯胃后壁破裂时症状体征不典型,有时不易诊断。

【处理】

空腹时发生小的胃损伤,腹腔污染程度轻,无明显腹膜炎表现者,可以采取非手术处理,包括禁食、胃肠减压等,同时密切观察病情变化。损伤较重者,应立即手术探查,包括切开胃结肠韧带探查胃后壁,还应特别注意检查大小网膜附着处,以防遗漏小的破损。穿透伤者,胃的前后壁可能都有破口。边缘整齐的裂口,止血后可直接缝合;边缘有挫伤或失活组织者,需修整后缝合;广泛损伤者,可行胃部分切除术,需要做全胃切除者罕见。

十二指肠的大部分位于腹膜后,损伤的发生率比胃低,约占腹部创伤的1.16%。损伤较多见于十二指肠的二、三部(50%以上)。十二指肠损伤的诊断和处理存在不少困难,死亡率和并发症发生率都相当高。据统计,十二指肠战伤的死亡率在40%左右,平时伤的死亡率在12%~30%,若同时伴有胰腺、大血管等相邻器官损伤,死亡率则更高。伤后早期死亡原因主要是严重合并伤,尤其是腹部大血管伤;后期死亡则多因诊断不及时和处理不当引起十二指肠瘘致感染、出血和全身衰竭。

十二指肠损伤如发生在腹腔内部分,胰液和胆汁经破口流入腹腔,在早期就有腹膜炎症状。术前诊断虽不易明确损伤部位,但因症状明显,一般不致耽误手术时机。闭合伤所致的腹膜后十二指肠破裂,早期症状体征多不明显,及时识别较困难,如有下述情况应提高警惕:右上腹或腰部持续性疼痛且进行性加重,可向右肩及右睾丸放散;右上腹及右腰部有明显的固定压痛;腹部体征相对轻微而全身情况不断恶化;有时可有血性呕吐物;血清淀粉酶升高;X 线腹部平片可见腰大肌轮廓模糊,有时可见腹膜后呈花斑状改变(积气)并逐渐扩展;胃管内注入水溶性碘剂可见外溢;CT 或 MRI 显示腹膜后及右肾前间隙有气泡;直肠指检有时可在骶前扪及捻发音,提示气体已达到盆腔腹膜后间隙。

【处理】

关键是抗休克和及时得当的手术处理。十二指肠腹腔内部分的损伤常易于在术中发现。手术探查时如发现十二指肠附近腹膜后有血肿,组织被胆汁染黄,或在横结肠系膜根部有捻发音,应高度怀疑十二指肠腹膜后破裂的可能,此时应切开十二指肠外侧后腹膜或横结肠系膜根部后腹膜,以便探查十二指肠降部与横部。

手术方法主要有下列几种:①单纯修补术:适用于裂口不大,边缘整齐,血运良好且无张力者;②带蒂肠片修补术:裂口较大,不能直接缝合者,可游离一小段带蒂空肠管,将其剖开修剪后镶嵌缝合于缺损处;③十二指肠空肠 Roux-en-Y 吻合术:十二指肠第三、四段严重损伤不宜缝合修补时,可将该肠段切除,近端与空肠行端侧吻合(或缝闭两个断端,做十二指肠空肠侧侧吻合);④十二指肠憩室化手术:指十二指肠损伤的修补、十二指肠造口减压、胃部分切除毕Ⅱ式胃空肠吻合。一般用于十二指肠、胰腺严重损伤者,但较为复杂。另可采用上述修补、补片或切除吻合方法修复损伤后,通过胃窦部切口以可吸收缝线将幽门作荷包式缝闭,3 周后幽门可再通。此法能达到与十二指肠憩室化相同的效果,但更简便、创伤小,亦称暂时性十二指肠憩室化手术;⑤浆膜切开血肿清除术:十二指肠壁内血肿,除上腹不适、隐痛外,主要表现为高位肠梗阻,若非手术治疗 2 周梗阻仍不解除,可手术切开血肿清除血凝块,修补肠壁,或行胃空肠吻合术;⑥胰十二指肠切除:手术创伤大、死亡率高;⑦95%十二指肠切除:对十二指肠毁损严重但是乳头周围尚完整者,可行空肠胃端端吻合、乳头移植至该段空肠。

治疗十二指肠破裂的任何手术方式,都应附加胃肠道减压,如置胃管、胃造口、空肠造口等行伤口近、远侧十二指肠减压,以及胆总管置 T 管引流等。腹腔内常规放置 2~4 根引流管,保证充分引流;积极营养支持,以保证十二指肠创伤愈合,减少术后并发症。

五、小肠损伤

小肠占据着中、下腹的大部分空间,故受伤的机会比较多。小肠损伤后可在早期即出现明显的腹膜炎,故诊断一般并不困难。小肠穿孔仅少数病人有气腹,所以如无气腹表现不能否定小肠穿孔的诊断。一部分病人的小肠裂口不大,或穿破后被食物残渣、纤维蛋白素甚至突出的黏膜所堵塞,可能无弥漫性腹膜炎的表现。

小肠损伤一经诊断,除非条件限制,均需手术治疗。手术时要对整个小肠和系膜进行系统细致的探查,系膜血肿即使不大也应切开检查以免遗漏小的穿孔。手术方式以简单修补为主,一般采用间断横向缝合以防修补后肠腔发生狭窄。有以下情况时,应施行小肠部分切除吻合术:①裂口较大或裂口边缘部肠壁组织挫伤严重;②小段肠管有多处破裂;③肠管大部分或完全断裂;④肠管严重挫伤、血运障碍;⑤肠壁内或系膜缘有大血肿;⑥肠系膜损伤影响肠壁血液循环。

六、结肠损伤

结肠损伤发生率仅次于小肠,但因结肠内容物液体成分少而细菌含量多,故腹膜炎出现得较晚,但较严重。一部分结肠位于腹膜后,受伤后容易漏诊,常常导致严重的腹膜后感染。

由于结肠壁薄、血液供应差、含菌量大,故结肠损伤的治疗不同于小肠损伤。除少数裂口小,腹腔污染轻,全身情况良好的病人,可以考虑一期修补或一期切除吻合(尤其是右半结肠)外,大部分病人先采用肠造口术或肠外置术处理,待3~4周后病人情况好转时,再行关闭瘘口。近年来随着急救措施、感染控制等条件的进步,施行一期修补或切除吻合的病例有增多趋势。对比较严重的损伤一期修复后,可加做近端结肠造口术,确保肠内容物不再进入远端。一期修复手术的主要禁忌证为:①腹腔严重污染;②全身严重多发伤或腹腔内其他脏器合并伤,须尽快结束手术;③全身情况差或伴有肝硬化、糖尿病等;④失血性休克需大量输血(>2000 mL)者、高龄病人、高速火器伤者、手术时间已延误者。

七、直肠损伤

直肠上段在盆底腹膜反折之上,下段则在反折之下,它们损伤后的表现有所不同。如损伤在腹膜反折之上,其临床表现与结肠破裂基本相同;如发生在反折之下,则将引起严重的直肠周围间隙感染,无腹膜炎症状,容易延误诊断。腹膜外直肠损伤的临床表现为:①血液从肛门排出;②会阴部、骶尾部、臀部、大腿部的开放伤口有粪便溢出;③尿液中有粪便残渣;④尿液从肛门排出。直肠损伤后,直肠指检可发现直肠内有出血,有时还可摸到直肠破裂口。怀疑直肠损伤而指诊阴性者,必要时行结肠镜检查。

直肠会阴部损伤应按损伤的部位和程度选择不同的术式。直肠损伤的处理原则是早期彻底清创,修补直肠破损,行转流性结肠造瘘和直肠周围间隙彻底引流。直肠上段破裂,应剖腹进行修补,如属毁损性严重损伤,可切除后端端吻合,同时行乙状结肠双腔造瘘术,2~3 个月后闭合造口。直肠下段破裂时,应充分引流直肠周围间隙以防感染扩散,并施行乙状结肠造口术,使粪便改道直至直肠伤口愈合。

八、腹膜后血肿

外伤性腹膜后血肿多系高处坠落、挤压、车祸等所致腹膜后脏器(胰、肾、十二指肠)损伤,或骨盆或下段脊柱骨折和腹膜后血管损伤所引起。出血后,血液可在腹膜后间隙广泛扩散形成巨大血肿,还可渗入肠系膜间。

腹膜后血肿因出血程度与范围各异,临床表现并不恒定,并常因有合并损伤而被掩盖。一般说来,除部分伤者可有髂腰部瘀斑(Grey-Tumer 征)外,突出的表现是内出血征象、腰背痛和肠麻痹;伴尿路损伤者则常有血尿;血肿进入盆腔者可有里急后重感,并可借直肠指诊触及骶前区伴有波动感的隆起;有时因后腹膜破损而使血液流至腹腔内,故腹腔穿刺或灌洗具有一定诊断价值。超声或 CT 检查可帮助诊断。

在治疗方面,除积极防治休克和感染外,多数需行剖腹探查,因腹膜后血肿常伴大血管或内脏损伤。手术中如见后腹膜并未破损,可先估计血肿范围和大小,在全面探查腹内脏器并对其损伤作相应处理后,再对血肿的范围和大小进行一次估计。如血肿有所扩展,则应切开后腹膜,寻找破损血管,予以结扎或修补;如无扩展,可不予切开后腹膜,因完整的后腹膜对血肿可起压迫作用,使出血得以控制,特别是盆腔内腹膜后血肿,出血多来自压力较低的盆腔静脉丛,出血自控的可能性较大。如血肿位置主要在两侧腰大肌外缘、膈脚和骶岬之间,血肿可来自腹主动脉、腹腔动脉、下腔静脉、肝静脉以及肝的裸区部分、胰腺或腹膜后十二指肠的损伤,此范围内的腹膜后血肿,不论是否扩展,原则上均应切开后腹膜,予以探查,以便对受损血管或脏器做必要的处理。剖腹探查时如见后腹膜已破损,则应探查血肿。探查时,应尽力找到并控制出血点;无法控制时,可用纱条填塞,静脉出血常可因此停止。填塞的纱条应在术后 4~7 日内逐渐取出,以免引起感染。感染是腹膜后血肿最重要的并发症。

第三节　损伤控制

损伤控制外科理念是基于对严重损伤后机体病理生理改变的认识而发展起来的。根据伤者全身状况,手术者的技术、后续治疗条件等,为伤者设计包括手术在内的最佳治疗方案,将伤者的存活率放在首位,而不仅仅是追求手术成功率。包括三个阶段:简短的剖腹手术;ICU 科综合治疗;确定性手术。

【病理生理】

严重腹部损伤的病人的病理生理特征是低体温、代谢性酸中毒和凝血障碍三联症。伤者因大量失血、腹腔感染以及腹腔高压等,均可导致全身组织低灌注,细胞缺氧产生大量的酸性代谢产物,引起代谢性酸中毒;腹部损伤开腹后大量热能逸散,大量输血、输液等抢救性治疗中忽视升温、保温措施,故腹部损伤病人普遍存在低体温;低温对机体凝血过程的各个环节都有不良影响,大量输血、输液的稀释反应引起血小板和凝血因子减少,与低体温和酸中毒呈协同作用,加剧凝血障碍。这一恶性循环呈螺旋式恶化,最终导致机体生理耗竭,难以耐受手术创伤的二次打击。此时如施行创伤大的复杂手术,虽然手术可能获得成功,但将加重机体的生理紊乱,增加复苏的难度。

【治疗】

损伤控制外科的治疗主要包括三个阶段。

第一阶段:简短的剖腹手术。手术目的是解决危及生命的损伤,如控制出血、充分引流、通过肠造口解除梗阻等,尽量缩短手术及麻醉时间,减少手术过程对病人内环境的干扰及影响,以抢救生命为最高目标。

第二阶段:ICU 科综合治疗。现代 ICU 科综合治疗的能力越来越强,对危重病人的生命支持、重症监护、安全转运、急症抢救技术已日趋完善,包括微量泵、血滤、重症监护、无创通气等技术,最大限度纠正病人内环境紊乱。

第三阶段:确定性手术。经过 ICU 科综合治疗,病人各项生命体征稳定,内环境稳定,营养状况良好,可以耐受较大型手术时可考虑施行确定性手术,如清除填塞物、消化道重建、恢复胃肠道的连续性和腹壁完整性等。

第五章　急性化脓性腹膜炎

急性化脓性腹膜炎是由细菌感染、化学性刺激或物理性损伤等引起的腹膜和腹膜腔的炎症,是外科最为常见的急腹症。按病因可分为细菌性和非细菌性;按发病机制可分为原发性和继发性;按累及范围可分为局限性和弥漫性;按临床经过可分为急性、亚急性和慢性。

【解剖生理概要】

腹膜分为相互连续的壁腹膜和脏腹膜两部分。壁腹膜贴附于腹壁、横膈脏面和盆壁的内面;脏腹膜覆盖于内脏表面,构成内脏的浆膜层。脏腹膜将内脏器官悬垂或固定于膈肌、腹后壁或盆腔壁,形成网膜、肠系膜及韧带等解剖结构。

腹膜腔是壁腹膜和脏腹膜之间的潜在间隙,是人体最大的体腔。其在男性是封闭的,在女性经输卵管、子宫、阴道与体外相通。正常情况下,腹腔内有75~100 mL黄色澄清液体,起润滑作用。病变时,腹膜腔可容纳数升液体或气体。腹膜腔分为大、小腹腔两部分,即腹腔和网膜囊,经由网膜孔相通。

大网膜是连接胃大弯至横结肠的腹膜,呈围裙状遮被小肠。大网膜富含血供和脂肪组织,活动度大,能够移动至病灶处并将其包裹,使炎症局限,有修复病变和损伤的作用。

壁腹膜主要受体神经(肋间神经和腰神经的分支)支配,对各种刺激敏感,痛觉定位准确。腹前壁腹膜在炎症时,可引起局部压痛、反跳痛及肌紧张,是诊断腹膜炎的主要临床依据。膈肌中心部分的腹膜受到刺激时,通过膈神经的反射可引起肩部放射性痛或呃逆。脏腹膜受自主神经(来自交感神经和迷走神经末梢)支配,对牵拉、胃肠腔内压力增加或炎症、压迫等刺激较为敏感,常表现为钝痛且定位不准确,多感觉局限于脐周和腹中部;重刺激时常引起心率变慢、血压下降和肠麻痹。

腹膜表面是一层排列规则的扁平间皮细胞。深面依次为基底膜、浆膜下层,含有血管丰富的结缔组织、脂肪细胞、巨噬细胞、胶原和弹力纤维。腹膜有很多皱襞,其面积几乎与全身皮肤面积相等,约为 1.5 m²。腹膜是双向的半透性膜,水、电解质、尿素及一些小分子物质能透过腹膜。腹膜能向腹腔内渗出少量液体,内含淋巴细胞、巨噬细胞和脱落的上皮细胞。在急性炎症时,腹膜分泌大量渗出液,以稀释毒素和减轻刺激。渗出液中的巨噬细胞能吞噬细菌、异物及破碎组织。渗出液中的纤维蛋白沉积在病变周围,产生粘连,可防止感染扩散并修复受损组织,因此形成腹腔内的广泛纤维性粘连,若导致肠管成角、扭曲或成团块,则可引起肠梗阻。腹膜具有很强的吸收功能,可吸收腹腔内的积液、血液、空气及毒素等。腹膜炎严重时,可因吸收大量毒性物质,而引起感染性休克。

第一节　急性弥漫性腹膜炎

急性化脓性腹膜炎累及整个腹腔称为急性弥漫性腹膜炎,临床上分为原发性腹膜炎和继发性腹膜炎。

【病因】

1. 继发性腹膜炎

继发性化脓性腹膜炎是最常见的腹膜炎。腹腔空腔脏器穿孔、外伤引起的腹壁或内脏破裂,是急性继发性化脓性腹膜炎最常见的原因。如胃十二指肠溃疡急性穿孔,胃肠内容物流入腹腔产生化学性刺激,诱发化学性腹膜炎,继发感染后成为化脓性腹膜炎；急性胆囊炎，胆囊壁坏死穿孔，造成严重的胆汁性腹膜炎；外伤造成的肠管、膀胱破裂，腹腔污染及经腹壁伤口进入细菌，也可很快形成腹膜炎。腹腔内脏器炎症扩散也是急性继发性腹膜炎的常见原因，如急性阑尾炎、急性胰腺炎、女性生殖器官化脓性感染等，含有细菌的渗出液在腹腔内扩散引起腹膜炎。其他如腹部手术中的腹腔污染，胃肠道、胆管、胰腺吻合口渗漏；腹前、后壁的严重感染也可引起腹膜炎。引起继发性腹膜炎的细菌主要是胃肠道内的常驻菌群，以大肠埃希菌最为多见，其次为厌氧拟杆菌、链球菌、变形杆菌等。一般都是混合性感染，故毒性较强。

2. 原发性腹膜炎

原发性腹膜炎又称自发性腹膜炎，即腹腔内无原发病灶，致病菌多为溶血性链球菌、肺炎双球菌或大肠埃希菌。细菌进入腹腔的途径为：①血行播散，致病菌如肺炎双球菌和链球菌从呼吸道或泌尿系的感染灶，通过血行播散至腹膜。婴幼儿的原发性腹膜炎多属此类。②上行性感染，来自女性生殖道的细菌，通过输卵管直接向上扩散至腹腔，如淋菌性腹膜炎。③直接扩散，如泌尿系感染时，细菌可通过腹膜层直接扩散至腹膜腔。④透壁性感染，正常情况下，肠腔内细菌是不能通过肠壁的。但在某些情况下，如肝硬化并发腹水、肾病、猩红热或营养不良等机体抵抗力低下时，肠腔内细菌即有可能通过肠壁进入腹膜腔，发生细菌移位导致腹膜炎。原发性腹膜炎感染范围很大，与脓液的性质及细菌种类有关。常见的溶血性链球菌的脓液稀薄，无臭味。

【病理生理】

胃肠内容物和细菌进入腹腔后，机体立即发生反应，腹膜充血、水肿并失去光泽。相继产生大量清亮浆液性渗出液，以稀释腹腔内的毒素，并出现大量的巨噬细胞、中性粒细胞，加以坏死组织、细菌和凝固的纤维蛋白，使渗出液变混浊而成为脓液。以大肠埃希菌为主的脓液呈黄绿色，常与其他致病菌混合感染而变得稠厚,并有粪便的特殊臭味。

　　腹膜炎的结局取决于两方面,一方面是病人全身的和腹膜局部的防御能力,另一方面是污染细菌的性质、数量和时间。细菌及其产物(内毒素)刺激病人的细胞防御机制,激活许多炎性介质,例如血中肿瘤坏死因子 α(TNFα)、白介素-1(IL-1)、IL-6 和弹性蛋白酶等可升高,其在腹腔渗出液中的浓度更高。这些细胞因子多来自巨噬细胞,另一些是直接通过肠屏障逸入腹腔,或由于损伤的腹膜组织所生成。腹膜渗出液中细胞因子的浓度更能反映腹膜炎的严重程度。在病程后期,腹腔内细胞因子具有损害器官的作用。除了细菌因素以外,这些毒性介质不被清除,其终末介质一氧化氮(NO)将阻断三羧酸循环而导致细胞缺氧窒息,造成多器官衰竭和死亡。此外,腹内脏器浸泡在脓性液体中,腹膜严重充血、水肿并渗出大量液体,引起脱水和电解质紊乱,血浆蛋白减低和贫血,加之发热、呕吐,肠管麻痹,肠腔内大量积液使血容量明显减少,导致低血容量性休克,同时细菌毒素入血而引发感染性休克。肠管因麻痹而扩张、胀气,可使膈肌抬高而影响心肺功能,使血液循环和气体交换受到影响,加重休克导致死亡。

　　年轻体壮、抗病能力强者,可使病菌毒力下降。病变损害轻的能与邻近的肠管和其他脏器以及移过来的大网膜发生粘连,将病灶包裹,使病变局限于腹腔内的某个部位成为局限性腹膜炎。渗出物逐渐被吸收,炎症消散,自行修复而痊愈。若局限部位化脓,积聚于膈下、髂窝、肠袢间、盆腔,则可形成局限性脓肿。

　　腹膜炎治愈后,腹腔内多留有不同程度的粘连,大多数粘连无不良后果。部分粘连可造成肠管扭曲或形成锐角,使肠管不通发生机械性肠梗阻,即粘连性肠梗阻。

　　【临床表现】

　　由于病因不同,腹膜炎的症状可以是突然发生,也可能是逐渐出现的。如空腔脏器损伤破裂或穿孔引起的腹膜炎发病较突然。而阑尾炎、胆囊炎等引起的腹膜炎多先有原发病症状,后逐渐出现腹膜炎表现。

1. 腹痛

腹痛是最主要的临床表现。疼痛的程度与发病的原因、炎症的轻重、年龄及身体素质等有关。疼痛多很剧烈,难以忍受,呈持续性。深呼吸、咳嗽及转动身体时疼痛加剧。病人多呈强迫体位。疼痛先从原发病变部位开始,随炎症扩散而延及全腹。

2. 恶心、呕吐

腹膜受到刺激,可引起反射性恶心、呕吐,吐出物多是胃内容物。发生麻痹性肠梗阻时可吐出黄绿色胆汁,甚至棕褐色粪水样内容物。

3. 体温、脉搏

其变化与炎症的轻重有关。开始时正常,以后体温逐渐升高、脉搏逐渐加快。原发病变如为炎症性,如阑尾炎,发生腹膜炎之前体温已升高,发生腹膜炎后更加增高。年老体弱的病人体温可能不升高。脉搏多加快,如脉搏快体温反而下降,这是病情恶化的征象之一。

4. 感染中毒症状

病人可出现高热、脉速、呼吸浅快、大汗、口干。病情进一步发展,可出现面色苍白、虚弱、眼窝凹陷、皮肤干燥、四肢发凉、呼吸急促、口唇发绀、舌干苔厚、脉细微弱、体温骤升或下降、血压下降、神志恍惚或不清,表明已有重度缺水、代谢性酸中毒及休克。

5. 腹部体征

腹胀,腹式呼吸减弱或消失。腹部压痛、腹肌紧张和反跳痛(即腹膜刺激征)是腹膜炎的典型体征,尤以原发病灶所在部位最为明显。腹肌紧张的程度随病因和病人的全身状况不同而异。腹胀加重是病情恶化的重要标志。胃肠或胆囊穿孔可引起强烈的腹肌紧张,甚至呈"木板样"强直。幼儿、老人或极度衰弱的病人腹肌紧张可不明显,易被忽视。腹部叩诊因胃肠胀气而呈鼓音。胃十二指肠穿孔时,肝浊音界缩小或消失。腹腔内积液较多时可叩出移动性浊音。听诊肠鸣音减弱,肠麻痹时肠鸣音可能完全消失。

直肠指检:直肠前窝饱满及触痛,表明盆腔已有感染或形成盆腔脓肿。

【辅助检查】

白细胞计数及中性粒细胞比例增高。病情险恶或机体反应能力低下的病人,白细胞计数不增高,仅中性粒细胞比例增高,甚至有中毒颗粒出现。

立位腹部平片:小肠普遍胀气并有多个小液平面是肠麻痹征象。胃肠穿孔时多可见膈下游离气体。

超声检查:可显出腹腔内有不等量的液体,但不能鉴别液体的性质。超声引导下腹腔穿刺抽液或腹腔灌洗可帮助诊断。腹腔穿刺的方法是:根据叩诊或超声检查进行定位,一般在两侧下腹部髂前上棘内下方进行诊断性腹腔穿刺抽液,根据抽出液的性质来判断病因。抽出液可为透明、浑浊、脓性、血性、含食物残渣或粪便等几种情况。结核性腹膜炎为草绿色透明腹水。胃十二指肠急性穿孔时抽出液呈黄色、浑浊、含胆汁、无臭味。饱食后穿孔时抽出液可含食物残渣。急性重症胰腺炎时抽出液为血性、胰淀粉酶含量高。急性阑尾炎穿孔时抽出液为稀薄脓性略有臭味。绞窄性肠梗阻时抽出液为血性、臭味重。如抽出液为不凝血,应想到有腹腔内出血;如抽出液为全血且放置后凝固,需排除是否刺入血管。抽出液还可作涂片镜检及细菌培养。腹腔内液体少于 100 mL 时,腹腔穿刺往往抽不出液体,可注入一定量生理盐水后再行抽液检查。

CT 检查:腹膜炎时腹腔胀气明显,有时超声难以明确诊断,选择 CT 尤为重要。CT 对腹腔内实质性脏器病变(如急性胰腺炎)的诊断帮助较大,并有助于确定腹腔内液体量,诊断准确率可达 95%。

如直肠指检发现直肠前壁饱满、触痛,提示已形成盆腔脓肿,可经肛门直肠前穿刺抽液有助诊断。已婚女性病人可作经阴道(超声)检查或经后穹隆穿刺检查。

【诊断】

根据病史及典型体征,白细胞计数及分类,X 线检查,超声或 CT 结果等,综合分析,腹膜炎的诊断一般是比较容易的,但有时确定原发病灶较为困难,应用腹腔镜探查术则有助于明确原发病。儿童在上呼吸道感染期间突然腹痛、呕吐,出现明显的腹部体征时,应仔细分析是原发性腹膜炎,还是由于肺部炎症刺激肋间神经所致。

【治疗】

分为非手术治疗和手术治疗。

1. 非手术治疗

对病情较轻,或病程较长超过 24 小时,且腹部体征逐渐减轻者,或伴有严重心肺等脏器疾病不能耐受手术者,可行非手术治疗。非手术治疗也是手术前的准备。

(1)体位:一般取半卧位,以促使腹腔渗出液流向盆腔,减少吸收并减轻中毒症状,有利于局限和引流;且可促使腹内脏器下移,腹肌松弛,减轻因腹胀挤压膈肌而影响呼吸和循环。要鼓励病人经常活动双腿,以防止下肢静脉血栓形成。休克病人取平卧位或头、躯干和下肢各抬高约 20° 的体位。

(2)禁食、胃肠减压:胃肠道穿孔的病人必须禁食,留置胃管,持续胃肠减压,抽出胃肠道内容和气体,以减少消化道内容物继续流入腹腔,减轻胃肠内积气,改善胃壁的血运,有利于炎症的局限和吸收,促进胃肠道恢复蠕动。

(3)纠正水、电解质紊乱:由于禁食、胃肠减压及腹腔内大量渗液,因而易造成体内水和电解质紊乱。根据病人的出入量及应补充的水量计算需补充的液体总量(晶体、胶体),以纠正缺水和酸碱失衡。病情严重的应输血浆及白蛋白,以纠正因腹腔内大量渗出而引起的低蛋白血症;贫血可输血。注意监测脉搏、血压、尿量、中心静脉压、血常规、血气分析等,以调整输液的成分和速度,维持尿量每小时 30~50 mL。急性腹膜炎中毒症状重并有休克时,如补液、输血仍未能改善病人状况,可以用一定剂量的激素,以减轻中毒症状、缓解病情。也可以根据病人的脉搏、血压、中心静脉压等情况应用血管收缩剂或扩张剂,以多巴胺较为安全有效。

(4)抗生素:继发性腹膜炎大多为混合感染,致病菌主要为大肠埃希菌、肠球菌和厌氧菌(拟杆菌为主)。抗生素的选择应考虑致病菌的种类。第三代头孢菌素足以杀死大肠埃希菌而无耐药性。经大宗病例观察发现,2 g 剂量的第三代头孢菌素在腹腔内的浓度足以对抗所测试的 10~478 株大肠埃希菌。以往多主张大剂量联合应用抗生素,现在认为单一广谱抗生素治疗大肠埃希菌的效果可能更好。严格地说,应根据细菌培养及药敏选用抗生素是科学合理的。

要强调的是,抗生素治疗不能替代手术,有些病例只有手术才可治愈。

(5)补充热量和营养支持:急性腹膜炎的代谢率约为正常人的 140%,每日需要的热量达 12550~16740 kJ(3000~4000 kcal)。当热量补充不足时,体内大量蛋白首先被消耗,使病人的抵抗力及愈合能力下降。在输入葡萄糖供给一部分热量的同时应补充白蛋白、氨基酸等。静脉输入脂肪乳可获较高热量。长期不能进食的病人应尽早给予肠外营养;手术时已作空肠造口者,肠管功能恢复后可给予肠内营养。

(6)镇静、止痛、吸氧:可减轻病人的痛苦与恐惧心理。已经确诊、治疗方案已确定及手术后的病人,可用哌替啶类止痛剂。但诊断不清或需进行观察的病人,暂不能用止痛剂,以免掩盖病情。

2. 手术治疗

绝大多数的继发性腹膜炎需要及时手术治疗。

（1）手术适应证：①经上述非手术治疗 6~8 小时后(一般不超过 12 小时)，腹膜炎症状及体征不缓解反而加重者。②腹腔内原发病严重，如胃肠道穿孔或胆囊坏疽、绞窄性肠梗阻、腹腔内脏器损伤破裂、胃肠道手术后短期内吻合口漏所致的腹膜炎。③腹腔内炎症较重，有大量积液，出现严重的肠麻痹或中毒症状，尤其是有休克表现者。④腹膜炎病因不明确，且无局限趋势者。

（2）麻醉方法：多选用全身麻醉或硬膜外麻醉，个别休克危重病人也可用局部麻醉。

（3）原发病的处理：手术切口应根据原发病变的脏器所在的部位而定。如不能确定原发病变源于哪个脏器，则以右旁正中切口为好，开腹后可向上下延长。如曾做过腹部手术，可经原切口或在其附近作切口。开腹时要小心肠管，剥离粘连时要尽量避免分破肠管。探查时要细致轻柔，明确腹膜炎的病因后，决定处理方法。例如胃十二指肠溃疡穿孔可行修补或胃大部切除术。但穿孔时间较长，腹腔污染严重或病人全身状况不好，则只能行穿孔修补术。化脓坏疽的阑尾或胆囊应及时切除；如胆囊炎症重，解剖层次不清，全身情况不能耐受手术，只宜行胆囊造口术和腹腔引流，有条件的可行超声引导下的胆囊造瘘术。坏死的肠管应尽早切除。坏死的结肠如不能一期切除吻合，应行坏死肠段外置或结肠造口术。

（4）彻底清洁腹腔：开腹后立即用吸引器吸净腹腔内的脓液及渗出液，清除食物残渣、粪便和异物等。脓液多积聚在原发病灶附近、膈下、两侧结肠旁沟及盆腔内。可用甲硝唑及生理盐水冲洗腹腔至清洁。腹腔内有脓苔、假膜和纤维蛋白分隔时，应予清除以利引流。关腹前一般不在腹腔内应用抗生素，以免造成严重粘连。

（5）充分引流：目的将腹腔内的残留液和继续产生的渗液通过引流管排出体外，以减轻腹腔感染和防止术后发生腹腔脓肿。常用的引流管有硅胶管、乳胶管或双腔引流管等；引流管的腹腔内段应剪多个侧孔，其大小应与引流管内径接近。将引流管放在病灶附近最低位，注意防止引流管折曲，保证引流顺畅。

严重的感染,要放两根以上引流管,术后可作腹腔灌洗。留置腹腔引流管的指征:①坏死病灶未能彻底清除或有大量坏死组织无法清除;②为预防胃肠道穿孔修补等术后发生渗漏;③手术部位有较多的渗液或渗血;④已形成局限性脓肿。

(6)术后处理:继续禁食、胃肠减压、补液、应用抗生素和营养支持治疗,保证引流管通畅。及时根据手术时脓液的细菌培养和药物敏感试验结果,选用有效的抗生素。待病人全身情况改善,临床感染消失后,可停用抗生素。一般待引流液清亮,量小于每日 10 mL,无发热、腹胀等,表示腹膜炎已控制,可拔除腹腔引流管。密切观察病情变化,注意心、肺、肝、肾、脑等重要脏器的功能及 DIC 的发生,并进行及时有效的处理。

近年来随着腹腔镜手术技术的日益成熟,其在弥漫性腹膜炎诊治方面的应用更加广泛,尤其对原因不明的腹膜炎更显优势。

第二节　　腹腔脓肿

脓液在腹腔内积聚,由肠管、网膜或肠系膜等内脏器官粘连包裹,与游离腹腔隔离,形成腹腔脓肿。腹腔脓肿可分为膈下脓肿、盆腔脓肿和肠间脓肿。一般均继发于急性腹膜炎或腹腔内手术,原发性感染少见。

一、膈下脓肿

【解剖概要】

横结肠及其系膜将大腹腔分成结肠上区和结肠下区。结肠上区亦称膈下区,肝将其分隔为肝上间隙和肝下间隙。肝上间隙又被肝镰状韧带分成左、右间隙,肝下间隙被肝圆韧带分成右下和左下间隙。左肝下间隙又被肝胃韧带和胃分为左前下间隙和左后下间隙。肝左后下间隙即为网膜囊。由于肝左外叶很小,左肝下前间隙与左肝上间隙实际上相连而成为一个左膈下间隙。此外,在冠状韧带两层之间,存在着一个腹膜外间隙。脓液积聚在一侧或两侧的膈肌下与横结肠及其系膜的间隙内者,通称为膈下脓肿。膈下脓肿可发生在一个或两个以上的间隙。

【病理】

病人平卧时膈下部位最低,急性腹膜炎时腹腔内的脓液易积聚此处。细菌亦可由门静脉和淋巴系统到达膈下。约 2/3 的急性腹膜炎病人经手术或药物治疗后腹腔内的脓液可被完全吸收;约 1/3 的病人发生局限性脓肿。脓肿的位置与原发病有关。十二指肠溃疡穿孔、胆囊及胆管化脓性感染、阑尾炎穿孔,其脓液常积聚在右膈下;胃穿孔、脾切除术后感染,脓肿常发生在左膈下。

小的膈下脓肿经非手术治疗可被吸收。较大的脓肿,因长期感染可使身体消耗以至衰竭。膈下感染可引起反应性胸腔积液,或经淋巴途径蔓延到胸腔引起胸膜炎,也可穿入胸腔引起脓胸。个别的可穿透结肠形成内瘘而"自家"引流。脓肿腐蚀消化道管壁可引起消化道反复出血、肠瘘或胃瘘。如病人的机体抵抗力低下可发生脓毒症。

【临床表现】

膈下脓肿一旦形成,可出现明显的全身及局部症状。

1. 全身症状

发热,初为弛张热,脓肿形成以后呈持续高热,也可为中等程度的持续发热。脉率增快,舌苔厚腻。逐渐出现乏力、衰弱、盗汗、厌食及消瘦。

2. 局部症状

脓肿部位可有持续的钝痛,深呼吸时加重。疼痛常位于近中线的肋缘下或剑突下。脓肿刺激膈肌可引起呃逆。膈下感染可引起胸膜反应,出现胸水,重者可累及肺而发生盘状肺不张,病人可有咳嗽、胸痛等症状。有季肋区叩痛,严重时出现局部皮肤凹陷性水肿,皮温升高。右膈下脓肿可使肝浊音界扩大。病侧胸部下方呼吸音减弱或消失。经大量应用抗生素治疗者,局部症状和体征多不典型。

【诊断和鉴别诊断】

急性腹膜炎或腹腔内脏器的感染性病变治疗过程中,或腹部手术数日后出现发热、腹痛者,均应想到本病,并做进一步检查。血常规检查可见白细胞计数升高,中性粒细胞比例增高。X线透视可见病侧膈肌升高,随呼吸活动受限或消失,肋膈角模糊、积液。X线平片显示胸膜反应、胸腔积液、肺下叶部分不张等;膈下可见占位阴影。左膈下脓肿,胃底可受压移位。约有 10%～25% 的脓肿腔内含有气体,可有液气平面。超声或 CT 检查对膈下脓肿的诊断及鉴别诊断帮助较大。特别是在超声指引下穿刺,不仅可帮助诊断,还可同时抽脓、冲洗脓腔,并注入有效的抗生素进行治疗。需要提出的是,穿刺阴性者不能排除脓肿存在的可能。

【治疗】

既往,膈下脓肿主要采用手术治疗。近年来,采用经皮穿刺置管引流术,取得了较好的治疗效果。同时要加强支持治疗,包括补液、输血、营养支持和抗生素的应用。

1. 经皮穿刺置管引流术

优点是创伤小,可在局部麻醉下施行,一般不会污染游离腹腔,引流效果较好。适应证:与体壁靠近的、局限性单房脓肿。穿刺置管须由外科医师和超声医师或放射科医师合作进行。一旦穿刺失败或发生并发症,便于及时中转手术。

操作方法:根据超声或 CT 所显示的脓肿位置,确定穿刺的部位、方向和深度。选择距脓肿最近处,其间无内脏器官。选定穿刺部位后,常规消毒、铺巾。局部麻醉并超声引导下,先用套管针向脓肿刺入,进入脓腔,拔出针芯,抽取脓液约 5~10 mL,送细菌培养和药物敏感试验。再从套管插入导丝,退出套管针,用尖刀将皮肤刺口扩大,再用扩张器循导丝将针道扩大,然后循导丝置入一根较粗的多孔导管,拔出导丝,吸尽脓液,固定导管。导管接引流袋。可用无菌盐水或抗生素溶液定期冲洗。待临床症状消失,超声检查显示脓腔明显缩小甚至消失,脓液减少至每日 10 mL 以内,即可拔管。如脓腔小,也可穿刺吸尽脓液后,用抗生素溶液多次冲洗,不留置导管。有的病人经一次抽脓后,临床症状即可消失,残留的少量脓液可慢慢被吸收,脓腔也随之消失。如穿刺抽脓后残留脓肿,可再次行穿刺抽脓处理。经此种方法治疗,约有 80% 的膈下脓肿可以治愈。此方法已成为膈下脓肿治疗的主要方法。

2. 切开引流术

目前已很少应用。术前借助超声和 CT 检查确定脓肿的部位,根据脓肿所在的部位选择适当的切口。膈下脓肿可以通过多种切口和途径进行切开引流,较常采用经前腹壁肋缘下切口,适用于肝右叶上、肝右叶下间隙位置靠前及左膈下间隙靠前的脓肿。在局麻或硬膜外麻醉下沿前肋缘下切口,切开腹壁各层至腹膜外,沿腹膜外层向上分离,接近脓肿,用注射器试穿,抽取脓液留作细菌培养和药敏试验。沿穿刺方向和途径进入脓腔,用手指探查脓腔分开间隔,吸净脓液,置入多孔引流管或双套管引流管,并用负压吸引,或低压灌洗。脓肿周围一般都有粘连,只要不分破粘连,脓液不会流入其余腹腔或扩散。

二、盆腔脓肿

盆腔处于腹腔的最低位,腹腔内的炎性渗出物或脓液易积聚于此而形成脓肿。盆腔腹膜面积小,吸收毒素能力较低,盆腔脓肿时全身中毒症状亦较轻。

【临床表现和诊断】

急性腹膜炎治疗过程中,如阑尾穿孔或结直肠手术后,出现体温升高、典型的直肠或膀胱刺激症状,如里急后重、大便频而量少、有黏液便、尿频、排尿困难等,应想到本病的可能。腹部检查多无阳性发现。直肠指检可发现肛管括约肌松弛,在直肠前壁可触及向直肠腔内膨出、有触痛、有时有波动感的肿物。已婚女病人可进行阴道检查,以协助诊断。如是盆腔炎性肿块或脓肿,还可经后穹隆穿刺,有助于诊断和治疗。下腹部超声及经直肠或阴道超声检查均有助于明确诊断。必要时可作 CT 帮助诊断。

【治疗】

盆腔脓肿较小或尚未形成时,可以采用非手术治疗。应用抗生素,辅以腹部热敷、温热盐水灌肠及物理透热等疗法。有些病人经过上述治疗,脓液可自行完全吸收。脓肿较大者须手术治疗。在骶管或硬膜外麻醉下,取截石位,用肛门镜显露直肠前壁,清洁消毒后,在波动处用长针穿刺,抽出脓液后循穿刺针作一小切口,再用血管钳插入扩大切口,排出脓液,然后放橡皮管引流 3~4 天。已婚女病人可经后穹隆穿刺后切开引流。

三、肠间脓肿

肠间脓肿是指脓液被包裹在肠管、肠系膜与网膜之间的脓肿。脓肿可能是单发的,也可能是多个大小不等的脓肿。如脓肿周围广泛粘连,可发生不同程度的粘连性肠梗阻。病人出现化脓感染的症状,并有腹胀、腹痛、腹部压痛或扪及肿块。腹部立位 X 线平片可见肠壁间距增宽及局部肠管积气,也可见小肠液气平面。如脓肿自行穿破入肠腔或膀胱则形成内瘘,脓液随大、小便排出。肠间脓肿可应用抗生素、物理透热及全身支持治疗。非手术治疗无效或发生肠梗阻者,应考虑剖腹探查解除梗阻,清除脓液并行引流术。此病进行手术时,容易分破肠管造成肠瘘,故手术必须小心、仔细。如超声或 CT 检查提示脓肿较局限且为单房,并与腹壁贴靠,也可采用超声引导下经皮穿刺置管引流术。

第六章　胃十二指肠疾病

第一节　解剖生理概要

【胃的解剖】

1. 胃的位置与分区

胃位于上腹部,介于食管和十二指肠之间。胃与食管结合部称为贲门,与十二指肠结合部称为幽门,皆有括约肌控制内容物流向。介于贲门与幽门间的胃右侧称为胃小弯,左侧为胃大弯。胃小弯和胃大弯平均分成三等份的连线将胃分成三个区:自上而下依次为贲门胃底区、胃体区和胃窦幽门区。

幽门区环形肌增厚,在浆膜面可见环形凹陷形成浅沟,其表面有幽门前静脉通过,是为区分幽门与十二指肠的标志。

2. 胃的韧带

胃借与周围脏器连接的韧带被固定在上腹部,这些韧带包括:胃膈韧带、肝胃韧带、脾胃韧带、胰胃韧带和胃结肠韧带。

3. 胃的血管

胃的动脉血供由腹腔动脉及其分支供应。胃左动脉起源于腹腔动脉主干,胃右动脉来自肝固有动脉,两者在胃小弯形成动脉弓,供血于胃。来源于胃十二指肠动脉的胃网膜右动脉和来源于脾动脉的胃网膜左动脉形成血管弓从大弯侧供血于胃。另外来源于脾动脉的数支胃短动脉和 1~2 支胃后动脉供血于胃底和近端胃体。胃的黏膜下层有丰富的血管网,胃的静脉汇入门静脉系统,与同名动脉伴行。胃左静脉(冠状静脉)汇入门静脉或脾静脉。胃右静脉汇入门静脉。胃网膜右静脉经胃结肠共干汇入肠系膜上静脉。胃网膜左静脉和胃短静脉汇入脾静脉。

4. 胃的淋巴引流

胃黏膜下层淋巴管网丰富,在胃近端它与食管淋巴管网连接,在远端它与十二指肠淋巴管网连接。胃的淋巴回流沿主要动脉分布,与动脉血流逆向引流淋巴液。胃周淋巴结分成 16 组,主要有 4 群:①腹腔淋巴结群,主要引流胃小弯上部淋巴液。②幽门上淋巴结群,主要引流小弯下部淋巴液。③幽门下淋巴结群,主要引流大弯下部淋巴液。④胰脾淋巴结群,主要引流胃大弯上部淋巴液。

5. 胃的神经

胃受中枢神经和内在的自主神经双重支配,中枢神经通过自主神经系统的交感神经和副交感神经支配胃肠道。内在的自主神经也被称为"肠脑",它存在于胃肠道的黏膜下层(黏膜下神经丛或 Meissner 神经丛)和环形肌与纵行肌之间(肌间神经丛或 Auerbach 神经丛)。胃的运动和分泌主要受交感神经和副交感神经支配。胃的交感神经来源于腹腔神经丛节后纤维,交感神经兴奋时抑制胃的运动和分泌。胃的副交感神经来源于迷走神经,它兴奋时增强胃的运动和分泌。左、右两支迷走神经沿食管右侧下行,左支在贲门腹侧面分出肝胆支和胃前支(Latarjet 前神经)。右支在贲门背侧分出腹腔支和胃后支(Latarjet 后神经)。胃前支和后支沿小弯下行,并发出分支,进入胃的前、后壁。至胃窦处的最后 3~4 支终末支进入胃窦,呈"鸦爪"状,控制胃窦的运动和幽门的排空。

6. 胃壁结构

胃壁由外向内依次为浆膜层、肌层、黏膜下层和黏膜层。胃壁的肌层属平滑肌,由外层的沿胃长轴走行的纵行肌和内层的环形肌组成。环形肌在贲门和幽门处增厚,形成贲门和幽门括约肌。黏膜下层结构疏松,血管、淋巴管和神经丛丰富。黏膜下层是内镜下黏膜剥离术和手术剥离黏膜的操作界面。

胃黏膜由黏膜上皮、固有膜和黏膜肌层组成。黏膜层含有大量胃腺,主要分布在胃底和胃体。胃腺有以下主要分泌细胞:①壁细胞:主要分泌盐酸和抗贫血因子,是维持胃 pH 的主要分泌细胞。②主细胞:分泌胃蛋白酶原和凝乳酶原。③黏液细胞:主要分泌含碱性因子的黏液。贲门腺分布在贲门,主要分泌黏液。幽门腺主要分布在胃窦和幽门区,除了含有主细胞外,还含有 G 细胞分泌胃泌素;D 细胞分泌生长抑素;嗜银细胞和其他内分泌细胞可分泌组胺、5-羟色胺和其他多肽类激素。

【胃的生理】

胃具有运动和分泌两大功能。

1. 胃的运动

胃的运动包括容纳、研磨和输送功能。当食物抵达胃后,近端胃,主要是胃底和胃体产生容纳性舒张来接纳食物,以避免胃的压力急剧升高。空腹胃的容量约 50 mL,而其容纳性舒张时,容量可达 1000 mL,胃内压却无明显上升。当近端胃收缩时,可挤压部分食物进入胃窦与胃液搅拌并研磨,直至食糜颗粒直径约 1mm 时,幽门括约肌开放,约 2~10 mL 的食糜进入十二指肠,如此反复直至胃排空。胃排空的速度与食物的性质和量有关,也受神经和内分泌激素的调节。

胃的平滑肌收缩由胃电驱动。胃电有两种基本波形:①慢波频率 3 次/分,起源于胃大弯中上 1/3 交界处,该处称为起搏点。②快波负载于慢波上,是一种周期性发生并由近端消化道向远端移行的肌电综合波,称为传导性肌电复合波(Migrating Myoelectrical Complex,MMC)。MMC 不完全受中枢神经控制,去中枢神经支配时,MMC 依然存在。在空腹状态下每 90~120 分钟为一个 MMC

周期。

2. 胃液分泌

正常成人每天分泌 1500~2500 mL 胃液。胃液的主要成分为胃酸、酶、黏液、电解质和水。壁细胞分泌盐酸,非壁细胞分泌的成分略偏碱性,钠是主要的阳离子。

胃液分为基础分泌(消化间期分泌)和餐后分泌(消化期分泌)。基础分泌系自然分泌,不受食物刺激,量少。餐后分泌分为三相:①迷走相(头相):食物经视觉、味觉、嗅觉刺激神经中枢,兴奋信号经迷走神经下传到胃的壁细胞、主细胞和黏液细胞分泌胃酸、胃蛋白酶和黏液。迷走神经还刺激兴奋 G 细胞和其他内分泌细胞分泌胃泌素、组胺,后者进一步刺激胃酸分泌。迷走相持续时间短,分泌的胃液量占 20%~30%。②胃相:食物进入胃后,胃扩张引起的物理性刺激形成迷走长反射和食物接触胃黏膜的化学性刺激形成胃壁的胆碱反射短通路均导致胃液分泌。在胃相的胃酸分泌中 G 细胞分泌的胃泌素占主导作用,当胃窦部 pH<2.5 时,胃泌素释放受到抑制,pH<1.2 时,胃泌素释放停止。③肠相:食物进入小肠后刺激十二指肠和近端空肠分泌肠促胃泌素导致胃液分泌。此作用较弱,仅占胃液分泌量的 5%~10%。

【十二指肠的解剖和生理】

十二指肠介于胃和空肠之间,起于胃幽门,止于十二指肠悬韧带,长约 25 cm,呈 C 形环绕胰腺头部,是小肠中最为固定的部分。十二指肠由近至远分为四部分:①球部:长约 4~5 cm,属腹膜间位组织,较活动,是十二指肠溃疡的好发部位。②降部:长约 7~9 cm,垂直下行,系腹膜外位,位置固定。距幽门约 8~10 cm 的降部内侧有胆总管和胰管开口于此;局部黏膜皱褶突起,称为十二指肠乳头,是寻找胆、胰管开口的标志。③水平部:长约 10 cm,向左呈水平走向,属腹膜外位,位置固定。肠系膜上动脉和静脉在其前方跨行,如动脉血管下行夹角过小,可形成对十二指肠水平部的压迫,引起梗阻,称为"肠系膜上动脉综合征"。④升部:长约 3~5 cm,先向上行,然后急转向下、向前,连接空肠起始部,其向上部分由固定于腹膜后的 Treitz 韧带牵吊,位置固定,是十二指肠和空肠分界标志。十二指肠围绕胰头和部分胰体,血供来源于胰十二指肠上动脉和胰十二指肠下动脉。前者由胃十二指肠动脉发出,后者始于肠系膜上动脉。脾动脉紧贴胰腺上缘行走,并分出若干走向胰腺的分支。上述血管在胰腺前后形成血管弓。

胆汁和胰液经乳头进入十二指肠,同时十二指肠黏膜的 Brunner 腺分泌富含如蛋白酶、脂肪酶、蔗糖酶等消化酶的消化液,与十二指肠内的食物混合。十二指肠黏膜的内分泌细胞则分泌胃泌素、胆囊收缩素、肠抑肽等内分泌激素。

第二节　　胃十二指肠溃疡的外科治疗

一、概述

胃溃疡和十二指肠溃疡因与胃酸-蛋白酶的消化有关,故统称为"消化性溃疡"。消化性溃疡的药物治疗取得了非常显著的疗效,因此外科干预主要是针对溃疡产生的并发症。

【病理】

溃疡一般呈圆形或椭圆形,深达黏膜肌层。溃疡由于反复发作和修复,边缘增厚,形成瘢痕,一般壁较硬。中央凹陷,呈漏斗状。常覆盖脓苔或纤维膜,呈灰白或黄色。胃溃疡多发生在小弯,常见于胃角处;也见于胃窦和胃体,大弯侧溃疡较为少见。十二指肠溃疡多见于球部。球部以远部位发生的溃疡称为"球后溃疡"。

【发病机制】

胃十二指肠溃疡发病与多种因素有关,包括胃酸分泌过多、幽门螺杆菌感染和黏膜防御机制减弱。

胃溃疡发病年龄高峰在40~60岁。癌变概率高。十二指肠溃疡多见于青壮年,高峰在20~40岁,很少癌变。

根据胃溃疡的部位和酸分泌量分为4型,详见表6-1。

表6-1　胃十二指肠溃疡分型

分型	发生率	部位	胃酸分泌
I	50%~60%	胃小弯角切迹附近	低
II	20%	胃溃疡合并十二指肠溃疡	高
III	20%	幽门管或幽门前	高
IV	5%	胃上 1/3 或贲门周围	低

由于药物治疗可以治愈消化性溃疡,外科手术仅适用于发生并发症的病人,而且手术方式也发生改变。如急性十二指肠溃疡穿孔,多采用穿孔缝合术,较少采用胃大部切除术。而胃溃疡有癌变可能,外科处理相对积极。

二、急性胃十二指肠溃疡穿孔

急性穿孔是胃十二指肠溃疡的常见并发症。它起病急,变化快,病情重,需要紧急处理。

【病因和病理】

十二指肠溃疡穿孔多发生在球部前壁。而胃溃疡穿孔多见于胃小弯。溃疡穿孔后酸性的胃内容物流入腹腔,引起化学性腹膜炎。腹膜受到刺激产生剧烈腹痛和渗出。约6~8小时后细菌开始繁殖,逐渐形成化脓性腹膜炎。常见病菌为大肠埃希菌、链球菌。大量液体丢失加上细菌毒素吸收,可以造成休克。胃十二指肠后壁溃疡穿孔,可在局部导致粘连包裹,形成慢性穿透性溃疡。

【临床表现】

病人多有溃疡病史,部分病人有服用阿司匹林等非留体抗炎药或皮质激素病史。病人在穿孔发生前常有溃疡症状加重或有过度疲劳、精神紧张等诱发因素。病人突发上腹部剧痛,呈"刀割样",腹痛迅速波及全腹。病人面色苍白、出冷汗。常伴有恶心、呕吐。严重时可伴有血压下降。病人的临床表现与其穿孔的大小、时间、部位,是否空腹以及年龄和全身状况密切相关。

体检见病人表情痛苦,取屈曲体位,不敢移动。腹式呼吸减弱或消失,全腹压痛,但以穿孔处最重。腹肌紧张呈"板状腹",反跳痛明显。肠鸣音减弱或消失。叩诊肝浊音界缩小或消失,可闻移动性浊音。实验室检查白细胞计数升高,立位X线检查膈下可见新月状游离气体影。

【诊断与鉴别诊断】

既往溃疡病史,突发上腹部刀割样剧痛,加上典型的"板状腹"腹部体征和X线检查的膈下游离气体,可以确定诊断。高龄、体弱以及空腹小穿孔病人的临床表现和腹部体征可以表现不典型,需要详细询问病史和仔细体格检查进行鉴别。

鉴别诊断需要除外下列疾病:

1. 急性胆囊炎

表现为右上腹绞痛或持续性疼痛伴阵发加剧,疼痛向右肩放射,伴畏寒发热。右上腹局部压痛、反跳痛,可触及肿大的胆囊,Murphy 征阳性。胆囊坏疽穿孔时有弥漫性腹膜炎表现,但 X 线检查膈下无游离气体。超声检查提示胆囊炎或胆囊结石。

2. 急性胰腺炎

急性胰腺炎的腹痛发作一般不如溃疡急性穿孔者急骤,腹痛多位于上腹部偏左并向背部放射。腹痛有一个由轻转重的过程,肌紧张程度相对较轻。血清、尿液和腹腔穿刺液淀粉酶明显升高。X 线检查膈下无游离气体,CT、超声检查提示胰腺肿胀,周围渗出。

3. 急性阑尾炎

溃疡穿孔后消化液沿右结肠旁沟流到右下腹,引起右下腹痛和腹膜炎体征,可与急性阑尾炎相混。但阑尾炎一般症状比较轻,体征局限于右下腹,无腹壁板样强直,X 线检查无膈下游离气体。

【外科治疗】

急性胃十二指肠溃疡穿孔以穿孔缝合术为主要术式,穿孔缝合术后仍需正规的抗溃疡药物治疗。彻底性的手术可以选择胃大部切除术,它可以一次性解决穿孔和溃疡两个问题。迷走神经切断术已很少应用。穿孔时间短,估计腹腔污染轻微者可选择腹腔镜方式;穿孔时间长,估计腹腔污染重者应选择开腹方式。行胃溃疡穿孔缝合术时,如操作无困难可先楔形切除溃疡,然后再行贯穿缝合,以期望对合缘为正常胃组织。但十二指肠溃疡穿孔因肠腔窄小,为避免造成流出道狭窄,则不宜采取此方式。

三、胃十二指肠溃疡大出血

因胃或十二指肠溃疡引起呕血、大量柏油样黑便,导致红细胞计数、血红蛋白和血细胞比容下降,病人心率加快、血压下降,甚至出现休克症状称为胃十二指肠溃疡大出血。

【病因与病理】

溃疡基底因炎症腐蚀到血管,导致破裂出血。通常多为动脉性出血。十二指肠溃疡出血多位于球部后壁,胃溃疡出血多位于小弯。

【临床表现】

临床表现与出血量及速度相关。出血量少者可仅有黑便。出血量大且速度快者可伴呕血,且色泽红。便血色泽可由黑色转呈紫色,便血前有头晕,眼前发黑,心慌、乏力。如出血更甚者可出现晕厥和休克症状。短期内出血超过800 mL,病人可表现为烦躁不安、脉搏细速、呼吸急促、四肢湿冷。出血时病人通常无明显腹部体征。由于肠腔内积血,刺激肠蠕动增加,肠鸣音增强。红细胞计数、血红蛋白值和血细胞比容的连续检测可帮助评估出血量和速度。

【诊断与鉴别诊断】

溃疡性出血主要需与胃底食管静脉曲张破裂、胃癌和应激性溃疡引起的出血鉴别。溃疡性出血病人通常有溃疡病史。胃底食管静脉曲张破裂出血病人有肝硬化病史,此类病人通常面色灰暗,腹壁浅静脉显露,腹壁皮肤可见蜘蛛痣。应激性溃疡病人多有重度感染、创伤、使用激素、非甾体抗炎药等引起应激的病因。胃镜检查可明确出血部位和原因。选择性动脉造影也可用于明确出血部位。

【治疗】

1. 补充血容量

快速输入平衡盐溶液补充容量,同时进行输血配型试验。观察生命体征,包括心率、血压、尿量、周围循环等。有条件时可放置中心静脉导管测定中心静脉压,指导补液量和速度。监测生命体征,维持良好的呼吸和肾脏功能。

2. 放置胃管

吸出残血,冲洗胃腔,直至胃液变清,以便观察后续出血情况。也可经胃管注入 200 mL 含 8 mg 去甲肾上腺素的生理盐水溶液,并夹管约 30 分钟。每 4~6 小时可重复。

3. 药物治疗

静脉或肌注血凝酶。静脉输注 H_2 受体阻断剂或质子泵抑制剂以抑制胃酸。静脉应用生长抑素类制剂。

4. 胃镜治疗

在胃镜下明确出血部位后,可通过电凝、喷洒止血粉、上血管夹等措施止血。

5. 手术治疗

约 10% 胃十二指肠溃疡出血病人保守治疗无效需行手术。手术治疗的指征:①经积极保守治疗无效者。②出血速度快,短期内出现休克症状者。③高龄病人伴有动脉硬化,出血自行停止可能性小。④经过保守治疗出血已停止,但短期内可能再次出血者。

手术方式:①出血部位的贯穿缝扎术。十二指肠球部后壁溃疡出血,可以切开球部前壁,贯穿缝扎溃疡止血。高龄体弱难于耐受长时间手术者,可采用此法。②胃大部切除术。若行溃疡旷置的胃大部切除,需贯穿缝扎溃疡及处理周围血管。

四、胃十二指肠溃疡瘢痕性幽门梗阻

胃十二指肠溃疡瘢痕性幽门梗阻见于胃幽门、幽门管或十二指肠球部溃疡反复发作,形成瘢痕狭窄。通常伴有幽门痉挛和水肿。

【病因和病理】

溃疡引起幽门梗阻的原因有痉挛、水肿和瘢痕,通常三者同时存在。在溃疡瘢痕尚未狭窄到足以影响胃的流出道时,待痉挛和炎症水肿消退后,症状是可逆的。但当瘢痕引致严重狭窄时,则需手术介入。幽门梗阻初期,胃蠕动增加,胃壁肌肉增厚,以克服远端梗阻。后期胃壁张力减弱,胃腔扩张,胃酸分泌增加,胃壁水肿,胃黏膜炎症、糜烂,形成溃疡。由于幽门梗阻时需要放置胃管,它可以使胃液和电解质丢失,如不及时补充,会造成病人脱水、水电解质和酸碱失衡及营养障碍。

【临床表现】

主要表现为腹痛和反复呕吐。病人初期症状表现为上腹部胀和不适,阵发性上腹部痛,同时伴有嗳气、恶心。随着症状加重,出现腹痛和呕吐,呕吐物为宿食,有腐败酸臭味,不含胆汁。当出现脱水时,可见皮肤干燥、皱缩、弹性降低,眼眶凹陷;尿量减少,尿液浓缩,色泽变深。上腹部可见胃型,晃动上腹部可闻"振水声"。

【诊断和鉴别诊断】

根据病人长期的溃疡病史和典型的症状和临床表现,多可确定诊断。放置胃管可以吸出大量胃液,含宿食和腐败酸臭味。但有时胃内宿食堵塞胃管,很难吸出胃内容物,也不能据此否定诊断。

需区分是水肿性还是瘢痕性幽门梗阻,前者可以在水肿消退后通过正规的消化性溃疡药物治疗,避免手术。主要鉴别方法就是行胃肠减压,高渗盐水洗胃,补充水和电解质,维持酸碱平衡和营养等保守措施,观察病人症状能否缓解。其次要鉴别是否为胃、十二指肠降部或胰头部的肿瘤压迫所致。通过内镜或 CT、磁共振可以明确这类肿块性病变。如果选用胃肠造影检查,一般不选用钡剂,宜选用水性造影剂,因为钡剂很难通过胃管吸出体外。

【治疗】

先行保守治疗,放置胃管,进行胃减压和引流。高渗温盐水洗胃,以减轻胃壁水肿。同时补充液体、电解质,维持酸碱平衡和营养。如保守治疗症状未能缓解,可考虑手术治疗。术前需进行准备,全身情况如脱水、贫血需要纠正。胃壁水肿需要改善。手术目的是解除梗阻、消除病因,因此首选胃大部切除术。

五、手术方式与注意事项

针对胃十二指肠溃疡的手术方式有以下三种,各有不同适应证。

(一)穿孔缝合术

手术适应证:胃或十二指肠溃疡急性穿孔。近年来,胃十二指肠溃疡穿孔多采用腹腔镜方式进行,仅部分合并出血或腹腔污染严重的病人仍需开放手术。

在溃疡穿孔处一侧沿胃或十二指肠纵轴进针,贯穿全层,从穿孔处的另一侧出针。缝合的针数视溃疡穿孔的大小决定,一般为 3 针左右。

溃疡的穿孔缝合术要注意:①对溃疡有怀疑恶变者要取穿孔处组织做病理检查;②缝针贯穿全层胃壁时,不要缝到对面胃壁;③穿孔处胃壁水肿明显,打结时要松紧适度,以免缝线切割组织。缝合结扎后可将大网膜游离部分覆盖于修补部位,并再次结扎缝线。

（二）胃大部切除术

胃十二指肠溃疡的主要术式是远端胃大部切除术，也即通常所称的胃大部切除术。

手术适应证：胃十二指肠溃疡保守治疗无效或者并发穿孔、出血、幽门梗阻、癌变者。

胃大部切除术主要包括胃组织的切除和重建胃肠连续性。

1. 胃切除的范围

应切除远端 2/3~3/4 胃组织并包括幽门、近胃侧部分十二指肠球部。此手术切除了含有大量壁细胞和主细胞的远端胃体，降低了胃酸和胃蛋白酶的分泌；切除了胃窦就减少了 G 细胞分泌的胃泌素，从而降低了胃酸分泌；好发溃疡的部位也一并切除。胃大部切除术的胃切断线的解剖标志是小弯侧胃左动脉第一降支至大弯侧胃网膜左动脉的最下第一个垂直分支的连线，按此连线可以切除 60% 的远端胃组织。

2. 重建胃肠连续性

可根据术中情况选择毕 I 式或毕 II 式。也可采用胃空肠 Roux-en-Y 术式。

毕 I 式是胃与十二指肠吻合，它比较符合原来的生理状况，但要注意吻合口不得有张力。如果吻合前判断有张力，应选择毕 II 式或 Roux-en-Y 术式。毕 II 式为十二指肠断端缝闭，胃和空肠吻合，又分为结肠前和结肠后方式。结肠前方式将空肠袢直接于结肠前方提到胃断端做吻合。结肠后方式即在横结肠系膜打孔，将空肠袢经此孔从结肠后提到胃断端做吻合。

吻合口径一般为 3~4 cm，过大易发生倾倒综合征，过小影响胃排空。Tre-itz 韧带到吻合口的空肠袢长度，一般结肠前方式为 8~10 cm。结肠后方式为 6~8 cm。胃和空肠吻合时，近端空肠置于胃小弯侧抑或大弯侧可根据术中情况和习惯决定,但应高于远端空肠,这样有利于排空。

胃空肠 Roux-en-Y 术式是胃大部切除后,十二指肠断端关闭,取 Treitz 韧带以远 10~15 cm 空肠横断,远断端与残胃吻合,近断端与距前胃肠吻合口 45~60 cm 的远断端空肠行端侧吻合。此术式可防止胆胰液流入残胃招致的反流性胃炎。

(三)手术疗效评定

可参照 Visick 标准分为四级:Ⅰ级:术后恢复良好,无明显症状。Ⅱ级:偶有腹部不适或腹泻等消化道症状,通过饮食调整可以改善,不影响日常生活。Ⅲ级:有轻到中度倾倒综合征或反流性胃炎症状,需要药物治疗。可坚持工作,能正常生活。Ⅳ级:有明显并发症或溃疡复发,无法正常工作和生活。胃大部切除术后溃疡复发率为 2%~5%。

六、术后并发症

胃十二指肠溃疡手术后早期并发症多与术中操作不当或术前准备不足有关;术后远期并发症多因手术导致的解剖、生理改变造成对机体的扰乱所致。

(一)术后早期并发症

1. 术后出血

包括胃肠道腔内出血和腹腔内出血。前者包括胃或十二指肠残端出血、吻合口出血等。腹腔内出血多为胃周围结扎血管或网膜血管结扎线松脱出血。胃肠道腔内出血可以通过内镜检查明确出血部位,通过喷洒止血粉,上血管夹等保守措施止血。如果出血无明显缓解应再次手术止血。腹腔内出血可以通过腹腔穿刺抽得不凝血或腹腔引流管引流液性状明确诊断。

2. 术后胃瘫

术后胃瘫是胃手术后以胃排空障碍为主的综合征。也见于胰腺手术和其他腹部手术,包括妇科手术。胃瘫通常发生在术后 2~3 天,多发生在饮食由禁食改为流质或流质改为半流质时。病人出现恶心、呕吐,呕吐物多呈绿色。需放置胃管进行引流、胃减压。一般胃管需要放置 1~2 周,时间长者可达月余。由于长期禁食和胃肠液丢失,如不及时补充调整,可导致脱水、水电解质与酸碱紊乱和营养障碍。胃管引流量减少,引流液由绿转黄、转清是胃瘫缓解的标志。可选用促进胃动力药物,如胃复安和红霉素等。

3. 术后胃肠壁缺血坏死、吻合口破裂或肠瘘

胃大部切除术需注意适当保留残胃大弯的胃短血管。十二指肠残端或空肠袢的血供不足也会引起肠壁缺血坏死,造成吻合口破裂或肠瘘。发现胃肠壁坏死应立即禁食,放置胃管进行胃肠减压,并严密观察。一旦发生坏死穿孔,出现腹膜炎体征应立即手术探查并进行相应处理。

4. 十二指肠残端破裂

见于十二指肠残端处理不当或毕Ⅱ式输入袢梗阻。病人上腹部剧烈疼痛,伴发热。腹部检查有腹膜刺激体征,腹腔穿刺可得腹腔液含胆汁。一旦确诊立即手术。术中应尽量关闭十二指肠残端,并行十二指肠造瘘和腹腔引流。如因输入袢梗阻所致须同时解除输入袢梗阻。

5. 术后肠梗阻

(1)术后肠梗阻:多见毕Ⅱ式吻合。又分为输入袢梗阻和输出袢梗阻。急性输入袢梗阻由于梗阻近端为十二指肠残端,因此是一种闭袢性梗阻,易发生肠绞窄。病人表现为上腹部剧烈腹痛伴呕吐。呕吐物不含胆汁。上腹部常可扪及肿块。

(2)输出袢梗阻:多见于术后肠粘连或结肠后方式系膜压迫肠管所致。病人表现为上腹部饱胀不适,严重时有呕吐,呕吐物含胆汁。

（3）吻合口梗阻：多见于吻合口过小或吻合时内翻过多，加上术后吻合口水肿所致。处理方法是胃肠减压，消除水肿。经保守治疗后症状通常可以缓解，如保守方法失败，需要再次手术。

（二）术后远期并发症

1. 倾倒综合征

胃大部切除术后，由于失去了幽门的节制功能，导致胃内容物排空过快，产生一系列临床症状，称为倾倒综合征，多见于毕Ⅱ式吻合。根据进食后出现症状的时间，分为早期和晚期两种类型。①早期倾倒综合征：进食后半小时出现心悸、出冷汗、乏力、面色苍白等短暂血容量不足的相应表现。并伴有恶心和呕吐、腹部绞痛和腹泻。病理机制可能与高渗性胃内容物快速进入肠道导致肠道内分泌细胞大量分泌血管活性物质有关。保守治疗为调整饮食，少食多餐，避免过甜的高渗食品。症状重者可采用生长抑素治疗。手术宜慎重。②晚期倾倒综合征：发生在进食后 2～4 小时。主要表现为头晕、面色苍白、出冷汗、乏力、脉搏细数。发生机制为食物进入肠道后刺激胰岛素大量分泌，继而导致反应性低血糖。故又称为低血糖综合征。治疗应采用饮食调整，减缓碳水化合物的吸收，严重病例可采用皮下注射生长抑素。

2. 碱性反流性胃炎

碱性肠液反流至残胃，导致胃黏膜充血、水肿、糜烂，破坏了胃黏膜屏障。临床表现为胸骨后或上腹部烧灼痛，呕吐物含胆汁，体重下降。一般抑酸剂无效。多采用保护胃黏膜、抑酸、调节胃动力等综合措施。

3. 溃疡复发

胃大部切除术未能切除足够胃组织或迷走神经切断不完全均可造成溃疡复发。应先进行溃疡的正规保守治疗。如出现并发症则选用适当的处置方法。

4.营养性并发症

胃大部切除术后由于残胃容量减少,消化吸收功能受影响,病人常出现上腹部饱胀、贫血、消瘦等症状。治疗应采取调节饮食,少食多餐,选用高蛋白、低脂肪饮食,补充维生素、铁剂和微量元素。

5.残胃癌

因良性疾病行胃大部切除术后5年以上,残胃出现原发癌称为残胃癌,发生率约2%。多数病人残胃癌发生在前次因良性病变行胃大部切除术后10年以上。发生原因可能与残胃黏膜萎缩有关。临床症状为进食后饱胀伴贫血、体重下降。胃镜检查可以确定诊断。

第三节　胃癌及其他胃肿瘤

一、胃癌

胃癌是最常见的恶性肿瘤之一,在我国消化道恶性肿瘤中居第二位,好发年龄在50岁以上,男女发病率之比约为2∶1。

【病因】

胃癌的确切病因不十分明确,但以下因素与发病有关:

1.地域环境

胃癌发病有明显的地域性差别,在我国的西北与东部沿海地区胃癌发病率明显高于南方地区。在世界范围内,日本发病率最高,而美国则很低。生活在美国的第二、三代日裔移民的发病率逐渐降低,表明地域生活环境对胃癌的发生有较大的影响。

2.饮食生活因素

长期食用熏烤、盐腌食品的人群胃癌发病率较高,与食品中亚硝酸盐、真菌毒素、多环芳烃化合物等致癌物含量高有关;食物中缺乏新鲜蔬菜与水果与发病也有一定关系;吸烟者的胃癌发病危险性较不吸烟者高50%。

3.幽门螺杆菌(Helicobacter Pylori,HP)

幽门螺杆菌感染也是引发胃癌的主要因素之一。HP感染率高的国家和地区,胃癌发病率也增高。HP阳性者胃癌发生的危险性是HP阴性者的3~6倍。HP可通过多种途径引起胃黏膜炎症和损伤,具有致癌作用。控制HP感染在胃癌防治中的作用已受到高度重视。

4.慢性疾病和癌前病变

易发生胃癌的胃疾病包括胃息肉、慢性萎缩性胃炎及胃部分切除后的残胃。胃息肉可分为炎性息肉、增生性息肉和腺瘤,前两者恶变的可能性很小,胃腺瘤的癌变率在10%~20%左右,直径超过2 cm时癌变概率加大。萎缩性胃炎以胃黏膜腺体萎缩、减少为主要特征,常伴有肠上皮化生或黏膜上皮异型增生,可发生癌变。胃大部切除术后残胃黏膜发生慢性炎症改变,可能在术后15~25年发展为残胃癌。癌前病变系指容易发生癌变的胃黏膜病理组织学改变,本身尚不具备恶性特征,是从良性上皮组织转变成癌过程中的病理变化。胃黏膜上皮的异型增生根据细胞的异型程度,可分为轻、中、重三度,重度异型增生与分化较好的早期胃癌有时很难区分。

5.遗传和基因

胃癌病人有血缘关系的亲属其胃癌发病率较对照组高4倍,其一级亲属患胃癌的比例显著高于二、三级亲属,说明遗传因素起一定的作用。近年来的分子生物学研究表明,胃黏膜的癌变是一个多因素、多步骤、多阶段发展过程,涉及多种癌基因、抑癌基因、凋亡相关基因与转移相关基因等的改变。例如已发现人类表皮生长因子受体2(HER2)、血管内皮生长因子(VEGF)在胃癌细胞中有异常表达,为胃癌的靶向治疗提供了理论基础。

【病理】

1. 大体类型

(1)早期胃癌:指病变仅限于黏膜或黏膜下层,不论病灶大小或有无淋巴结转移。癌灶直径在 10 mm 以下称小胃癌,5 mm 以下为微小胃癌;早期胃癌根据病灶形态可分三型:Ⅰ型为隆起型,癌灶突向胃腔;Ⅱ型为表浅型,癌灶比较平坦没有明显的隆起与凹陷;Ⅲ型为凹陷型,表现为较深的溃疡。其中Ⅱ型还可以分为三个亚型,即Ⅱa 浅表隆起型、Ⅱb 浅表平坦型和Ⅱc 浅表凹陷型。

(2)进展期胃癌:指癌组织浸润深度超过黏膜下层的胃癌。按 Borrmann 分型法分四型:Ⅰ型(息肉型,也叫肿块型):为边界清楚突入胃腔的块状癌灶;Ⅱ型(溃疡局限型):为边界清楚并略隆起的溃疡状癌灶;Ⅲ型(溃疡浸润型):为边界模糊不清的溃疡,癌灶向周围浸润;Ⅳ型(弥漫浸润型):癌肿沿胃壁各层全周性浸润生长,边界不清。若全胃受累胃腔缩窄、胃壁僵硬如革囊状,称皮革胃,恶性度极高,发生转移早。

胃癌好发部位以胃窦部为主,约占一半,其次是胃底贲门部约占 1/3,胃体较少。

2. 组织类型

世界卫生组织(WHO)2000 年将胃癌分为:①腺癌(肠型和弥漫型);②乳头状腺癌;③管状腺癌;④黏液腺癌;⑤印戒细胞癌;⑥腺鳞癌;⑦鳞状细胞癌;⑧小细胞癌;⑨未分化癌;⑩其他。胃癌绝大部分为腺癌。

3. 胃癌的扩散与转移

(1)直接浸润:浸润性生长的胃癌突破浆膜后,易扩散至网膜、结肠、肝、脾、胰腺等邻近器官。当胃癌组织侵及黏膜下层后,可沿组织间隙与淋巴网蔓延,贲门胃底癌易侵及食管下端;胃窦癌可向十二指肠浸润,通常浸润在幽门下

3 cm 以内。

(2)淋巴转移:是胃癌的主要转移途径,进展期胃癌的淋巴转移率高达70%左右,侵及黏膜下层的早期胃癌淋巴转移率近20%。

(3)血行转移:胃癌细胞进入门静脉或体循环向身体其他部位播散,形成转移灶。常见转移的器官有肝、肺、胰、骨骼等,以肝转移为多。

(4)腹膜种植转移:当胃癌组织浸润至浆膜外后,肿瘤细胞脱落并种植在腹膜和脏器浆膜上,形成转移结节。直肠前凹的转移癌,直肠指检可以发现。女性病人胃癌可形成卵巢转移性肿瘤,称 Krukenberg 瘤。癌细胞腹膜广泛播散时,可出现大量癌性腹水。

4.临床病理分期

国际抗癌联盟(UICC)和美国癌症联合会(AJCC)2010 年共同公布的胃癌TNM 分期法,分期的病理依据主要是肿瘤浸润深度、淋巴结以及远处转移情况。以 T 代表原发肿瘤浸润胃壁的深度。肿瘤侵及固有层、黏膜肌层或黏膜下层;T_2:肿瘤浸润至固有肌层;T_3:肿瘤穿透浆膜下结缔组织而未侵犯脏腹膜或邻近结构;T_{4a}:肿瘤侵犯浆膜;T_{4b}:肿瘤侵犯邻近组织或脏器。N 表示局部淋巴结的转移情况。无淋巴结转移;N_1:1~2 个区域淋巴结转移;N_2:3~6 个区域淋巴结转移;N_3:7 个以上区域淋巴结转移。M 则代表肿瘤远处转移的情况。M_0:无远处转移;M_1:有远处转移。根据 TNM 的不同组合可将胃癌划分为 I ~ IV 临床病理分期。

【临床表现】

早期胃癌多数病人无明显症状,有时出现上腹部不适,进食后饱胀恶心等非特异性的上消化道症状,胃窦癌常出现类似十二指肠溃疡的症状,按慢性胃炎和十二指肠溃疡治疗,症状可暂时缓解,易被忽视。随着病情发展,病人出现上腹疼痛加重,食欲下降,乏力,消瘦,体重减轻。根据肿瘤的部位不同,也有其特殊表现。贲门胃底癌可有胸骨后疼痛和进食梗阻感;幽门附近的胃癌生长到一定程度,可导致幽门部分或完全性梗阻而发生呕吐,呕吐物多为隔夜宿食和胃液;肿瘤破溃或侵犯胃周血管后可有呕血、黑便等消化道出血症状;也有可能发生急性穿孔。早期病人多无明显体征,晚期病人可触及上腹部质硬、固定的肿块、锁骨上淋巴结肿大、直肠前凹扪及肿块、贫血、腹水、黄疸、营养不良甚至恶病质等表现。

【诊断】

早期胃癌术后 5 年生存率可达 90.9%～100%,明显优于进展期胃癌。因此,早期诊断是提高治愈率的关键。但由于早期胃癌无特异性症状,容易被忽视,国内早期胃癌的比例仅为 10% 左右。为提高早期胃癌诊断率,应对以下人群定期检查:①40 岁以上,既往无胃病史而出现上述消化道症状者,或已有溃疡病史但症状和疼痛规律明显改变者;②有胃癌家族病史者;③有胃癌前期病变者,如萎缩性胃炎、胃溃疡、胃息肉、胃大部切除病史者;④有原因不明的消化道慢性失血或短期内体重明显减轻者。

通过各种检查方法,可以对胃癌进行明确诊断,并且进行临床分期。临床分期对制订治疗方案及判断预后非常重要。

1.电子胃镜检查

能够直接观察胃黏膜病变的部位和范围,并可以对可疑病灶钳取小块组织做病理学检查,是诊断胃癌的最有效方法。为提高诊断率,应在可疑病变组织四周活检 4～6 处,不应集中一点取材。通过使用染色内镜和放大内镜,可显著提高小胃癌和微小胃癌的检出率。采用带超声探头的电子胃镜,对病变区域进行超声探测成像,可了解肿瘤在胃壁内的浸润深度以及向壁外浸润的情况,是判断肿瘤 T 分期的最佳方法,同时也可以探及胃周淋巴结转移情况,有助于胃癌的术前临床分期,以及决定病变是否适合进行内镜下切除。

2. X 线钡餐检查

仍为诊断胃癌的常用方法。目前多采用气钡双重造影,通过黏膜相和充盈相的观察作出诊断,优点是痛苦小易被病人所接受;缺点是不如胃镜直观且不能取活检进行组织学检查。X 线征象主要有龛影、充盈缺损、胃壁僵硬胃腔狭窄、黏膜皱襞的改变等。同时,钡餐检查对胃上部癌是否侵犯食管有诊断价值。

3. CT 检查

螺旋增强 CT 检查在评价胃癌病变范围、局部淋巴结转移和远处转移(如肝、卵巢)方面具有较高的价值,是手术前判断肿瘤 N 分期和 M 分期的首选方法。

4. 其他影像学检查

MRI 的作用与 CT 相似。正电子发射成像技术(PET),利用胃癌组织对于[^{18}F]氟-2-脱氧-D-葡萄糖(FDG)的亲和性,对胃癌的诊断,判断淋巴结和远处转移病灶情况,准确性也比较高。

5. 其他检查

胃液脱落细胞学检查现已较少应用;部分胃癌病人的粪潜血可持续阳性。肿瘤标志物癌胚抗原(CEA)、CA19-9 和 CA125 在部分胃癌病人中可见升高,但目前认为仅作为判断肿瘤预后和治疗效果的指标,无助于胃癌的诊断。

通过临床表现、电子胃镜或 X 线钡餐检查,多数胃癌可获得正确诊断。少数情况下,需要与胃良性溃疡、胃间质瘤、胃淋巴瘤和胃良性肿瘤等进行鉴别诊断。

【治疗】

胃癌的治疗策略是以外科手术为主要方式的综合治疗。部分早期胃癌可内镜下切除,进展期胃癌强调足够的胃切除和淋巴结清扫术。化学治疗适用于不可切除或术后复发的病人,也可用于胃癌根治术后的辅助治疗。

1. 早期胃癌的内镜下治疗

直径小于 2 cm 的无溃疡表现的分化型黏膜内癌,可在内镜下行胃黏膜切除术(EMR)或内镜下黏膜下剥离术(ESD)。目前临床上更推荐使用 ESD,即将病灶周围黏膜用高频电刀环周切开,在黏膜下层和肌层间剥离。对于肿瘤浸润深度达到黏膜下层、无法完整切除和可能存在淋巴结转移的早期胃癌,不应盲目内镜下治疗,原则上应采用标准的外科根治性手术。

2. 手术治疗

外科手术是胃癌的主要治疗手段,分为根治性手术和姑息性手术两类。

(1)根治性手术:原则为彻底切除胃癌原发灶,按临床分期标准清除胃周围的淋巴结,重建消化道。目前公认的胃癌根治手术的标准术式是 D_2 淋巴结清扫的胃切除术。

1)常用的胃切除术和胃切除范围:全胃切除术:包括贲门和幽门的全胃切除;远端胃切除术:包括幽门的胃切除术,保留贲门,标准手术为切除胃的 2/3以上;近端胃切除术:包括贲门的胃切除术,保留幽门。

切除范围:胃切断线要求距肿瘤边缘至少 5 cm;远侧部癌应切除十二指肠第一部 3~4 cm,近侧部癌应切除食管下端 3~4 cm。保证切缘无肿瘤残留。

2)淋巴结清扫:淋巴结清扫范围以 D 表示,依据不同的胃切除术式系统地规定了淋巴结清扫的范围。D 级标准可分为 D_1 和 D_2 手术。

D_1 手术仅适用于临床分期为肿瘤不适合内镜下切除的早期胃癌;进展期胃癌,即临床分期为 $T_2 \sim T_4$ 期或临床发现淋巴结转移的肿瘤,均应行 D_2 淋巴结清扫。由于术前和术中的淋巴结转移无法做到完全准确诊断,所以如果怀疑淋巴结存在转移就应该进行 D_2 淋巴结清扫。

3)手术方式举例

A. 根治性远端胃切除术:切除胃的 3/4~4/5,幽门下 3~4 cm 切断十二指肠,距癌边缘 5 cm 切断胃,按照 D_2 标准清扫淋巴结,切除大网膜、网膜囊;消化道重建可选 Billroth Ⅰ式胃十二指肠吻合或 Billroth Ⅱ式胃空肠吻合。

B. 根治性全胃切除术:多适用于胃体与胃近端癌。切除全部胃,幽门下 3~4 cm 切断十二指肠,食管胃交界部以上 3~4 cm 切断食管,按照 D_2 标准清扫淋巴结,切除大网膜、网膜囊,根据情况切除脾脏,消化道重建常行食管空肠 Roux-en-Y 吻合。

C. 腹腔镜胃癌根治术:腹腔镜胃癌根治术近年来在临床上得到逐步开展。根据前瞻性随机对照试验结果,对于临床Ⅰ期的胃癌,腹腔镜手术与开腹手术相比,在安全性和治疗效果上没有显著差异,可以作为标准治疗方式。而对于Ⅰ期以上的进展期胃癌,腹腔镜手术在安全性上不劣于开腹手术,而远期效果有待进一步证明。

(2)姑息性手术:是指原发灶无法切除,针对由于胃癌导致的梗阻、穿孔、出血等并发症状而作的手术,如胃切除术、胃空肠吻合术、空肠造口、穿孔修补术等。

3. 胃癌的化学治疗

对于不可切除性、复发性或姑息手术后等胃癌晚期病人,化疗可能有减缓肿瘤的发展速度,改善症状等效果。根治性手术后辅助化疗的目的是控制残存的肿瘤细胞以减少复发的机会。早期胃癌根治术后原则上不必辅助化疗;而进展期胃癌根治术后无论有无淋巴结转移均需化疗。施行化疗的胃癌病人应当有明确病理诊断,一般情况良好,心、肝、肾与造血功能正常,无严重并发症。

常用的胃癌化疗给药途径有口服给药、静脉、腹膜腔给药、动脉插管区域灌注给药等。为提高化疗效果、减轻化疗的毒副作用,常选用多种化疗药联合应用。胃癌的化疗方案有多种,近年来研发的新型口服氟尿嘧啶类抗肿瘤药物 S-1,含有细胞毒性药物替加氟及另外两种酶抑制剂 CDHP 和 OXO,化疗有效率较高。S-1 单药使用和 S-1 联合顺铂使用已被推荐为胃癌化疗的一线方案。

4. 胃癌的其他治疗

胃癌对放疗的敏感度较低,较少采用,可用于缓解癌肿引起的局部疼痛症状。胃癌的免疫治疗包括非特异生物反应调节剂、细胞因子以及过继性免疫治疗等的临床应用。靶向治疗包括曲妥珠单抗(抗 HER2 抗体)、贝伐珠单抗(抗VEGFR 抗体)和西妥昔单抗(抗 EGFR 抗体),在晚期胃癌的治疗有一定的效果。

二、胃淋巴瘤

原发性胃淋巴瘤是结外型淋巴瘤中最常见者,占胃恶性肿瘤的 3%～5%,仅次于胃癌而居第二位。发病年龄以 45～60 岁居多。男性发病率较高。病因尚不清楚,近年发现幽门螺杆菌感染与胃的黏膜相关淋巴样组织淋巴瘤发病密切相关,几乎所有胃淋巴瘤病人的胃黏膜上均发现幽门螺杆菌存在。

【病理】

95% 以上的胃原发性恶性淋巴瘤为非霍奇金淋巴瘤,组织学类型以 B 淋巴细胞为主;病变源于黏膜相关淋巴组织,黏膜下层出现淋巴滤泡,逐渐向周边蔓延并侵及全层。大体所见黏膜肥厚、隆起但外观完整,病变进展黏膜可形成溃疡、胃壁节段性浸润或皮革胃样改变,严重者可发生出血、穿孔。病变可以发生在胃的各个部分,但以胃远端 2/3 后壁和小弯侧多发。恶性淋巴瘤以淋巴转移为主。

【临床表现】

早期症状无特异性,常误诊为胃溃疡和胃癌。最常见的症状为上腹痛,可伴有恶心、呕吐、体重下降、消化道出血、贫血等表现。部分病人上腹部可触及肿块,少数病人可有不规则发热。

【诊断】

X 线钡餐检查可见胃窦后壁或小弯侧面积较大的浅表溃疡,胃黏膜可见多个大小不等的充盈缺损,胃壁不规则增厚,肿块虽大仍可见蠕动通过病变处是其特征。胃镜检查可见黏膜隆起、溃疡、粗大肥厚的皱襞呈卵石样改变、黏膜下多发结节或肿块等;胃恶性淋巴瘤多向黏膜下层浸润生长,故活检时取材太浅,常难作出正确诊断。内镜超声(EUS)可判断淋巴瘤浸润胃壁深度与淋巴结转移情况,结合胃镜下多部位较深取材活组织检查可显著提高诊断率。CT 检查可见胃壁增厚,并了解肝脾有无侵犯、纵隔与腹腔淋巴结的情况,有助于排除继发性胃淋巴瘤。

【治疗】

早期低度恶性胃黏膜相关淋巴瘤的可采用抗幽门螺杆菌治疗,清除幽门螺杆菌后,肿瘤一般 4~6 个月消退,有效率可达 60%~70%。抗生素治疗无效的病例可能存在潜在的高度恶性的病灶,可以选择放、化疗。常用化疗方案为 CHOP 方案,胃淋巴瘤对化疗反应较好,可明显提高 5 年生存率。手术治疗胃淋巴瘤有助于准确判断临床病理分期,病变局限的早期病人可获根治机会。姑息性切除也可减瘤,结合术后化疗而提高疗效、改善愈后。可防止病程中可能出现的出血和穿孔等并发症。

三、胃肠道间质瘤

胃肠道间质瘤是消化道最常见的间叶源性肿瘤,占消化道肿瘤的 1%~3%,其中 60%~70%发生在胃,20%~30%发生在小肠,10%发生在结直肠,也可发生在食管、网膜和肠系膜等部位。以往因缺少诊断标志,多与平滑肌(肉)瘤、神经源性肿瘤等胃肠道间叶来源肿瘤相混淆。研究表明,这类肿瘤起源于胃肠道未定向分化的间质细胞,其分子生物学特点是 c-kit 基因发生突变,导致酪氨酸激酶受体持续活化,刺激肿瘤细胞持续增殖。c-kit 基因编码 KIT 蛋白(CD117),是重要的诊断标志物。

【病理】

呈膨胀性生长,可向黏膜下或浆膜下浸润形成球形或分叶状的肿块。肿瘤可单发或多发,直径从 1 cm 到 20 cm 以上不等,质地坚韧,境界清楚,表面呈结节状。瘤体生长较大可造成瘤体内出血、坏死及囊性变,并在黏膜表面形成溃疡导致消化道出血。

【临床表现】

症状与肿瘤的部位、大小和生长方式有关。瘤体小时症状不明显,可有上腹部不适或类似溃疡病的消化道症状;瘤体较大可扪及腹部肿块。肿瘤浸润到胃肠道腔内常有消化道出血表现;小肠的间质瘤易发生肠梗阻;十二指肠间质瘤可压迫胆总管引起梗阻性黄疸。

【诊断】

钡餐造影胃局部黏膜隆起,呈凸向腔内的类圆形充盈缺损。胃镜下可见黏膜下肿块,顶端可有中心溃疡。胃肠道间质瘤主要位于肌层内,由于黏膜相对完整,黏膜活检检出率低,超声内镜可明确肿物的来源。CT、MRI 扫描有助于发现胃腔外生长的结节状肿块以及有无肿瘤转移。组织标本镜下可见多数梭形细胞,并且免疫组织化学检测显示 CD117 和(或)DOG-1 过度表达,有助于病理学最终确诊。GIST 应视为具有恶性潜能的肿瘤,肿瘤危险程度与肿瘤部位、大小、细胞有丝分裂指数(核分裂象)、肿瘤浸润深度和有无转移相关。

【治疗】

首选手术治疗,手术争取彻底完整切除,术中应避免肿瘤破裂。胃肠道间质瘤极少发生淋巴结转移,因此不必常规进行淋巴结清扫。完全切除的存活期明显高于不完全切除的病例。甲磺酸伊马替尼是一种酪氨酸激酶抑制剂,可以针对性地抑制 c-kit 活性,治疗不能切除或术后复发转移的 GIST 有效率在 50%左右。中高危险度的 GIST 术后予甲磺酸伊马替尼可以控制术后复发,改善预后,也可以用于术前辅助治疗,以提高手术切除率。

四、胃的良性肿瘤

良性肿瘤占全部胃肿瘤的 2%左右。按其组织来源可分为黏膜上皮细胞良性肿瘤和间叶组织良性肿瘤。前者常见的有胃腺瘤和腺瘤性息肉,占良性肿瘤的 40%左右,多见于胃窦部,外观呈息肉状,单发或多发,有一定的恶变率,尤其是直径大于 2 cm 的广基底腺瘤;胃间叶源组织良性肿瘤主要有平滑肌瘤、纤维瘤、脂肪瘤、血管瘤、神经纤维瘤等。最常见的为平滑肌瘤,多见于胃体和胃窦部。

胃良性肿瘤一般体积小,发展较慢,常见的临床表现有:①上腹部不适、饱胀感或腹痛;②上消化道出血;③腹部肿块,较大的良性肿瘤上腹部可扪及肿块;④位于贲门或幽门的肿瘤可引起不全梗阻等。X 线钡餐检查、胃镜、超声及CT 检查等有助于诊断。电子胃镜检查大大提高了胃良性肿瘤的发现率,对于黏膜起源瘤活检有助确诊;黏膜下的间叶组织瘤超声胃镜更具诊断价值。

【治疗】

手术切除是胃良性肿瘤的主要治疗方法。由于临床上难以除外恶性肿瘤,且部分良性胃肿瘤还有恶变倾向以及可能出现严重并发症,故主张确诊后积极地手术治疗。根据肿瘤的大小、部位以及有无恶变倾向选择手术方式,小的腺瘤或腺瘤样息肉可行内镜下套切术,较大肿瘤可行胃部分切除术、胃大部切除术,术中应行冰冻病理检查,以及时发现恶变者。

第四节　先天性肥厚性幽门狭窄

先天性肥厚性幽门狭窄是新生儿期幽门肥大增厚而致的幽门机械性梗阻,是新生儿器质性呕吐最常见的原因之一,男女之比为4∶1。其确切病因不明,可能与幽门肌层中肌间神经丛缺如、血中胃泌素水平增高以及幽门肌持续处于紧张状态有关。

【病理】

肉眼观幽门部形似橄榄状,长约2.0~2.5 cm,直径约0.5~1.0 cm,质地硬如软骨,表面光滑呈粉红或苍白色,有弹性。幽门环形肌肥厚增大,达0.4~0.6 cm,幽门管因肌层压迫而延长,狭细,与十二指肠界限明显,镜下见黏膜充血、水肿,肌纤维层厚,平滑肌增生,排列紊乱。

【临床表现】

此病多在出生后1~3周内出现典型的表现。吸乳后几分钟发生呕吐,呕吐物为不含胆汁的胃内容物,最初是回奶,接着发展为喷射状呕吐,呕吐的频率和强度呈进行性加重。上腹部见有胃蠕动波,剑突与脐之间触到橄榄状的肥厚幽门,是本病的典型体征。病儿可有脱水,低钾性碱中毒,体重减轻,最终导致营养不良。

【诊断与鉴别诊断】

根据病儿典型的喷射状呕吐,见有胃蠕动波,以及扪及幽门肿块,即可确诊。超声检查探测幽门肌层厚度≥4mm、幽门管长度≥16mm、幽门管直径≥14mm,提示本病;X线钡餐示胃扩张、蠕动增强、幽门管腔细长、幽门口呈"鸟喙状",通过受阻、胃排空延缓。

应与可以导致婴儿呕吐的其他疾病相区别,如喂养不当、感染、颅内压增高、胃肠炎等。幽门痉挛的新生儿也可出现间歇性喷射状呕吐,但腹部不能触及幽门肿块;钡餐检查有助于区别肠旋转不良、肠梗阻、食管裂孔疝等。

【治疗】

幽门环肌切开术是治疗本病的主要方法,手术可开腹施行也可经腹腔镜施行。手术前需纠正脱水及电解质紊乱,营养不良者给予静脉营养,改善全身情况。手术在幽门前上方血管稀少区沿纵轴切开浆膜与幽门环肌层,切口远端不超过十二指肠,近侧应超过胃端,使黏膜自由向切开处膨出。术中应注意保护黏膜、避免损伤,必要时予以修补。术后当日禁食,术后 12 小时可进糖水,24 ~ 48 小时恢复喂奶。术后早期呕吐与黏膜水肿有关,数日后可逐渐好转。

第五节　十二指肠憩室

十二指肠憩室是部分肠壁向腔外凸出所形成的袋状突起。直径从数毫米至数厘米,多数发生于十二指肠降部,可单发也可多发。75%的憩室位于十二指肠乳头周围 2 cm 范围之内,故有乳头旁憩室之称。十二指肠憩室发病率随年龄而增加,上消化道钡餐检查发现率为 6%,尸检检出率可达 10% ~ 20%。

【病理】

绝大部分十二指肠憩室是由于先天性十二指肠局部肠壁肌层缺陷所致,憩室壁由黏膜、黏膜下层与结缔组织构成,肌纤维成分很少,称为原发性或假性憩室。由于十二指肠乳头附近是血管、胆管、胰管穿透肠壁的部位,肌层薄弱,肠腔内压力增高,黏膜可通过薄弱处向外突出形成憩室。憩室壁由肠壁全层构成,因周围组织炎症粘连,瘢痕牵拉十二指肠壁而形成的憩室称为继发性或真性憩室,临床上少见。当憩室颈部狭小时,食物一旦进入,不易排出,憩室内可形成肠石;因引流不畅、细菌繁殖可引起憩室炎,形成溃疡,导致出血甚至穿孔。壶腹周围憩室病人胆道结石发生率高,也可能压迫胆总管和胰管,致胆管炎、胰腺炎发作。

【临床表现】

绝大多数十二指肠憩室无临床症状,仅 5% 的病人出现症状。表现为上腹疼痛、恶心、嗳气、在饱食后加重等。并发憩室炎时有中上腹或脐部疼痛,可放射至右上腹或后背,伴恶心、发热、白细胞计数增加,体检有时可有上腹压痛。十二指肠降部憩室穿孔至腹膜后可引起腹膜后严重感染。乳头附近的憩室可并发胆道感染、胆石症、梗阻性黄疸和胰腺炎而出现相应的症状。

【诊断】

多数十二指肠憩室无特异性症状,仅靠临床表现很难做出诊断。X 线钡餐检查特别是低张性十二指肠造影,可见圆形或椭圆形腔外光滑的充盈区,立位可见憩室内呈气体、液体及钡剂三层影。电子十二指肠镜检查诊断率比较高,可对憩室的部位、大小做出判断。超声与 CT 可发现位于胰腺实质内的十二指肠憩室,因憩室内常含气体、液体与食物碎屑,有时会误诊为胰腺假性囊肿或脓肿。

【治疗】

无症状的憩室不须治疗。如确认症状由憩室引起,可采用调节饮食、抗炎、抗酸、解痉等治疗。十二指肠憩室的手术并非简单,手术适应证应严格掌握:憩室穿孔合并腹膜炎;憩室大出血、憩室内异物形成;因憩室引发胆管炎、胰腺炎;内科治疗无效,确有憩室症状者。常用的术式有憩室切除术、憩室较小者可行憩室内翻缝合术,乳头旁憩室或多个憩室切除困难时可行消化道转流手术,常用毕Ⅱ式胃部分切除术旷置十二指肠。

第七章　小肠疾病

第一节　解剖和生理概要

【小肠的解剖】

小肠起自胃幽门十二指肠球部,止于回盲瓣,分为十二指肠、空肠和回肠三部分。一般成人小肠全长约 3~5 m,但个体间差异较大。十二指肠起自胃幽门,止于十二指肠空肠曲,全长约 20~25 cm,是小肠中管腔最粗且位置最为固定的部分。十二指肠和空肠交界处毗邻横结肠系膜根部,被十二指肠空肠悬韧带(Treitz 韧带)所固定。空肠和回肠盘曲于横结肠系膜下区的腹腔内,呈游离的肠袢,仅通过小肠系膜附着于腹后壁。空肠和回肠间并无明确的解剖标志,但通常认为小肠上段 2/5 为空肠,下段 3/5 为回肠。空肠肠腔较宽,壁较厚,黏膜有许多高而密的环状皱襞,隔着肠壁即可摸到这些皱襞,肠道愈向下则皱襞愈低而稀,至回肠远端消失。回肠末端接续盲肠。

小肠具有丰富的血管、淋巴和神经组织,它们均穿行于小肠系膜内以供应或支配小肠。小肠系膜根部附着于腹后壁第 2 腰椎左侧,斜向右下方跨越脊柱、十二指肠水平部、腹主动脉、下腔静脉、右输尿管和右腰大肌等,止于右骶髂关节前方。

除十二指肠近端的血液供应来自腹腔干的分支外,其余小肠的血液供应都来自肠系膜上动脉,该动脉从腹主动脉分出,向下前行于胰腺钩突和十二指肠水平部的前方,并经过脾静脉和胰体的后方,进入小肠系膜根部;它分出胰十二指肠下动脉、中结肠动脉、右结肠动脉、回结肠动脉和 12～16 支空肠、回肠动脉;各支相互吻合形成动脉弓,最后分出直动脉到达肠壁,直动脉间缺乏吻合。近端小肠的动脉仅有 1～2 级动脉弓,直支较长,系膜血管稠密,远端增多为 3~4 级动脉弓,故分出的直支较短,而至回肠末端则动脉弓数减少。空肠静脉和回肠静脉与同名动脉伴行,最后汇合成肠系膜上静脉,其与肠系膜上动脉并行,在胰颈的后方与脾静脉汇合形成门静脉。

空肠黏膜下有散在性孤立淋巴小结,至回肠则有许多淋巴集结(Peyer 集结)。小肠淋巴管起始于黏膜绒毛中央的乳糜管,淋巴液汇集于肠系膜根部的淋巴结,再经肠系膜上动脉周围淋巴结,腹主动脉前的淋巴结而至乳糜池。小肠的淋巴引流是将肠道消化吸收的脂肪转运至血液循环的重要途径,同时发挥重要的免疫防御作用。

小肠接受自主神经系统的副交感神经支和交感神经支的支配,交感神经的内脏神经以及部分迷走神经纤维在腹腔动脉周围及肠系膜动脉根部组成腹腔神经丛和肠系膜上神经丛,然后发出神经纤维至肠壁。交感神经兴奋使小肠蠕动减弱,肠腺分泌减少,血管收缩;迷走神经兴奋使肠蠕动增强,肠腺分泌增加。小肠的痛觉由交感神经系统的内脏神经传入纤维传导。

【小肠的生理】

小肠是食物消化和吸收的主要部位。除胰液、胆汁和胃液可继续在小肠内起消化作用外,小肠黏膜腺体也分泌含有多种酶的碱性肠液,其中最主要的是多肽酶(肠肽酶),能将多肽分解为可被肠黏膜吸收的氨基酸。食糜在小肠内分解为葡萄糖、氨基酸、脂肪酸后,即被小肠黏膜吸收。除食物外,小肠还吸收水、电解质、各种维生素,以及脱落的消化道上皮细胞所构成的大量内源性物质。成人这些内源性物质的液体量估计每天达 8000 mL 左右,因此在小肠疾病如肠梗阻或肠瘘发生时,可引起严重的营养障碍和水、电解质平衡失调。

小肠本身是一个重要的内分泌器官,可以分泌大量的胃肠激素,已知的有生长抑素、促胃液素、缩胆素、胰液素、胃动素、抑胃多肽、神经降压素、胰高血糖素等,它们对消化腺及小肠的上皮、内分泌功能及运动功能具有重要的调节作用。

小肠还具有重要的屏障功能。生理情况下,肠道内有很多细菌,肠屏障能够阻止肠道内细菌及毒素移位至肠道外;但在肠梗阻缺血或炎症时,可引起屏障功能破坏,导致细菌和毒素乃至肠内容物移位进入血液循环或腹腔。

第二节　肠感染性疾病

一、肠结核

肠结核是结核分枝杆菌侵犯肠管所引起的慢性特异性感染。

【病因和病理】

肠结核分为原发性和继发性。原发性肠结核较少见,为结核分枝杆菌直接感染肠道引起原发性病变。临床以继发性肠结核多见,其最常见的原发病变是肺结核,开放性肺结核病人常咽下含有结核分枝杆菌的痰液而引起继发性肠结核。在粟粒性结核的病人,结核分枝杆菌可通过血行播散而引起包括肠结核在内的全身性结核感染。盆腔结核、肾结核等结核病灶亦可直接蔓延至肠道。肠结核病变主要发生在回盲部及远端回肠,在病理形态上表现为溃疡型和增生型两类,也可以两种病变并存。

溃疡型肠结核较多见,其特点是溃疡多呈环形,其长轴与肠腔长轴垂直,病变开始于肠壁淋巴集结,继而融合并发生干酪样坏死,破溃后形成溃疡,溃疡修复时由于瘢痕形成和纤维收缩而致肠腔狭窄。增生型肠结核的特点是在黏膜下层大量结核性肉芽肿形成和纤维组织增生,黏膜隆起呈假性息肉样变,也可有浅小的溃疡。由于肠壁增厚和变硬,以及与周围组织粘连,容易导致肠腔狭窄和梗阻。

【临床表现】

肠结核可能是全身性结核的一部分,因此,病人多呈低热、盗汗、乏力、消瘦、食欲减退等结核病的全身症状,腹部症状则因病变类型有所不同。溃疡型肠结核的主要症状为慢性腹部隐痛,偶有阵发性绞痛,以右下腹及脐周围为著,常有进食后加剧,排便后减轻。腹泻,也有腹泻和便秘交替出现。除非病变侵犯结肠,一般粪便不带黏液和脓液。检查右下腹有轻度压痛。增生型肠结核病人,以及病变发展到肠管环形瘢痕狭窄的溃疡型肠结核,主要表现为低位不完全性肠梗阻,腹部可见肠型,肠鸣音高亢,右下腹常可触及固定、较硬且有压痛的肿块。发生慢性肠穿孔时常形成腹腔局限脓肿,脓肿穿破腹壁便形成肠外瘘。

【诊断】

除了应做血象、红细胞沉降率、胸部 X 线平片等一般检查外,需做 X 线钡餐或钡剂灌肠检查,纤维结肠镜检查可发现结肠乃至回肠末端的病变,并可做活组织检查。

【治疗】

肠结核应以内科治疗为主,当伴有外科并发症时才考虑手术治疗。除急诊情况外,手术前原则上应先进行一段抗结核治疗和支持疗法,特别是有活动性肺结核或其他肠外结核的病人,需经治疗并待病情稳定后再行外科治疗。

肠结核的手术适应证为:①病变穿孔形成局限性脓肿或肠瘘;②溃疡型病变伴有瘢痕形成或增生型病变导致肠梗阻;③不能控制的肠道出血;④病变游离穿孔合并急性腹膜炎。后两种情况较为少见。

手术方式应根据并发症而定:①急性肠穿孔应行病变肠段切除术,因修补是在有急性炎症、活动性结核病灶上进行,失败率甚高。②小肠因瘢痕狭窄导致梗阻者做肠段切除吻合,多发性病变可作分段切除吻合,应避免作广泛切除。③回盲部增生型病变可行回盲部或右半结肠切除,如病变浸润固定而不能一期切除,可在病变的近侧切断回肠,缝闭后行短路手术或造口,待病变控制后再行二期手术切除病变肠袢。

二、肠伤寒穿孔

肠穿孔是伤寒病的严重并发症之一,死亡率较高。

【病因和病理】

伤寒病由沙门菌属伤寒杆菌所引起,经口进入肠道,侵入回肠末段的淋巴滤泡和淋巴集结,引起炎性水肿,在发病的第 2 周开始发生坏死,形成溃疡。溃疡的长轴与肠的长轴平行,深及黏膜下层,坏死严重者可深达肌层及浆膜层,当肠腔压力增高时可急性穿孔。由于肠伤寒极少引起腹腔反应与粘连,因此穿孔后立即形成急性弥漫性腹膜炎。80%的穿孔发生在距回盲瓣 50 cm 以内,多为单发,多发穿孔约占 10%~25%。

【临床表现和诊断】

已经确诊为伤寒病的病人,突然发生右下腹痛,短时间内扩散至全腹,伴有呕吐、腹胀;检查有明显腹部压痛、肠鸣音消失等腹膜炎征象,X 线检查发现腹腔游离气体;伤寒病人本应是脉缓、白细胞计数下降、体温高,穿孔后反有脉搏增快,白细胞计数增加,体温下降;腹腔穿刺可抽到脓液。取血做伤寒菌培养和肥达试验(Widal test)可进一步明确诊断。

需要注意的是,有少数伤寒病人症状轻微,仅有轻度发热、头痛、全身不适等,未引起病人重视,其发生穿孔时,多表现为右下腹痛伴呕吐,腹部有急性腹膜炎的体征,常误诊为急性阑尾炎穿孔,手术时可发现回肠穿孔,而阑尾仅有周围炎。在伤寒流行的地区与季节,应警惕伤寒肠穿孔的可能。手术时应取腹腔渗液做伤寒杆菌培养。

【治疗】

伤寒肠穿孔确诊后应及时手术治疗。由于病人一般都很虚弱,故原则是施行穿孔缝合术,手术应简单、快速。除非肠穿孔过多,以及并发不易控制的肠道大量出血,而病人全身状况尚许可,才考虑做肠切除。对术中发现肠壁很薄接近穿孔的其他病变处,也应予以内翻缝合,预防术后发生新的穿孔。手术结束应清洗腹腔,放置有效的引流。术后对伤寒病和腹膜炎应采用积极抗感染治疗,并给予肠外营养支持。目前,针对伤寒的药物主要为氟喹诺酮类和第三代头孢菌素类药物,均有可靠的疗效,术后加强药物治疗能控制病变的发展,减少再穿孔的发生。

第三节　肠炎性疾病

一、急性出血性肠炎

急性出血性肠炎为一种原因尚不明确的肠管急性炎症病变,由于血便是本病最主要的症状,故称为急性出血性肠炎。

【病因和病理】

病因尚未确定,部分病人发病前,可有不洁饮食史或上呼吸道感染史,曾认为本病与细菌感染或过敏有关。近年来认为本病的发生与 C 型魏氏杆菌产生的 β 毒素有关,肠道内缺乏足够破坏 β 毒素的胰蛋白酶亦促使本病发生。长期进食低蛋白饮食可使肠道内胰蛋白酶处于低水平。

病变主要在空肠或回肠,常呈节段性,严重时可融合成片。肠管扩张,肠腔内充满暗红色血性液体和坏死物质,肠壁充血水肿、炎性细胞浸润、广泛出血、坏死和溃疡形成,甚至穿孔。腹腔内可有混浊或血性渗液。

【临床表现】

急性腹痛、腹胀、呕吐、腹泻、便血及全身中毒症状为主要临床表现。腹痛呈阵发性绞痛或持续性疼痛伴阵发性加剧,随之有腹泻,多为血水样便或果酱样腥臭便。有发热、恶心、呕吐,少数病人腹痛不明显而以血便为主要症状。当肠坏死或穿孔时,可有明显的腹膜炎征象,严重时出现中毒性休克。

诊断上需与肠套叠、克罗恩病、中毒性菌痢或急性肠梗阻等相鉴别。

【治疗】

一般采用非手术治疗,包括:①禁食,胃肠减压;②维持内环境平衡,纠正水、电解质与酸碱紊乱,必要时可少量多次输血;③应用广谱抗生素和甲硝唑以控制肠道细菌特别是厌氧菌的生长;④防治脓毒血症和中毒性休克;⑤应用静脉营养,既可提供营养又可使肠道休息。

手术适应证:①有明显腹膜炎表现,或腹腔穿刺有脓性或血性渗液,怀疑有肠坏死或穿孔;②不能控制的肠道大出血;③有肠梗阻表现经非手术治疗不能缓解。

对肠管坏死、穿孔或伴大量出血且病变局限者可行肠管部分切除吻合。如病变广泛或病人全身情况严重,可将穿孔、坏死肠段切除,远近两端外置造口,以后再行二期吻合。急性出血性肠炎严重时可累及大部分肠管,手术时必须仔细判断肠管生机,不可因炎症水肿、片状或点状出血而贸然行广泛肠切除,导致术后发生短肠综合征。手术后仍应给予积极的药物及支持疗法。

二、克罗恩病

克罗恩病的病因以及发病机制迄今尚未完全明确。此病多见于欧美发达国家,在我国发病率亦呈上升趋势,尤其在经济发达地区上升明显。发病以年轻者居多,在我国男性发病率略高于女性。

【病理】

克罗恩病可侵及胃肠道的任何部位,最多见于回肠末段,可同时累及小肠和结肠,病变局限在结肠者较少见,直肠受累者则不及半数。病变可局限于肠管的一处或多处,呈节段性分布。炎症波及肠壁各层,浆膜面充血水肿、纤维素渗出;病变黏膜增厚,可见裂隙状深溃疡,黏膜水肿突出表面呈鹅卵石样改变;肠壁增厚,肉芽肿形成,可使肠腔变窄;受累肠系膜水肿、增厚和淋巴结炎性肿大,系膜缩短,肠管常有脂肪包裹;病变肠袢间及与周围组织、器官常粘连,或因溃疡穿透而形成内瘘、外瘘。

【临床表现】

与发病急缓、病变部位、范围以及有无并发症有关。起病常较缓慢,病史较长。腹泻、腹痛、体重下降是其常见症状,可见黏液血便。腹痛常位于右下腹或脐周,一般为痉挛性痛,多不严重,常伴局部轻压痛。当有慢性溃疡穿透、肠内瘘和粘连形成时,可出现腹内肿块。部分病人出现肠梗阻症状,但多为不完全性。部分病人以肛周病变为首诊症状。

【诊断与鉴别诊断】

克罗恩病诊断需要结合临床表现、内镜、病理组织学、影像学和临床生化检查等来综合判断。其中,结肠镜检查与活检病理,影像学检查包括 CT 肠道显像(CTE)和磁共振肠道显像(MRE),有助于临床明确诊断,必要时可行胶囊内镜、小肠镜等检查。

克罗恩病应与肠结核、白塞病、肠道淋巴瘤和溃疡性结肠炎等鉴别。少数克罗恩病病人发病较急,易误诊为急性阑尾炎;但是急性阑尾炎一般既往无反复低热、腹泻病史,右下腹压痛较局限、固定,白细胞计数增加较显著。

【治疗】

一般采用内科治疗,约70%病人在一生中需要接受外科手术治疗,手术目的主要是处理由该疾病导致的并发症。克罗恩病手术适应证为:肠狭窄梗阻、腹腔脓肿、肠内瘘或肠外瘘、游离性肠穿孔、不可控制的肠道出血、癌肿形成、肛周病变,内科治疗无效,儿童生长发育迟缓者亦应考虑手术干预。

手术应切除病变部位包括近远侧肉眼观正常肠管 2 cm,肠管吻合推荐侧侧吻合方式。一般不宜做单纯的病变近远侧肠侧侧吻合的短路手术。多次肠切除术后复发,有单个或多个短的小肠纤维性狭窄,可行狭窄成形术。术前诊断为阑尾炎而在手术中怀疑为此病时,单纯切除阑尾后容易发生残端瘘;若急性阑尾炎手术后出现瘘应注意克罗恩病的可能性。因病人大多存在营养不良、长期使用激素或免疫抑制剂,围术期处理显得尤为重要。

本病手术治疗后复发率可达50%以上,复发部位多在肠吻合口附近。

第四节　肠梗阻

任何原因引起的肠内容物通过障碍统称肠梗阻,肠梗阻是常见的外科急腹症之一。肠梗阻不但可引起在肠管形态和功能上的改变,还可导致一系列全身性病理生理改变,严重时可危及病人的生命。

【病因和分类】

1. 按梗阻原因分类

(1) 机械性肠梗阻：系各种原因引起肠腔狭小或不通，致使肠内容物不能通过，是临床上最为常见的类型。常见的原因包括：①肠外因素，如粘连带压迫、疝嵌顿、肿瘤压迫等；②肠壁因素，如肠套叠、炎症性狭窄、肿瘤、先天性畸形等；③肠腔内因素，如蛔虫梗阻、异物、粪块或胆石堵塞等。

(2) 动力性肠梗阻：又分为麻痹性与痉挛性两类，是由于神经抑制或毒素刺激以致肠壁肌运动紊乱，使肠蠕动丧失或肠管痉挛，以致肠内容物不能正常运行，但无器质性肠腔狭小。麻痹性肠梗阻较为常见，多发生在腹腔手术后、腹部创伤或弥漫性腹膜炎病人。痉挛性肠梗阻较为少见，可发生于急性肠炎、肠道功能紊乱或慢性铅中毒病人。

(3) 血运性肠梗阻：由于肠系膜血管栓塞或血栓形成，使肠管血运障碍，肠失去蠕动能力，肠腔虽无阻塞，但肠内容物停止运行，故亦可归纳入动力性肠梗阻之中。但是它可迅速继发肠坏死，在处理上截然不同。

2. 按肠壁血运有无障碍分类

(1) 单纯性肠梗阻：仅有肠内容物通过受阻，而无肠管血运障碍。

(2) 绞窄性肠梗阻：因肠系膜血管或肠壁小血管受压、血管腔栓塞或血栓形成而使相应肠段血运障碍，继而可引起肠坏死、穿孔。

3. 按梗阻部位分类

可分为高位(空肠)梗阻、低位小肠(回肠)和结肠梗阻，后者因有回盲瓣的作用，肠内容物只能从小肠进入结肠，而不能反流，故又称"闭袢性梗阻"。只要肠袢两端完全阻塞，如肠扭转，均属闭袢性梗阻。

4. 按梗阻程度分类

可分为完全性和不完全性肠梗阻。根据病程发展快慢，又分为急性和慢性肠梗阻。慢性不完全性肠梗阻是单纯性肠梗阻,急性完全性肠梗阻多为绞窄性。

上述分类在不断变化的病理过程中是可以互相转化的。例如单纯性肠梗阻如治疗不及时可发展为绞窄性;机械性肠梗阻如时间过久,梗阻以上的肠管由于过度扩张,可出现麻痹性肠梗阻的临床表现;慢性不完全性肠梗阻可因炎性水肿而变为急性完全性。

【病理和病理生理】

1.局部变化

机械性肠梗阻一旦发生,梗阻以上肠蠕动增加,肠腔内因气体和液体的积聚而膨胀。肠梗阻部位愈低,时间愈长,肠膨胀愈明显。梗阻以下肠管则瘪陷、空虚或仅存积少量粪便。扩张肠管和塌陷肠管交界处即为梗阻所在,这对手术中寻找梗阻部位至为重要。肠腔压力不断升高,可使肠壁静脉回流受阻,肠壁充血水肿,液体外渗。同时肠壁及毛细血管通透性增加,肠壁上有出血点,并有血性渗出液渗入肠腔和腹腔。在闭袢型肠梗阻,肠内压可增加至更高点。肠内容物和大量细菌渗入腹腔,引起腹膜炎。最后,肠管可因缺血坏死而溃破穿孔。

2.全身变化

(1)水、电解质和酸碱失衡:肠梗阻时,胃肠道分泌的液体不能被吸收返回全身循环而积存在肠腔,同时肠壁继续有液体向肠腔内渗出,导致体液在第三间隙的丢失。高位肠梗阻由于不能进食同时出现的大量呕吐更易出现脱水。同时丢失大量的胃酸和氯离子,故有代谢性碱中毒;低位小肠梗阻丢失大量的碱性消化液加之组织灌注不良,酸性代谢产物剧增,可引起严重的代谢性酸中毒。

(2)血容量下降:肠膨胀可影响肠壁静脉回流,大量血浆渗出至肠腔和腹腔内,如有肠绞窄则更易丢失大量血浆和血液。此外,肠梗阻时蛋白质分解增多,肝合成蛋白的能力下降等,都可加剧血浆蛋白的减少和血容量下降。

(3)休克:严重的缺水、血容量减少、电解质紊乱、酸碱平衡失调、细菌感染、中毒等,可引起休克。当肠坏死、穿孔,发生腹膜炎时,全身中毒尤为严重。最后可引起严重的低血容量性休克和中毒性休克。

(4)呼吸和心脏功能障碍:肠膨胀时腹压增高,横膈上升,影响肺内气体交换;腹痛和腹胀可使腹式呼吸减弱;腹压增高和血容量不足可使下腔静脉回流量减少,心排血量减少,而致呼吸、循环功能障碍。

【临床表现】

不同原因引起肠梗阻的临床表现虽不同,但肠内容物不能顺利通过肠腔则是一致的,其共同的表现即腹痛、呕吐、腹胀及停止自肛门排气排便。

1.症状

(1)腹痛:机械性肠梗阻发生时,梗阻部位以上强烈肠蠕动,即发生腹痛。之后由于肠管肌过度疲劳而呈暂时性弛缓状态,腹痛也随之消失,故机械性肠梗阻的腹痛是阵发性绞痛性质。在腹痛的同时伴有高亢的肠鸣音,当肠腔有积气积液时,肠鸣音呈气过水声或高调金属音。病人常自觉有气体在肠内窜行,并受阻于某一部位,有时能见到肠型和肠蠕动波。如果腹痛的间歇期不断缩短,以致成为剧烈的持续性腹痛,则应该警惕可能是绞窄性肠梗阻的表现。

麻痹性肠梗阻的肠壁肌呈瘫痪状态,没有收缩蠕动,因此无阵发性腹痛,只有持续性胀痛或不适。听诊时肠鸣音减弱或消失。

(2)呕吐:高位梗阻的呕吐出现较早,呕吐较频繁,吐出物主要为胃及十二指肠内容。低位小肠梗阻的呕吐出现较晚,初为胃内容物,后期的呕吐物为积蓄在肠内并经发酵、腐败呈粪样的肠内容物。若呕吐物呈棕褐色或血性,是肠管血运障碍的表现。麻痹性肠梗阻时,呕吐多呈溢出性。

(3)腹胀:发生在腹痛之后,其程度与梗阻部位有关。高位肠梗阻腹胀不明显,但有时可见胃型。低位肠梗阻及麻痹性肠梗阻腹胀显著,遍及全腹。在腹壁较薄的病人,常可见肠管膨胀,出现肠型。结肠梗阻时,如果回盲瓣关闭良好,梗阻以上肠袢可成闭袢,则腹周膨胀显著。腹部隆起不均匀对称,是肠扭转等闭袢性肠梗阻的特点。

(4)排气排便停止:完全性肠梗阻发生后,肠内容物不能通过梗阻部位,梗阻以下的肠管处于空虚状态,临床表现为停止排气排便。但在梗阻的初期,尤其是高位其下面积存的气体和粪便仍可排出,不能误诊为不是肠梗阻或是不完全性肠梗阻。某些绞窄性肠梗阻,如肠套叠、肠系膜血管栓塞或血栓形成,则可排出血性黏液样粪便。

2.体征

单纯性肠梗阻早期全身情况无明显变化。晚期因呕吐、脱水及电解质紊乱可出现唇干舌燥、眼窝内陷、皮肤弹性减退、脉搏细弱等。绞窄性肠梗阻病人可出现全身中毒症状及休克。

腹部视诊:机械性肠梗阻常可见肠型和蠕动波。肠扭转时腹胀多不对称;麻痹性肠梗阻则腹胀均匀。触诊:单纯性肠梗阻因肠管膨胀,可有轻度压痛,但无腹膜刺激征;绞窄性肠梗阻时,可有固定压痛和腹膜刺激征,压痛的肿块常为有绞窄的肠袢。叩诊:绞窄性肠梗阻时,腹腔有渗液,移动性浊音可呈阳性。听诊:肠鸣音亢进,有气过水声或金属音,为机械性肠梗阻表现。麻痹性肠梗阻时,则肠鸣音减弱或消失。

3.辅助检查

(1)化验检查:单纯性肠梗阻早期变化不明显,随着病情发展,由于失水和血液浓缩,白细胞计数、血红蛋白和血细胞比容都可增高。尿比重也增高。查血气分析和血清 Na^+、K^+、Cl^-、尿素氮、肌酐的变化,可了解酸碱失衡、电解质紊乱和肾功能的状况。呕吐物和粪便检查,有大量红细胞或隐血阳性,应考虑肠管有血运障碍。

（2）X线检查：一般在肠梗阻发生 4~6 小时，X线检查即显示出肠腔内气体；摄片可见气胀肠袢和液平面。肠梗阻的部位不同，X线表现也各有其特点：空肠黏膜的环状皱襞在肠腔充气时呈鱼骨刺状；回肠扩张的肠袢多，可见阶梯状的液平面；结肠胀气位于腹部周边，显示结肠袋形。当疑有肠套叠、肠扭转或结肠肿瘤时，可做钡灌肠或 CT 检查以协助诊断。

【诊断】

首先根据肠梗阻临床表现的共同特点，确定是否为肠梗阻，进一步确定梗阻的类型和性质，最后明确梗阻的部位和原因。这是诊断肠梗阻不可缺少的步骤。

1. 是否肠梗阻

根据腹痛、呕吐、腹胀、停止自肛门排气排便大症状和腹部可见肠型或蠕动波，肠鸣音亢进等，一般可做出诊断。但有时病人可不完全具备这些典型表现，特别是某些绞窄性肠梗阻的早期，可能与急性胃肠炎、急性胰腺炎、输尿管结石等混淆。除病史与详细的腹部检查外，化验检查与 X 线检查可有助于诊断。

2. 是机械性还是动力性梗阻

机械性肠梗阻具有上述典型临床表现，早期腹胀可不显著。麻痹性肠梗阻无阵发性绞痛等肠蠕动亢进的表现，相反是肠蠕动减弱或消失，腹胀显著，肠鸣音微弱或消失。腹部 X 线平片和 CT 检查对鉴别诊断甚有价值，麻痹性肠梗阻显示大、小肠全部充气扩张；而机械性肠梗阻胀气限于梗阻以上的部分肠管，即使晚期并发肠绞窄和麻痹，结肠也不会全部胀气。

3. 是单纯性还是绞窄性梗阻

这点极为重要，关系到治疗方法的选择和病人的预后。有下列表现者，应考虑绞窄性肠梗阻的可能，必须尽早进行手术治疗：

（1）腹痛发作急骤，初始即为持续性剧烈疼痛，或在阵发性加重之间仍有持续性疼痛。有时出现腰背部痛。

（2）病情发展迅速,早期出现休克,抗休克治疗后改善不明显。

（3）有腹膜炎的表现,体温上升、脉率增快、白细胞计数增高。

（4）腹胀不对称,腹部有局部隆起或触及有压痛的肿块(孤立胀大的肠祥)。

（5）呕吐出现早而频繁,呕吐物、胃肠减压抽出液、肛门排出物为血性。腹腔穿刺抽出血性液体。

（6）腹部 X 线检查见孤立扩大的肠祥。

（7）经积极的非手术治疗症状体征无明显改善。

4. 是高位还是低位梗阻

高位小肠梗阻的呕吐发生早而频繁,腹胀不明显;低位小肠梗阻的腹胀明显,呕吐出现晚而次数少,并可吐粪样物;结肠梗阻与低位小肠梗阻的临床表现很相似。X 线检查有助于鉴别,低位小肠梗阻,扩张的肠祥在腹中部,呈"阶梯状"排列,结肠梗阻时扩大的肠祥分布在腹部周围,可见结肠袋,胀气的结肠阴影在梗阻部位突然中断,盲肠胀气最显著。

5. 是完全性还是不完全性梗阻

完全性梗阻呕吐频繁,如为低位梗阻则腹胀明显,完全停止排便排气。X 线检查见梗阻以上肠祥明显充气扩张,梗阻以下结肠内无气体。不完全性梗阻呕吐与腹胀均较轻,X 线所见肠祥充气扩张都较不明显,结肠内可见气体存在。

6. 是什么原因引起梗阻

根据肠梗阻不同类型的临床表现,参考年龄、病史、体征、X 线检查等几方面进行分析。临床上粘连性肠梗阻最为常见,多发生于以往有过腹部手术、损伤或炎症史的病人。嵌顿性或绞窄性腹外疝也是常见的肠梗阻原因。新生儿以肠道先天性畸形为多见,2 岁以内的小儿多为肠套叠。蛔虫团所致的肠梗阻常发生于儿童。老年人则以肿瘤及粪块堵塞为常见。

【治疗】

肠梗阻的治疗原则是纠正因肠梗阻所引起的全身生理紊乱和解除梗阻。治疗方法的选择要根据肠梗阻的原因、性质、部位以及全身情况和病情严重程度而定。

1. 非手术治疗

(1)胃肠减压:是治疗肠梗阻的主要措施之一,目的是减少胃肠道积留的气体、液体,减轻肠腔膨胀,有利于肠壁血液循环的恢复,减少肠壁水肿。使某些部分梗阻的肠袢因肠壁肿胀而继发的完全性梗阻得以缓解,也可使某些扭曲不重的肠袢得以复位。还可以减轻腹内压,改善因膈肌抬高而导致的呼吸与循环障碍。对低位肠梗阻,可应用较长的小肠减压管。

(2)纠正水、电解质紊乱和酸碱失衡:这是肠梗阻最突出的生理紊乱,应及早给予纠正。当血液生化检查结果尚未获得前,要先给予平衡盐液。待有测定结果后再添加电解质与纠正酸碱失衡。在无心、肺、肾功能障碍的情况下,最初输入液体的速度可稍快,但需作尿量监测,必要时作中心静脉压监测。在单纯性肠梗阻的晚期或绞窄性肠梗阻,常有大量血浆和血液渗出至肠腔或腹腔,需要补充血浆和全血。

(3)防治感染:肠梗阻后,肠壁血液循环有障碍,肠黏膜屏障功能受损而有肠道细菌移位,或是肠腔内细菌直接穿透肠壁至腹腔内产生感染。同时,膈肌升高影响肺部气体交换与分泌物排出,易发生肺部感染。

(4)其他治疗:腹胀可影响肺的功能,病人宜吸氧。为减轻胃肠道的膨胀可给予生长抑素以减少胃肠液的分泌量。止痛剂的应用应遵循急腹症治疗的原则。

2. 手术治疗

手术是治疗肠梗阻的一个重要措施,手术目的是解除梗阻、去除病因,手术的方式可根据病人的全身情况与梗阻的病因、性质、部位等加以选择。

（1）单纯解除梗阻的手术：如粘连松解术，肠切开取除肠石、蛔虫等，肠套叠或肠扭转复位术等。

（2）肠切除肠吻合术：对肠管因肿瘤、炎症性狭窄，或局部肠祥已经失活坏死，则应作肠切除肠吻合术。

对于绞窄性肠梗阻，应争取在肠坏死以前解除梗阻，恢复肠管血液循环。有下列表现则表明肠管已无生机：①肠壁已呈紫黑色并已塌陷；②肠壁已失去张力和蠕动能力，对刺激无收缩反应；③相应的肠系膜终末小动脉无搏动。手术中肠祥生机的判断常有困难，小段肠祥当不能肯定有无血运障碍时，以切除为安全。但当有较长段肠祥尤其全小肠扭转，贸然切除将影响病人将来的生存。可在纠正血容量不足与缺氧的同时，可用盐水纱布热敷，或在肠系膜血管根部注射1%普鲁卡因或苄胺唑啉以缓解血管痉挛，观察15~30分钟后，如仍不能判断有无生机，可将肠管回纳腹腔后暂时关腹，严密观察，24小时内再次进腹探查，最后确认无生机后始可考虑切除。

（3）肠短路吻合术：当梗阻的部位切除有困难，为解除梗阻，可分离梗阻部远近端肠管作短路吻合，旷置梗阻部。但应注意旷置的肠管尤其是梗阻部的近端肠管不宜过长，以免引起盲祥综合征。

（4）肠造口或肠外置术：肠梗阻部位的病变复杂或病人情况很差，不允许行复杂的手术，可用这类术式解除梗阻，即在梗阻近端肠管作肠造口术以减压，解除因肠管高度膨胀而带来的生理紊乱。主要适用于低位肠梗阻，如急性结肠梗阻，如已有肠坏死或肠肿瘤，可切除坏死或肿瘤肠段，将两断端外置作造口术，以后再行二期手术重建肠道的连续性。

一、粘连性肠梗阻

粘连性肠梗阻是肠梗阻最常见的一种类型，其发生率约占肠梗阻的40%~60%。

【病因和病理】

肠粘连和腹腔内粘连可分先天性和后天性两种。先天性者较少见,可因发育异常或胎粪性腹膜炎所致;后天性者多见,常由于腹腔内手术、炎症、创伤、出血、异物等引起。临床上以手术后所致的粘连性肠梗阻为最多。

粘连性肠梗阻一般都发生在小肠,引起结肠梗阻者少见。粘连引起的肠梗阻有多种类型。肠粘连必须在一定条件下才会引起肠梗阻,例如:①肠腔已变窄,在有腹泻炎症时,肠壁水肿使变窄的肠腔完全阻塞不通;②肠腔内容物过多,致肠膨胀,肠袢下垂加剧粘着部的锐角而使肠管不通;③肠蠕动增加或体位的剧烈变动,产生扭转。因此,有些病人粘连性肠梗阻的症状可反复发作,经非手术治疗后又多可缓解。而另一些病人以往并无症状,初次发作即为绞窄性肠梗阻。

【诊断】

急性粘连性肠梗阻主要是小肠机械性梗阻的表现,病人多有腹腔手术、创伤或感染的病史。以往有慢性肠梗阻症状或多次急性发作者多为广泛粘连引起的梗阻;长期无症状,突然出现急性梗阻症状,腹痛较重,出现腹膜刺激征,应考虑粘连带、内疝或扭转等引起的绞窄性肠梗阻。手术后早期(5~7 天)发生梗阻的症状,应与手术后肠麻痹恢复期的肠蠕动功能失调相鉴别。除有肠粘连外,与术后早期肠管的炎性反应有关,既有肠腔梗阻又有炎症引起的局部肠动力性障碍。

【预防】

腹部手术时减少组织损伤,减轻组织炎症反应,预防腹腔内粘连是外科医师应重视的问题。腹腔内粘连的产生除一些不可避免的因素外,尚有一些可避免的因素,如:①清除手套上的淀粉、滑石粉,不遗留线头、棉花纤维等异物于腹腔内,减少肉芽组织的产生;②减少缺血的组织,不做大块组织结扎;③注意无菌操作技术,减少炎性渗出;④保护肠浆膜面,防止损伤与干燥;⑤冲洗清除腹腔内积血、积液,必要时放置引流;⑥及时治疗腹腔内炎性病变,防止炎症扩散。此外,术后早期活动和促进肠蠕动及早恢复,均有利于防止粘连的形成。

【治疗】

肠梗阻的治疗原则适用于粘连性肠梗阻。治疗粘连性肠梗阻要点是区别是单纯性还是绞窄性,是完全性还是不完全性。单纯性肠梗阻可先行非手术治疗,绞窄性和完全性则应手术治疗。反复发作者可根据病情行即期或择期手术治疗。虽然手术后仍可形成粘连,仍可发生肠梗阻,但在非手术治疗难以消除梗阻粘连的情况下,手术仍是有效的方法。

手术方法应按粘连的具体情况而定:粘连带和小片粘连可施行简单的切断和粘连松解;如一组肠袢紧密粘连成团难以分离,可切除此段肠袢做一期吻合;在特殊情况下,如放射性肠炎引起的粘连性肠梗阻,可将梗阻近、远端肠侧侧吻合做短路手术;为了防止粘连性肠梗阻在手术治疗后再发,特别是腹腔内广泛粘连分离后,可采取肠排列的方法,使肠袢呈有序的排列粘着,而不致有梗阻。

二、肠扭转

肠扭转是一段肠袢及其系膜沿其系膜长轴扭转360°~720°而造成的闭袢型肠梗阻。既有肠管的梗阻,更有肠系膜血液循环受阻,是肠梗阻中病情凶险,发展迅速的一类。

【病因】

引起肠扭转的主要原因有如下三种。

1. 解剖因素

如手术后粘连,乙状结肠冗长,先天性中肠旋转不全等。

2. 物理因素

在上述解剖因素基础上,肠襻本身有一定的重量,如饱餐后肠腔内有较多不易消化的食物、肠管肿瘤、乙状结肠内存积干结粪便等,都是造成肠扭转的潜在因素。

3. 动力因素

强烈的肠蠕动或体位的突然改变,肠襻产生不同步的运动,使已有轴心固定位置且有一定重量的肠襻发生扭转。

【临床表现】

肠扭转是闭襻型肠梗阻加绞窄性肠梗阻,发病急骤,发展迅速。起病时腹痛剧烈且无间歇期,早期即可出现休克。肠扭转的好发部位是小肠和乙状结肠,临床表现各有特点。

小肠扭转表现为突然发作剧烈腹部绞痛,常为持续性疼痛阵发性加剧;由于肠系膜受到牵拉,疼痛可放射至腰背部。呕吐频繁,腹胀以某一部位特别明显,腹部有时可扪及压痛的扩张肠襻。肠鸣音减弱,可闻及气过水声。腹部 X 线检查符合绞窄性肠梗阻的表现,有时可见空肠和回肠换位,或排列成多种形态的小跨度蜷曲肠襻等特有的征象。CT 检查有助于明确诊断。

乙状结肠扭转多见于乙状结肠冗长、有便秘的老年人,以往可有多次腹痛发作经排气、排便后缓解的病史。病人有腹部持续胀痛,左腹部明显膨胀,可见肠型。腹部压痛及肌紧张不明显。腹部 X 线平片显示马蹄状巨大的双腔充气肠襻,圆顶向上;立位可见两个液平面。钡剂灌肠 X 线检查见扭转部位钡剂受阻,钡影尖端呈"鸟嘴"形。

【治疗】

肠扭转是一种较严重的机械性肠梗阻,可在短时期内发生肠绞窄、坏死。若不能得到及时正确的处理,将有较高的死亡率。及时的手术治疗,将扭转的肠祥回转复位可降低死亡率,更可减少小肠大量切除后的短肠综合征。

复位后应细致观察血液循环恢复的情况。对有怀疑的乙状结肠扭转 X 平片,提示巨肠祥应设法解除血管痉挛,观察其生机,争取保留较长的乙状结肠祥几乎充满整个腹腔肠。明确有坏死的肠段应切除,小肠应做一期吻合,坏死的乙状结肠一般切除后,将断端外置造口,以后做二期手术。乙状结肠扭转病人多有乙状结肠冗长而引起的便秘,复位后可择期行冗长结肠切除。

早期乙状结肠扭转,可在结肠镜的直视下,将肛管通过扭转部进行减压,并将肛管保留 2~3 日。但这些治疗必须在严密观察下进行,一旦怀疑有肠绞窄,必须及时改行手术治疗。

三、肠套叠

肠的一段套入其相连的肠管腔内称为肠套叠,多见于幼儿,成人肠套叠较为少见,但有其特点。

【病因与类型】

原发性肠套叠绝大部分发生于婴幼儿,主要由于肠蠕动正常节律紊乱,而肠蠕动节律的失调可能由于食物性质的改变所致。继发性肠套叠多见于成年人,有解剖性因素(如盲肠活动度大),另外物理性因素如肠腔内或肠壁部器质性病变(如肠息肉、肿瘤等)使肠蠕动节律失调,近段肠管的强力蠕动将病变连同肠管同时送入远段肠管中。

根据套入肠与被套肠部位,肠套叠分为小肠-小肠型,小肠-结肠型,结肠-结肠型,在小儿多为回结肠套叠。套叠的结构可分为三层,外层为鞘部,中层为回返层,内层为进入层,后两者合称套入部。套入部的肠系膜也随肠管进入,结果不仅发生肠腔梗阻,由于肠系膜血管受压,肠管可以发生绞窄而坏死。

【临床表现】

肠套叠的三大典型症状是腹痛、血便和腹部肿块。表现为突然发作剧烈的阵发性腹痛,病儿阵发哭闹不安,有安静如常的间歇期。伴有呕吐和果酱样血便。腹部触诊常可扪及腊肠形、表面光滑、稍可活动、具有压痛的肿块,常位于脐右上方,而右下腹扪诊有空虚感。随着病程的进展逐步出现腹胀等肠梗阻症状。钡剂灌肠 X 线检查对诊断肠套叠有较高的价值。

除急性肠套叠外,尚有慢性复发性肠套叠,多见于成人,其发生原因常与肠息肉、肿瘤、憩室等病变有关。多呈不完全梗阻,故症状较轻,可表现为阵发性腹痛发作,而发生便血的不多见。由于套叠常可自行复位,所以发作过后检查可为阴性。

【治疗】

应用空气或钡剂灌肠,不仅是诊断方法,也是一种有效的治疗方法,适用于回盲型或结肠型的早期。一般空气压力先用 60 mmHg,经肛管注入结肠内,在 X 线透视下明确诊断后,继续注气加压至 80 mmHg 左右,直至套叠复位。如果套叠不能复位,或病期已超过 48 小时,或怀疑有肠坏死,或灌肠复位后出现腹膜刺激征及全身情况恶化,都应行手术治疗。术前应纠正脱水或休克。术中若肠无坏死,可轻柔地挤压复位;如果肠壁损伤严重或已有肠坏死者,可行肠段切除吻合术;如果病儿全身情况严重,可将坏死肠管切除后两断端外置造口,以后再行二期肠吻合术。成人肠套叠多有引起套叠的病理因素,一般主张手术。

第五节　肠系膜血管缺血性疾病

随人口老龄化,此病发病率增加。主要发生于肠系膜动脉缺血。因肠系膜血管急性血液循环障碍导致肠管短时间内缺血坏死形成肠梗阻,临床上表现为血运性肠梗阻。可由下列原因引起:①肠系膜上动脉栓塞,栓塞多来自心脏,如心肌梗死后的附壁血栓、心瓣膜病、心房纤颤、心内膜炎等,也可来自主动脉壁上粥样斑块;栓塞可发生在肠系膜上动脉自然狭窄处,常见部位在结肠中动脉出口以下。②肠系膜上动脉血检形成,大多在动脉硬化性阻塞或狭窄的基础上发生,常涉及整个肠系膜上动脉,也有较局限者。③肠系膜上静脉血栓形成,可继发于腹腔感染、肝硬化门静脉高压致血流淤滞、真性红细胞增多症、高凝状态和外伤或手术造成血管损伤等。

【临床表现和诊断】

根据肠系膜血管阻塞的病因、部位、范围和发生的缓急,临床表现各有差别。一般阻塞发生过程越急,范围越广,表现就越严重。动脉阻塞的临床表现又较静脉阻塞急而严重。

肠系膜上动脉栓塞和血栓形成的临床表现大致相仿。一般发病急骤,早期表现为突然发生剧烈的腹部绞痛,难以用一般药物所缓解,可以是全腹性或局限性。其后出现肠坏死,疼痛转为持续,多数伴有频繁呕吐,呕吐物多为血性。部分病人有腹泻,并排出暗红色血便。病人的早期症状明显且严重,其特点是严重的症状与轻微的体征不相称。起初腹软不胀,可有轻度压痛,肠鸣音存在;全身改变也不明显,但如血管闭塞范围广泛,也可较早出现休克。随着肠坏死和腹膜炎的发展,腹胀渐趋明显,肠鸣音消失,出现腹部压痛、腹肌紧张等腹膜刺激征。呕出暗红色血性液体,或出现血便;腹腔穿刺抽出液也为血性。血象多表现为血液浓缩,白细胞计数在病程早期便可明显升高,常达 $20 \times 10^9/L$

以上。

肠系膜上动脉血栓形成的病人,常先有慢性肠系膜上动脉缺血的征象。表现为饱餐后腹痛,以致病人不敢进食而日渐消瘦,和伴有慢性腹泻等肠道吸收不良的症状。当血栓形成突然引起急性完全性血管阻塞时,则表现与肠系膜上动脉栓塞相似。

肠系膜上静脉血栓形成的症状发展较慢,表现多不典型,有腹部不适、便秘或腹泻等前驱症状。数日至数周后可突然剧烈腹痛、持续性呕吐,但呕血和便血更为多见,腹胀和腹部压痛,肠鸣音减少;腹腔穿刺可抽出血性液体,常有发热和白细胞计数增高。腹部手术,如腹腔镜右半结肠切除术后肠系膜上静脉血栓形成,临床常有不全性肠梗阻及引流量增多的表现。

本病的诊断主要依靠病史和临床表现,腹部 X 线平片早期显示受累小肠、结肠轻度或中度扩张胀气,晚期由于肠腔和腹腔内大量积液,平片显示腹部普遍密度增高。选择性动脉造影对诊断有重要意义,早期可有助于鉴别血管栓塞、血栓形成或痉挛,并可同时给予血管扩张剂等治疗。

【治疗】

应及早诊断,及早治疗,包括支持疗法和手术治疗。血管造影明确病变的性质和部位后,动脉导管可保留在原位以给予血管扩张剂,并维持至手术后或栓塞病变治疗后,可有利于提高缺血肠管的成活率。肠系膜上动脉栓塞可行取术。血栓形成则可行血栓内膜切除或肠系膜上动脉-腹主动脉"搭桥"手术。如果病人出现腹膜刺激症状,则不宜等待,条件许可时尽早行剖腹探查,已有肠坏死应做肠切除术,根据肠管切除的范围及切除缘的血运情况施行一期肠吻合或肠断端外置造口术。肠系膜上静脉血栓形成者需施行肠切除术,切除被围应包括全部有静脉血栓形成的肠系膜,否则术后静脉血栓有继续蔓延的可能,术后应继续行抗凝治疗。

急性肠系膜血管缺血性疾病,临床常因认识不足而误诊,一旦发生广泛的肠缺血坏死,预后凶险,死亡率很高。短肠综合征、再栓塞、肠外瘘、胃肠道出血、局限性肠纤维化狭窄等是术后可能发生的并发症。

肠系膜血管缺血性疾病中还有一类非肠系膜血管闭塞性缺血,其肠系膜动、静脉并无阻塞。临床诱因如充血性心力衰竭、急性心肌梗死、休克、心脏等大手术后,以及应用麦角等药物、大量利尿剂和洋地黄中毒等,与低血容量、低心排血量、低血压或肠系膜血管收缩所致肠系膜血液循环低灌注状态有关。尤易发生于已有肠系膜上动脉硬化性狭窄病变者。

临床表现与急性肠系膜上动脉阻塞极相似,但发病较缓慢,剧烈腹痛逐渐加重。待发展到肠梗死阶段,则出现严重腹痛、呕血或血便,并出现腹膜炎体征。

选择性肠系膜上动脉造影最具诊断价值,显示其动脉近端正常,而远侧分支变细而光滑。

治疗首先应纠正诱发因素。血细胞比容增高时应补给晶体、胶体溶液或输注低分子右旋糖酐。经选择性肠系膜上动脉插管灌注罂粟碱等血管扩张药物。发生肠坏死应手术治疗。术后可继续保留肠系膜上动脉插管给药。

由于本病伴有致病诱因的严重器质性疾病,且病人常年龄较大,故死亡率甚高。

第六节　短肠综合征

短肠综合征是指小肠被广泛切除后,残存的功能性肠管不能维持病人营养需要的吸收不良综合征。本病常见病因有肠扭转、腹内外疝绞窄、肠系膜血管栓塞或血栓形成、外伤累及肠系膜上血管,以及 Crohn 病行多段肠管切除等。此外,较长肠段的功能损害如放射性肠炎,或不适当的外科手术如空肠结肠吻合或胃回肠吻合,也可产生类似的临床综合征。

【病理生理】

正常小肠黏膜的吸收面积大大超过维持正常营养所必需的面积,有充足的功能储备,因而病人能够耐受部分小肠切除,而不发生症状。一般来讲,切除小肠达 50%~70% 后可引起吸收不良。若残存小肠少于 75 cm(有完整结肠),或丧失回盲瓣、残存小肠少于 100 cm 者可产生严重症状,导致短肠综合征。切除部位和切除长度均可影响临床症状,如切除回肠远端 2/3 和回盲瓣会严重影响胆盐和维生素 B_{12} 的吸收,并导致腹泻和贫血;回盲瓣和结肠在减慢肠内容运行方面起着重要作用,且右侧结肠有重吸收水与电解质的功能,因此,这段肠道的切除可加重水、电解质的失衡。一般来讲,近端小肠切除的耐受性要大于远端小肠。

【临床表现】

短肠综合征病人早期最主要的临床表现为腹泻、水和电解质失衡,以及营养不良,其中腹泻一般最早出现,其严重程度与残留肠管的长度密切相关。腹泻导致进行性脱水,血容量降低,水、电解质紊乱和酸碱失衡。后期腹泻渐趋减少,根据残留肠管的长度与代偿情况,病人的营养状况可得到维持或逐渐出现营养不良的症状,如体重下降、肌萎缩、贫血、低蛋白血症、各种维生素与电解质缺乏的症状,及胆结石和肾结石发生率升高。

【治疗】

短肠综合征首在预防,在处理小肠疾病时,应尽量避免不必要的扩大切除。治疗目的是补充营养和纠正水、电解质紊乱和酸碱失衡及防止营养支持的并发症,供给肠内营养以获得残留小肠的最佳代偿,肠外营养主要是补充肠内营养的不足。一般分为三个阶段:

第一阶段——急性期:一般为术后 2 个月,治疗目标是控制腹泻,维持水、电解质和酸碱平衡,并主要通过全胃肠外营养(TPN)进行营养支持。由于病人有大量腹泻,每日肠液排泄量可达 5~10L,易发生电解质紊乱,因此应监测病人出入量,在严密监护下静脉补充液体与电解质。病人生命体征稳定后尽早开始TPN,同时给予抑制肠蠕动药物,减少腹泻次数。针对高胃酸分泌可给予 H_2 受体拮抗剂或质子泵抑制剂。腹泻量降至 2L/d 以下时,可给予少量等渗肠内营养促进肠管代偿。

第二阶段——代偿期:此期一般为术后 2 个月至术后 2 年。病人逐渐出现肠道适应和代偿,腹泻次数和量减少,应尽早开始循序渐进的肠内营养,应从少量、等渗食物开始,随着肠道适应能力增加,食物的量、渗透压及所含热量可适当增加。营养和液体量不足的部分仍需经肠外途径加以补充,逐渐将所需热量、蛋白质、必需氨基酸、维生素、电解质、微量元素与液体量由肠外供给改为肠内供给。有些特殊物质对小肠功能的代偿具有促进作用,如胰高血糖素样肽 2(GLP-2)及其类似物可以预防 TPN 相关的肠黏膜萎缩,谷氨酰胺、生长激素以及胰岛素样生长因子等,亦可能使短肠综合征的代偿过程缩短。

第三阶段——维持期:术后 2 年以后。此时病人肠道已完成适应,腹泻基本控制,代谢和营养状况趋于稳定。幼儿、青少年病人的代偿能力较年龄大者为好。超过 2 年以上,残存肠管的功能改善不会超过第二期的 5%~10%。此期内病人若仍不能达到维持正常代谢的要求,则将考虑长期甚至终身应用肠外营养支持或特殊的肠内营养。

治疗短肠综合征的外科手术方法可分为两大类:①减肠道运行的技术,如建立小肠瓣和括约肌,逆蠕动肠段,结肠间置等,以增加食物与小肠的接触时间;②增加肠表面积,包括肠变细增长术、小肠移植等。以上方法整体疗效并不满意,且存在并发症风险,仅对少部分病人考虑选用。

第七节　小肠肿瘤

小肠肿瘤的发病率远较胃肠道其他部位者低,约占胃肠道肿瘤的5%,其中恶性肿瘤占3/4。由于小肠肿瘤诊断比较困难,容易延误治疗。

小肠良性肿瘤较常见的有腺瘤、平滑肌瘤,其他如脂肪瘤、纤维瘤、血管瘤等。恶性肿瘤以腺癌、类癌、恶性淋巴瘤、平滑肌肉瘤等比较多见。小肠间质瘤也较常见。

【临床表现】

很不典型,常表现下列一种或几种症状。

1. 腹痛

腹痛是最常见的症状,可为隐痛、胀痛乃至剧烈绞痛。当并发肠梗阻时,疼痛尤为剧烈。

2. 肠道出血

常为间歇性排柏油样便或血便,或大出血。有的因长期反复小量出血未被察觉,而表现为慢性贫血。

3. 肠梗阻

引起急性肠梗阻最常见的原因是肠套叠,但绝大多数为慢性复发性。肿瘤引起的肠腔狭窄和压迫邻近肠管也是发生肠梗阻的原因,亦可诱发肠扭转。

4. 腹内肿块

一般肿块活动度较大,位置多不固定。

5. 肠穿孔

多见于小肠恶性肿瘤,急性穿孔导致腹膜炎,慢性穿孔则形成肠瘘。

6.类癌综合征

类癌大多无症状,小部分病人出现类癌综合征,大多见于伴有肝转移的类癌病人。

【诊断】

小肠肿瘤的诊断主要依靠临床表现和 X 线钡餐检查,由于小肠肿瘤的临床症状不典型,又缺少早期体征和有效的诊断方法,因此容易延误诊断。对具有上述一种或数种表现者,应考虑小肠肿瘤的可能,需做进一步的检查。

1.影像学检查中 X 线钡餐检查、腹部 CT、CT 肠道显像(CTE)均为常用检查手段。必要时可行 PET-CT 检查。

2.纤维十二指肠镜、纤维小肠镜、胶囊内镜检查及选择性动脉造影术,可提高诊断率。

3.由于类癌病人血液中 5-羟色胺升高,故对怀疑类癌的病例,测定病人尿中的 5-羟色胺的降解物 5-羟吲哚乙酸(5-HIAA),有助于确定肿瘤的性质。

4.必要时可行腹腔镜或剖腹探查。

【治疗】

小的或带蒂的良性肿瘤可连同周围肠壁组织一并做局部切除。较大的或局部多发的肿瘤做肠段切除吻合术。恶性肿瘤则需连同肠系膜及区域淋巴结做根治性切除术;术后根据分期情况,选用化疗等治疗。如肿瘤已与周围组织浸润固定,无法切除,并有梗阻者,则可做短路手术,以缓解梗阻。抗组胺类药物及氢化可的松可改善类癌综合征。

第八章　阑尾疾病

第一节　解剖生理概要

阑尾位于右髂窝部,外形呈蚯蚓状,长度从 2~20 cm 不等,一般为 6~8 cm,直径 0.5~0.7 cm。阑尾起于盲肠末端,附于三条结肠带的会合点。因此,沿三条结肠带向盲肠末端追踪,是手术中寻找阑尾根部的常用方法。阑尾体表投影约在脐与右髂前上棘连线中外 1/3 交界处,称为麦氏点(McBurney 点)。麦氏点是选择阑尾手术切口的标记点。绝大多数阑尾属腹膜内位器官,其位置多变,由于阑尾根部与盲肠的关系恒定,因此阑尾的位置也随盲肠的位置而变异,一般在右下腹部,但也可高到肝下方,低至盆腔内,甚而越过中线至左侧。阑尾的解剖位置可以其根部为中心,犹如时针在 360°范围内的任何位置。此位置决定了病人临床症状及压痛部位的不同。阑尾尖端方位有六种类型:①回肠前位,相当于 0~3 点位,尖端指向左上。②盆位,相当于 3~6 点位,尖端指向盆腔。③盲肠后位,相当于 9~12 点位,在盲肠后方、髂肌前,尖端向上,位于腹膜后。此种阑尾炎的临床体征轻,易误诊,手术显露及切除有一定难度。④盲肠下位,相当于 6~9 点,尖端向右下。⑤盲肠外侧位,相当于 9~10 点,位于腹腔内,盲肠外侧。⑥回肠后位,相当于 0~3 点,但在回肠后方。

阑尾为一管状器官,远端为盲端,近端开口于盲肠,位于回盲瓣下方 2~3 cm 处。阑尾系膜呈三角形或扇形,其内含有血管、淋巴管和神经。阑尾系膜短于阑尾长度,这使阑尾蜷曲。阑尾系膜内的血管,主要由阑尾动、静脉组成,经由回肠末端后方行于阑尾系膜的游离缘。阑尾动脉系回结肠动脉的分支,是一种无侧支的终末动脉,当血运障碍时,易导致阑尾坏死。阑尾静脉与阑尾动脉伴行,最终回流入门静脉。当阑尾发生炎症时,菌栓脱落可引起门静脉炎和细菌性肝脓肿。阑尾的淋巴管与系膜内血管伴行,可以引流到右结肠动脉、十二指肠前和肝曲前的结肠系膜淋巴结及肠系膜上动脉周围淋巴结。阑尾的神经由交感神经纤维经腹腔丛和内脏小神经传入,由于其传入的脊髓节段在第10、11胸节,所以当急性阑尾炎发病开始时,常表现为脐周的牵涉痛,属内脏性疼痛。

阑尾壁组织结构与结肠相似,阑尾黏膜上皮细胞能分泌少量黏液。阑尾是一个淋巴器官,参与B淋巴细胞的产生和成熟,具有一定的免疫功能。阑尾壁内有丰富的淋巴组织,被认为与回肠末端Peyer淋巴滤泡一起可产生淋巴细胞和抗体,对防止病毒等感染有一定的作用。阑尾的淋巴组织在出生后就开始出现,12~20岁时达高峰期,有200多个淋巴滤泡。以后逐渐减少,30岁后滤泡明显减少,60岁后完全消失。

第二节　急性阑尾炎

急性阑尾炎是外科常见病,是最多见的急腹症。Fitz(1886)首先正确地描述了本病的病史、临床表现和病理所见,并提出阑尾切除术是本病的合理治疗方式。目前,由于外科技术、麻醉、抗生素的应用及护理等方面的进步,绝大多数病人能够早期确诊、恰当处置,收到良好的治疗效果。然而,部分病例的诊断或处理情况复杂,临床医生在诊治中要认真对待每一个具体的病例,不可忽视。

【病因】

阑尾易发生炎症是由其自身解剖特点决定的,其解剖结构为一细长盲管,腔内富含微生物,肠壁内有丰富的淋巴组织,容易发生感染。一般认为阑尾炎由以下因素综合造成。

1. 阑尾管腔阻塞

阑尾管腔阻塞是急性阑尾炎最常见的病因。阑尾管腔阻塞的最常见原因是淋巴滤泡的明显增生,约占60%,多见于年轻人。肠石也是阻塞的原因之一,约占35%。异物、炎性狭窄、食物残渣、蛔虫、肿瘤等则是较少见的病因。阑尾管腔细,开口狭小,系膜短使阑尾蜷曲,这些都是造成阑尾管腔易于阻塞的因素。阑尾管腔阻塞后阑尾黏膜仍继续分泌黏液,腔内压力上升,血运发生障碍,使阑尾炎症加剧。

2. 细菌入侵

由于阑尾管腔阻塞,细菌繁殖,分泌内毒素和外毒素,损伤黏膜上皮并使黏膜形成溃疡,细菌穿过溃疡的黏膜进入阑尾肌层。阑尾壁间压力升高,妨碍动脉血流,造成阑尾缺血,最终造成梗死和坏疽。致病菌多为肠道内的各种革兰阴性杆菌和厌氧菌。

3. 其他

阑尾先天畸形,如阑尾过长、过度扭曲、管腔细小、血运不佳等都是急性炎症的病因,胃肠道功能障碍引起内脏神经反射,导致肠管肌肉和血管痉挛,黏膜受损,细菌入侵而致急性炎症。

【临床病理分型】

根据急性阑尾炎的临床过程和病理解剖学变化,可分为四种病理类型。

1. 急性单纯性阑尾炎

属轻型阑尾炎或病变早期。病变多只限于黏膜和黏膜下层。阑尾外观轻度肿胀,浆膜充血并失去正常光泽,表面有少量纤维素性渗出物。镜下,阑尾各层均有水肿和中性粒细胞浸润,黏膜表面有小溃疡和出血点。临床症状和体征均较轻。

2. 急性化脓性阑尾炎

亦称急性蜂窝织炎性阑尾炎,常由单纯性阑尾炎发展而来。阑尾肿胀明显,浆膜高度充血,表面覆以纤维素性(脓性)渗出物。镜下,阑尾黏膜的溃疡面加大并深达肌层和浆膜层,管壁各层有小脓肿形成,腔内亦有积脓。阑尾周围的腹腔内有稀薄脓液,形成局限性腹膜炎。临床症状和体征较重。

3. 坏疽性及穿孔性阑尾炎

坏疽性及穿孔性阑尾炎是一种重型的阑尾炎。阑尾管壁坏死或部分坏死,呈暗紫色或黑色。阑尾腔内积脓,压力升高,阑尾壁血液循环障碍。穿孔部位多在阑尾根部和尖端。穿孔如未被包裹,感染继续扩散,则可引起急性弥漫性腹膜炎。

4. 阑尾周围脓肿

急性阑尾炎化脓坏疽或穿孔,如果此过程进展较慢,大网膜可移至右下腹部,将阑尾包裹并形成粘连,形成炎性肿块或阑尾周围脓肿。

急性阑尾炎的转归有以下几种:①炎症消退:一部分单纯性阑尾炎经及时药物治疗后炎症消退。大部分将转为慢性阑尾炎,易复发。②炎症局限化:化脓、坏疽或穿孔性阑尾炎被大网膜包裹粘连,炎症局限,形成阑尾周围脓肿。需用大量抗生素、中药,或两者联合治疗,治愈缓慢。③炎症扩散:阑尾炎症重,发展快,未予及时手术切除,又未能被大网包裹局限,炎症扩散,发展为弥漫性腹膜炎、化脓性门静脉炎、感染性休克等。

【临床诊断】

主要依靠病史、临床症状、体检所见和实验室检查。

1. 症状

(1)腹痛:典型的腹痛发作始于上腹,逐渐移向脐部,数小时(6~8小时)后转移并局限在右下腹。此过程的时间长短取决于病变发展的程度和阑尾位置。

约70%～80%的病人具有这种典型的转移性腹痛的特点。部分病例发病开始即出现右下腹痛。不同类型的阑尾炎其腹痛也有差异,如单纯性阑尾炎表现为轻度隐痛;化脓性阑尾炎呈阵发性胀痛和剧痛;坏疽性阑尾炎呈持续性剧烈腹痛;穿孔性阑尾炎因阑尾腔压力骤减,腹痛可暂时减轻,但出现腹膜炎后,腹痛又会持续加剧。

不同位置的阑尾炎,其腹痛部位也有区别,如盲肠后位阑尾炎疼痛在右侧腰部,盆位阑尾炎腹痛在耻骨上区,肝下区阑尾炎可引起右上腹痛,极少数左下腹部阑尾炎呈左下腹痛。

(2)胃肠道症状:发病早期可能有厌食,恶心、呕吐也可发生,但程度较轻。有的病例可能发生腹泻。盆腔位阑尾炎,炎症刺激直肠和膀胱,引起排便、里急后重症状。弥漫性腹膜炎时可致麻痹性肠梗阻,腹胀、排气排便减少。

(3)全身症状:早期乏力。炎症重时出现中毒症状,心率增快,发热,达38℃左右。阑尾穿孔时体温会更高,达39℃或40℃。如发生门静脉炎时可出现寒战、高热和轻度黄疸。当阑尾化脓坏疽穿孔并腹腔广泛感染时,并发弥漫性腹膜炎,可同时出现血容量不足及败血症表现,甚至合并其他脏器功能障碍。

2. 体征

(1)右下腹压痛:是急性阑尾炎最常见的重要体征。压痛点通常位于麦氏点,可随阑尾位置的变异而改变,但压痛点始终在一个固定的位置上。发病早期腹痛尚未转移至右下腹时,右下腹便可出现固定压痛。压痛的程度与病变的程度相关。老年人对压痛的反应较轻。当炎症加重,压痛的范围也随之扩大。当阑尾穿孔时,疼痛和压痛的范围可波及全腹。但此时,仍以阑尾所在位置的压痛最明显。可用叩诊来检查,更为准确。也可嘱病人左侧卧位,体检效果会更好。

(2)腹膜刺激征象:反跳痛(Blumberg征),腹肌紧张,肠鸣音减弱或消失等。这是壁腹膜受炎症刺激出现的防卫性反应。提示阑尾炎症加重,出现化脓、坏疽或穿孔等病理改变。腹膜炎范围扩大,说明局部腹腔内有渗出或阑尾穿孔。但是,在小儿、老人、孕妇、肥胖、虚弱者或盲肠后位阑尾炎时,腹膜刺激征象可不明显。

(3)右下腹肿块:如体检发现右下腹饱满,扪及一压痛性肿块,边界不清,固定,应考虑阑尾周围脓肿的诊断。

(4)可作为辅助诊断的其他体征

1)结肠充气试验(Rovsing 征):病人仰卧位,用右手压迫左下腹,再用左手挤压近侧结肠,结肠内气体可传至盲肠和阑尾,引起右下腹疼痛者为阳性。

2)腰大肌试验(Psoas 征):病人左侧卧,使右大腿后伸,引起右下腹疼痛者为阳性。说明阑尾位于腰大肌前方,盲肠后位或腹膜后位。

3)闭孔内肌试验(Obturator 征):病人仰卧位,使右髋和右大腿屈曲,然后被动向内旋转,引起右下腹疼痛者为阳性。提示阑尾靠近闭孔内肌。

4)经肛门直肠指检:引起炎症阑尾所在位置压痛。压痛常在直肠右前方。当阑尾穿孔时直肠前壁压痛广泛。当形成阑尾周围脓肿时,有时可触及痛性肿块。

3. 实验室检查

大多数急性阑尾炎病人的白细胞计数和中性粒细胞比例增高。白细胞计数升高到$(10\sim20)\times10^9/L$,可发生核左移。部分病人白细胞可无明显升高,多见于单纯性阑尾炎或老年病人。尿检查一般无阳性发现,如尿中出现少数红细胞,说明炎性阑尾与输尿管或膀胱相靠近。明显血尿说明存在泌尿系统的原发性病变。在生育期有闭经史的女性病人,应检查血清 β-hCG,以除外产科情况。血清淀粉酶和脂肪酶检查有助于除外急性胰腺炎。

4. 影像学检查

①腹部平片可见盲肠扩张和液气平面,偶尔可见钙化的肠石和异物影,可帮助诊断。②超声可发现肿大的阑尾或脓肿。③CT 的敏感性优于超声,尤其

有助于阑尾周围脓肿的诊断。必须强调,这些特殊检查在急性阑尾炎的诊断中不是必需的,当诊断不肯定时才选择应用。

5. 腹腔镜检查

可以直观观察阑尾情况,也能分辨与阑尾炎有相似症状的其他脏器疾病,对明确诊断具有决定性作用。明确诊断后,同时可经腹腔镜做阑尾切除术。对于难于鉴别诊断的阑尾炎,采用腹腔镜检查具有明显的优点。

【鉴别诊断】

有许多急腹症的症状和体征与急性阑尾炎很相似,并且20%阑尾炎表现不典型,需认真鉴别。急性阑尾炎诊断不但要防止延误,也要避免误诊。尤其当阑尾穿孔发生弥漫性腹膜炎时鉴别诊断则更难。有时需在腹腔镜探查或剖腹探查术中才能鉴别清楚。

需要与急性阑尾炎鉴别的常见疾病如下:

1. 胃十二指肠溃疡穿孔

穿孔溢出的胃内容物可沿升结肠旁沟流至右下腹部,容易误认为是急性阑尾炎的转移性腹痛。病人多有溃疡病史,表现为突然发作的剧烈腹痛。体征除右下腹压痛外,上腹仍具疼痛和压痛,腹壁板状强直等腹膜刺激症状也较明显。胸腹部 X 线检查或 CT 发现膈下游离气体,则有助于鉴别诊断。

2. 右侧输尿管结石

多呈突然发生的右下腹阵发性剧烈绞痛,疼痛向会阴部、外生殖器放射。右下腹无明显压痛,或仅有沿右侧输尿管径路的轻度深压痛。尿中查到多量红细胞。超声或 X 线平片在输尿管走行部位可呈现结石阴影。

3. 妇产科疾病

在育龄妇女中特别要注意。异位妊娠破裂表现为突然下腹痛,常有急性失血症状和腹腔内出血的体征,有停经史及阴道不规则出血史;检查时宫颈举痛、附件肿块、阴道后穹隆穿刺有血等。卵巢滤泡或黄体囊肿破裂的临床表现与异位妊娠相似,但病情较轻,多发病于排卵期或月经中期以后。急性输卵管炎和急性盆腔炎,下腹痛逐渐发生,可伴有腰痛;腹部压痛点较低,直肠指诊盆腔有对称性压痛;伴发热及白细胞计数升高,常有脓性白带,阴道后穹隆穿刺可获脓液,涂片检查细菌阳性。卵巢囊肿蒂扭转有明显而剧烈腹痛,腹部或盆腔检查中可扪及有压痛性的肿块。超声检查有助于诊断和鉴别诊断。

4. 急性肠系膜淋巴结炎

多见于儿童。往往先有上呼吸道感染史,腹部压痛部位偏内侧,范围不太固定且较广,并可随体位变更。超声或 CT 检查发现腹腔淋巴结肿大,有助于鉴别诊断。

5. 其他

急性胃肠炎时,恶心、呕吐和腹泻等消化道症状较重,无右下腹固定压痛和腹膜刺激体征。胆道系统感染性疾病,易与高位阑尾炎相混淆,但有明显绞痛、高热,甚至出现黄疸,常有反复右上腹痛史。右侧肺炎、胸膜炎时可出现反射性右下腹痛,但有呼吸系统的症状和体征。此外,回盲部肿瘤、Crohn 病、Meckel憩室炎或穿孔、小儿肠套叠等,亦需进行临床鉴别。

上述疾病有其各自特点,应仔细鉴别。如病人有持续性右下腹痛,不能用其他诊断解释以排除急性阑尾炎时,应密切观察或根据病情及时手术探查。

【治疗】

1. 手术治疗

绝大多数急性阑尾炎一旦确诊,应早期施行阑尾切除术。早期手术系指阑尾炎症还处于管腔阻塞或仅有充血水肿时就手术切除,此时手术操作较简易,术后并发症少。如化脓坏疽或穿孔后再手术,不但操作困难且术后并发症会明显增加。术前即应用抗生素,有助于防止术后感染的发生。

(1)不同临床类型急性阑尾炎的手术方法选择亦不相同

1)急性单纯性阑尾炎:行阑尾切除术,切口一期缝合。有条件的单位,也可采用经腹腔镜阑尾切除术。

2)急性化脓性或坏疽性阑尾炎:行阑尾切除术。腹腔如有脓液,应冲洗腹腔,吸净脓液后关腹。注意保护切口,一期缝合。也可采用腹腔镜阑尾切除术。

3)穿孔性阑尾炎:宜采用右下腹经腹直肌切口,利于术中探查和确诊,切除阑尾,清除腹腔脓液,并彻底冲洗腹腔,根据情况放置腹腔引流。术中注意保护切口,冲洗切口,一期缝合。术后注意观察切口,有感染时及时引流。也可采用腹腔镜阑尾切除术。

4)阑尾周围脓肿:阑尾脓肿尚未破溃穿孔时应按急性化脓性阑尾炎处理。如阑尾穿孔已被包裹形成阑尾周围脓肿,病情较稳定,宜应用抗生素治疗或同时联合中药治疗促进脓肿吸收消退,也可在超声引导下穿刺抽脓或置管引流。如脓肿扩大,无局限趋势,宜先行超声检查,确定切口部位后行手术切开引流。手术目的以引流为主。如阑尾显露方便,也应切除阑尾,阑尾根部完整者施单纯结扎。如阑尾根部坏疽穿孔,可行 U 字缝合关闭阑尾开口的盲肠壁。术后加强支持治疗,合理使用抗生素。

(2)阑尾切除术的技术要点

1)麻醉:可选用硬脊膜外麻醉、静脉复合麻醉,也可采用局部浸润麻醉。

2)切口选择:一般情况下宜采用右下腹麦氏切口(McBurney 切口)或横切口。如诊断不明确或腹膜炎较广泛应采用右下腹经腹直肌探查切口,以便术中进一步探查和清除脓液。切口应加以保护,防止被污染。

3)寻找阑尾:部分病人阑尾就在切口下,容易显露。沿结肠带向盲肠会集点追踪,即能找到阑尾。如仍未找到阑尾,应考虑可能为盲肠后位阑尾,用手指探查盲肠后方,或者剪开盲肠外侧腹膜,将盲肠向内翻即可显露盲肠后方的阑尾。

4)处理阑尾系膜:用阑尾钳钳夹阑尾系膜,不要直接钳夹阑尾,将阑尾提起显露系膜。如系膜菲薄,可用血管钳贴阑尾根部戳孔带线一次集束结扎阑尾系膜,包括阑尾血管在内,再剪断系膜;如阑尾系膜肥厚或较宽,一般应分次钳夹、切断结扎或缝扎系膜。阑尾系膜结扎要确实。

5)处理阑尾根部:在距盲肠 0.5 cm 处用钳轻轻钳夹阑尾后用丝线或肠线结扎阑尾,再于结扎线远侧 0.5 cm 处切断阑尾,残端用碘酒、酒精涂擦处理。于盲肠壁上缝荷包线将阑尾残端埋入。荷包线缝合要点:距阑尾根部结扎线 1 cm 左右,勿将阑尾系膜缝入在内,针距约 2~3mm,缝在结肠带上。荷包缝合不宜过大,防止肠壁内翻过多,形成死腔。也可做 8 字缝合,将阑尾残端埋入同时结扎。最后,在无张力下再将系膜绑扎在盲肠端缝线下覆盖加固。近年来也有主张阑尾根部单纯结扎,不做荷包埋入缝合。

(3)腹腔镜阑尾切除术的技术要点

1)麻醉:采用静脉复合麻醉。

2)体位与穿刺点:自脐上导入腹腔镜后,于左右侧腹根据习惯分别选取穿刺点导入器械。气腹压力维持在左右,采取头低足高,左侧倾斜位,便于显露阑尾。

3)探查腹腔并寻找阑尾:常规探查腹腔,按照肝胆、胃、十二指肠、结肠、脾、膈肌、小肠、阑尾、腹股沟内环区,女性应探查子宫及附件。寻找阑尾方法可沿结肠带寻找。当术中发现阑尾正常时,应着重探查寻找引起腹痛的其他原因。

4)处理阑尾系膜:腹腔镜下处理阑尾系膜有多种方法,应根据自身情况选择。大致有:①于阑尾根部紧贴阑尾系膜处打孔,用丝线或血管夹结扎或钳夹阑尾系膜根部后切断。②用超声刀直接切断阑尾系膜及阑尾动脉,分离至阑尾根部。③运用直线切割缝合器切断阑尾系膜。④运用双极电凝于阑尾尖部紧贴阑尾分离阑尾系膜。

5)处理阑尾根部:处理好阑尾系膜后,提起阑尾于阑尾根部使用血管夹夹闭阑尾,距血管夹 1 cm 上钛夹。于二者之间切断阑尾,阑尾残端用电凝灼烧黏膜,残端无须包埋。也可用可吸收线荷包缝合或"8"字缝合包埋残端,但对技术要求较高。也可以使用丝线套扎阑尾根部两道处理阑尾根部,或者使用直线切割缝合器切断闭合阑尾根部。

6)腹腔镜阑尾切除有下列优点:损伤小;术后疼痛轻,恢复快;腹腔干扰小,胃肠功能恢复快;容易探查阑尾以外脏器情况;容易鉴别阑尾炎诊断不明确者,并且可以在腹腔镜下完成治疗;切口小,感染率低,美观;术后肠粘连机会减少。缺点:对设备要求高;术者需经过训练有一定经验;费用昂贵;对于阑尾周围脓肿、腹腔严重粘连、内脏损伤及大出血常需中转开腹行常规手术。

(4)特殊情况下阑尾切除术

1)阑尾尖端粘连固定,不能按常规方法切除阑尾,可先将阑尾于根部结扎切断,残端处理后再分段切断阑尾系膜,最后切除整个阑尾。此为阑尾逆行切除法。

2)盲肠后位阑尾,宜剪开侧腹膜,将盲肠向内翻,显露阑尾,直视下切除。再将侧腹膜缝合。

3)盲肠水肿不宜用荷包埋入缝合时,宜用8字或U字缝合,缝在结肠带上,将系膜一并结扎在缝线上。

4)局部渗出或脓液不多,用纱布多次蘸净,不要用盐水冲洗,以防炎症扩散。如已穿孔,腹膜炎范围大,术中腹腔渗出多,应彻底清除腹腔脓液或冲洗腹腔并放置引流。

5)如合并移动盲肠,阑尾切除后,应同时将盲肠皱襞折叠紧缩缝合。

2. 急性阑尾炎的非手术治疗

仅适用于单纯性阑尾炎及急性阑尾炎的早期阶段,适当药物治疗可恢复正常;病人不接受手术治疗,全身情况差或客观条件不允许,或伴存其他严重器质性疾病有手术禁忌证者。主要措施包括选择有效的抗生素和补液治疗。抗生素选择需覆盖肠道需氧和厌氧菌群。

【并发症及其处理】

1. 急性阑尾炎的并发症

(1)腹腔脓肿:是阑尾炎未经及时治疗的后果。在阑尾周围形成的阑尾周围脓肿最常见,也可在腹腔其他部位形成脓肿,常见部位有盆腔、膈下或肠间隙等处。临床表现有麻痹性肠梗阻的腹胀症状、压痛性肿块和全身感染中毒症状等。超声和CT扫描可协助定位。一经诊断即应在超声引导下穿刺抽脓冲洗或置管引流,或必要时手术切开引流。由于炎症粘连较重,切开引流时应小心防止副损伤,尤其注意肠管损伤。中药治疗阑尾周围脓肿有较好效果,可选择应用。阑尾脓肿非手术疗法治愈后其复发率很高。因此应在治愈后3个月左右择期手术切除阑尾,相比急诊手术效果好。

(2)内、外瘘形成:阑尾周围脓肿如未及时引流,少数病例脓肿可向小肠或大肠内穿破,亦可向膀胱、阴道或腹壁穿破,形成各种内瘘或外瘘,此时脓液可经瘘管排出。X线钡剂检查或者经外瘘置管造影可协助了解瘘管走行,有助于选择相应的治疗方法。

(3)化脓性门静脉炎:急性阑尾炎时阑尾静脉中的感染性血栓,可沿肠系膜上静脉至门静脉,导致化脓性门静脉炎症。临床表现为寒战、高热、肝大、剑突下压痛、轻度黄疸等。虽属少见,如病情加重会产生感染性休克和脓毒症,治疗延误可发展为细菌性肝脓肿。行阑尾切除并大剂量抗生素治疗有效。

2. 阑尾切除术后并发症

(1)出血:阑尾系膜的结扎松脱,引起系膜血管出血。表现为腹痛、腹胀和失血性休克等症状。关键在于预防,阑尾系膜结扎确切,系膜肥厚者应分束结扎,结扎线距切断的系膜缘要有一定距离,系膜结扎线及时剪除不要再次牵拉以免松脱。一旦发生出血表现,应立即输血补液,紧急再次手术止血。腹腔镜阑尾切除术结扎阑尾动脉应确切,使用血管夹时也应遵循牢固结扎原则,系膜水肿或较厚者应分束结扎。同时结扎可靠,避免夹子脱落。

(2)切口感染:是最常见的术后并发症。在急性化脓性或穿孔性阑尾炎中多见。近年来,由于外科技术的提高和有效抗生素的应用,此并发症已较少见。术中加强切口保护,切口冲洗,彻底止血,消灭死腔等措施可预防切口感染。切口感染的临床表现包括,术后2~3日体温升高,切口胀痛或跳痛,局部红肿、压痛等。处理原则:可先行试穿抽出脓液,或于波动处拆除缝线,排出脓液,放置引流,定期换药。短期可治愈。

(3)粘连性肠梗阻:也是阑尾切除术后的较常见并发症,与局部炎症重、手术损伤、切口异物、术后卧床等多种原因有关。一旦诊断为急性阑尾炎,应早期手术,术后早期离床活动可适当预防此并发症。粘连性肠梗阻病情重者须手术治疗。

(4)阑尾残株炎:阑尾残端保留过长超过1 cm时,或者肠石残留,术后残株可炎症复发,仍表现为阑尾炎的症状。也偶见术中未能切除病变阑尾,而将其遗留,术后炎症复发。应行钡剂灌肠透视检查以明确诊断。症状较重时应再次手术切除阑尾残株。

(5)粪瘘:很少见。产生术后粪瘘的原因有多种,阑尾残端单纯结扎,其结扎线脱落;盲肠原为结核、癌症等;盲肠组织水肿脆弱术中缝合时裂伤。粪瘘发生时如已局限化,不至发生弥漫性腹膜炎,类似阑尾周围脓肿的临床表现。如为非结核或肿瘤病变等,一般经非手术治疗粪瘘可闭合自愈。

第三节　特殊类型阑尾炎

一般成年人急性阑尾炎诊断多无困难,早期治疗的效果非常好。如遇到婴幼儿、老年人及妊娠妇女患急性阑尾炎时,诊断和治疗均较困难,值得格外重视。

1. 新生儿急性阑尾炎

新生儿阑尾呈漏斗状,不易发生由淋巴滤泡增生或者肠石所致阑尾管腔阻塞。因此,新生儿急性阑尾炎很少见。又由于新生儿不能提供病史,其早期临床表现又无特殊性,仅有厌食、恶心、呕吐、腹泻和脱水等,发热和白细胞升高均不明显,因此术前难以早期确诊,穿孔率可高达80%,死亡率也很高。诊断时应仔细检查右下腹部压痛和腹胀等体征,并应早期手术治疗。

2. 小儿急性阑尾炎

小儿大网膜发育不全,不能起到足够的保护作用。病儿也不能清楚地提供病史。其临床特点:①病情发展较快且较重,早期即出现高热、呕吐等症状;②右下腹体征不明显、不典型,但有局部压痛和肌紧张,是小儿阑尾炎的重要体征;③穿孔率较高,并发症和死亡率也较高。诊断小儿急性阑尾炎须仔细耐心,取得病儿的信赖和配合,再经轻柔的检查,左、右下腹对比检查,仔细观察病儿对检查的反应,做出判断。治疗原则是早期手术,并配合输液、纠正脱水,应用广谱抗生素等。

3. 妊娠期急性阑尾炎

较常见。尤其妊娠中期子宫的增大较快,盲肠和阑尾被增大的子宫推挤向右上腹移位,压痛部位也随之上移。腹壁被抬高,炎症阑尾刺激不到壁腹膜,所以使压痛、肌紧张和反跳痛均不明显;大网膜难以包裹炎症阑尾,腹膜炎不易被局限而易在腹腔内扩散。这些因素致使妊娠中期急性阑尾炎难以诊断,炎症发展易致流产或早产,威胁母子生命安全。

治疗以早期阑尾切除术为主。妊娠后期的腹腔感染难以控制,更应早期手术。围术期应加用黄体酮。手术切口须偏高,操作要轻柔,以减少对子宫的刺激。尽量不用腹腔引流。术后使用广谱抗生素。加强术后护理。临产期的急性阑尾炎如并发阑尾穿孔或全身感染症状严重时,可考虑经腹剖宫产术,同时切除病变阑尾。

4.老年人急性阑尾炎

随着社会老龄人口增多,老年人急性阑尾炎的发病率也相应升高。因老年人对疼痛感觉迟钝,腹肌薄弱,防御功能减退,所以主诉不强烈,体征不典型,临床表现轻而病理改变却很重,体温和白细胞升高均不明显,容易延误诊断和治疗。又由于老年人动脉硬化,阑尾动脉也会发生改变,易导致阑尾缺血坏死。加之老年人常伴发心血管病、糖尿病、肾功能不全等,使病情更趋复杂严重。一旦诊断应及时手术,同时注意处理伴发的内科疾病。

5. AIDS/HIV 感染病人的阑尾炎

其临床症状及体征与免疫功能正常者相似,但不典型,此类病人白细胞不高,常被延误诊断和治疗。超声或 CT 检查有助于诊断。阑尾切除术是主要的治疗方法,强调早期诊断并手术治疗,可获较好的短期生存,否则穿孔率较高(占 40%)。因此,不应将 AIDS 和 HIV 感染者视为阑尾切除的手术禁忌证。

第四节　　慢性阑尾炎

【病因和病理】

大多数慢性阑尾炎由急性阑尾炎转变而来,少数也可开始即呈慢性过程。主要病变为阑尾壁不同程度的纤维化及慢性炎性细胞浸润。黏膜层和浆肌层可见以淋巴细胞和嗜酸性粒细胞浸润为主,替代了急性炎症时的多形核白细胞,还可见到阑尾管壁中有异物巨细胞。此外,阑尾因纤维组织增生,脂肪增多,管壁增厚,管腔狭窄,不规则,甚而闭塞。这些病变妨碍了阑尾的排空,压迫阑尾壁内神经而产生疼痛症状。多数慢性阑尾炎病人的阑尾腔内有肠石,或者阑尾粘连,淋巴滤泡过度增生,使管腔变窄。

【临床表现和诊断】

既往常有急性阑尾炎发作病史,也可能症状不重亦不典型。经常有右下腹疼痛,有的病人仅有隐痛或不适,剧烈活动或饮食不节可诱发急性发作。有的病人有反复急性发作的病史。

主要的体征是阑尾部位的局限性压痛,这种压痛经常存在,位置也较固定。左侧卧位体检时,少数病人在右下腹可扪及条索状肿物。钡剂灌肠 X 线检查,如果出现阑尾变形、形态扭曲、边缘毛糙以及分节状改变,单个或多个充盈缺损等征象,可确诊为慢性阑尾炎。薄层 CT 扫描可发现阑尾内肠石,管径不规则增粗、粘连等表现,可作为辅助诊断。

【治疗】

诊断明确后需手术切除阑尾,并行病理检查证实此诊断。

第五节　阑尾肿瘤

阑尾肿瘤非常少见,多在阑尾切除术中或尸体解剖中被诊断。主要包括类癌、腺癌和囊性肿瘤三种。

(一)阑尾类癌

起源于阑尾的嗜银细胞。阑尾类癌约占胃肠道类癌的 45%,占阑尾肿瘤的90%,阑尾是消化道类癌的最常见部位。部分肿瘤伴黏液囊肿形成。其组织学恶性表现常不明显。阑尾类癌的典型肉眼所见为一种小的(1~2 cm)、坚硬的、边界清楚的黄褐色肿物,约 3/4 发生在阑尾远端,少数发生在阑尾根部。临床表现与急性阑尾炎相似,大多是阑尾切除术中偶然发现。如肿物小,无转移,单纯阑尾切除手术可达到治疗目的。其中 2.9% 的病例(>2 cm)发生转移而表现恶性肿瘤的生物学特性,这些病例肿瘤浸润或有淋巴结转移,应采用右半结肠切除术。远处转移者可用化疗。5 年生存率可大于 50%。

(二)阑尾腺癌

起源于阑尾黏膜的腺上皮,被分为结肠型和黏液型两种亚型。结肠型,由于其临床表现,肉眼及显微镜下所见与右结肠癌相似,常被称为阑尾的结肠型癌,其术前最常见的表现与急性阑尾炎或右结肠癌相似。术前钡灌肠常显示盲肠外肿物。常需术中病理确诊。治疗原则为右半结肠切除术。预后与盲肠癌相近。黏液性腺癌的治疗同结肠型,其预后优于结肠型。

(三)阑尾囊性肿瘤

包括阑尾黏液囊肿和假性黏液瘤。阑尾病变为囊状结构,或含有黏液的阑尾呈囊状扩张,称为阑尾黏液囊肿。其中 75%~85% 为良性囊腺瘤,少数为囊性腺癌。病人可有无痛性肿块,或者腹部 CT 中偶然发现。囊壁可有钙化。当囊肿破裂时,良性者经阑尾切除可治愈。如为恶性可发生腹腔内播散种植转移。

假性黏液瘤是阑尾分泌黏液的细胞在腹腔内种植而形成,可造成肠粘连梗阻和内瘘。主张彻底切除或需反复多次手术处理。5 年生存率可达 50%。

第九章 结、直肠与肛管疾病

第一节 解剖生理概要

【结、直肠与肛管解剖】

1. 结肠

结肠包括升结肠、横结肠、降结肠和乙状结肠,下接直肠。成人结肠全长平均约 150 cm(120~200 cm)。结肠各部直径不一,自盲肠端的 7.5 cm 逐渐缩小为乙状结肠末端的 2.5 cm,这是降结肠、乙状结肠肿瘤导致结肠梗阻症状早于盲肠肿瘤的原因之一。结肠有三个解剖标志,即结肠袋、肠脂垂和结肠带,对于术中寻找结肠及沿着结肠带寻找阑尾有重要的临床意义。盲肠以回盲瓣为界与回肠相连接。回盲瓣具有单向括约功能,能控制小肠内容物流入大肠的速度,以便食物在小肠内充分消化吸收,并可防止盲肠内容物逆流回小肠。在回盲瓣远侧约 2 cm 处,有阑尾的开口。由于回盲瓣的存在,结肠梗阻易发展为闭袢性肠梗阻。另外,保留回盲瓣的短肠综合征较已切除回盲瓣的相同长度的短肠综合征的预后好。盲肠为腹膜内位器官,有一定的活动,其长度在成人约为6~8 cm。升结肠与横结肠延续段称为结肠肝曲,横结肠与降结肠延续段称为结肠脾曲,肝曲和脾曲是结肠相对固定的部位。升结肠和降结肠为腹膜间位器官,前面及两侧有腹膜覆盖,后面以 Toldt 筋膜与腹后壁相贴,是由胚胎期肠系膜与后腹膜融合形成,故其后壁穿孔时可引起严重的腹膜后感染。侧面的腹膜返折表现为白色 Toldt 线,可作为游离升结肠、降结肠、乙状结肠的标志。横结肠和乙状结肠为腹膜内位器官,完全为腹膜包裹,是结肠活动度较大的部分,乙状结肠若系膜过长易发生扭转或排便困难。结肠的肠壁分为浆膜层、肌层、黏膜下层和黏膜层。

2. 直肠

直肠位于盆腔的后部,平第三骶椎处上接乙状结肠,沿骶骨、尾骨前面下行,至尾骨平面穿过盆膈移行于肛管。上部直肠与乙状结肠粗细相同,下部扩大成直肠壶腹,是暂存粪便的部位。直肠长度约 12~15 cm,以腹膜返折为界分为上段直肠和下段直肠。上段直肠的前面和两侧有腹膜覆盖,前面的腹膜返折形成直肠膀胱陷凹或直肠子宫陷凹。如该陷凹有炎性液体或腹腔肿瘤在此种植转移时,直肠指诊可以帮助诊断;部分盆腔脓肿可在此凹陷处穿刺或切开直肠前壁进行引流。下段直肠全部位于腹膜外。男性直肠下段的前方借直肠膀胱隔与膀胱底、输尿管盆段、输精管壶腹、精囊腺及前列腺相邻。女性直肠下段借直肠阴道隔与阴道后壁相邻。直肠后方是骶骨、尾骨和梨状肌。外科临床工作中,亦有将直肠分为上、中、下段直肠:齿状线上 5 cm、10 cm、15 cm,分别称为下段直肠、中段直肠、上段直肠。上段直肠癌与中下段直肠癌,治疗方案上有所不同。

直肠的肌层与结肠相同。直肠环肌在直肠下端增厚而成为肛管内括约肌,属不随意肌,受自主神经支配,可协助排便,其主要功能为维持直肠静息压及保持肛管呈闭锁状态,无括约肛门的功能。直肠纵肌下端与肛提肌和内、外括约肌相连。直肠黏膜紧贴肠壁,黏膜在直肠壶腹部有上、中、下三条半月形的直肠横襞,内含环肌纤维,称为直肠瓣。直肠下端由于与口径较小且呈闭缩状态的肛管相接,其黏膜呈现 8~10 个隆起的纵形皱襞,称为肛柱。肛柱基底之间有半月形皱襞,称为肛瓣。肛瓣与肛柱下端共同围成的小隐窝,称肛窦。窦口向上,肛门腺开口于此。窦内容易积存粪屑,易于感染而发生肛窦炎,严重者可形成肛瘘或坐骨直肠窝脓肿等。肛管与肛柱连接的部位,有三角形的乳头状隆起,称为肛乳头。肛瓣边缘和肛柱下端共同在直肠和肛管交界处形成一锯齿状的环形线,称齿状线。

直肠系膜:直肠系膜指的是在中下段直肠的后方和两侧包裹着直肠的半圈1.5~2.0 cm 厚的结缔肛管外括约肌皮下部直肠下静脉丛组织,内含动脉、静脉、淋巴组织及大量脂肪组织,上自第 3 骶椎前方,下达盆膈。

肛垫:位于直肠、肛管结合处,亦称直肠肛管移行区(痔区)。该区为一环状、约 1.5 cm 宽的海绵状组织带,富含血管、结缔组织及与平滑肌纤维相混合的纤维肌性组织(Treitz 肌)。Treitz 肌呈网络状结构缠绕直肠静脉丛,构成一个支持性框架,将肛垫固定于内括约肌上。肛垫似一胶垫协助括约肌封闭肛门。现在认为肛垫松弛下移是痔形成的基础。

3. 肛管

肛管上自齿状线,下至肛门缘,长约 1.5~2 cm。肛管内上部为移行上皮,下部为角化的复层扁平上皮。肛管为肛管内、外括约肌所环绕,平时呈环状收缩封闭肛门。肛管可分为解剖学肛管和外科学肛管。肛门部疾病主要发生在齿状线上下 1.5~2 cm 范围内,长约 3~4 cm,故称外科学肛管。

齿状线是直肠与肛管的交界线。胚胎时期,齿状线是内、外胚层的交界处。故齿状线上、下的血管、神经及淋巴来源都不同,是重要的解剖学标志,并在临床上有其重要性。

括约肌间沟位于齿状线与肛缘之间,是内括约肌下缘与外括约肌皮下部的交界处,外观不甚明显,直肠指诊时可触到一浅沟,亦称白线。

4. 直肠肛管肌

内括约肌属不随意肌;外括约肌是围绕肛管的环形横纹肌,属随意肌,按其纤维所在位置分为皮下部、浅部和深部。皮下部位于肛管下端的皮下,肛管内括约肌的下方;浅部位于皮下部的外侧深层,而深部又位于浅部的深面,它们之间有纤维束分隔。肛管外括约肌组成三个肌环:深部为上环,与耻骨直肠肌合并,附着于耻骨联合,收缩时将肛管向上提举;浅部为中环,附着于尾骨,收缩时向后牵拉;皮下部为下环,与肛门前皮下相连,收缩时向前下牵拉。三个环向时收缩将肛管向不同方向牵拉,加强肛管括约肌的功能,使肛管紧闭。

肛提肌是位于直肠周围并与尾骨肌共同形成盆膈的一层宽薄的肌肉,左右各一。根据肌纤维的不同排布分别称为耻骨直肠肌、耻骨尾骨肌和髂骨尾骨肌。肛提肌起自骨盆两侧壁、斜行向下止于直肠壁下部两侧,左右连合呈向下的漏斗状,对于承托盆腔脏器、帮助排粪、括约肛管有重要作用。

肛管直肠环是由肛管内括约肌、直肠壁纵肌的下部、肛管外括约肌的浅、深部和邻近的部分肛提肌(耻骨直肠肌)纤维组成的强大肌环,共同环绕直肠与肛管移行处的外围,在直肠指诊时可清楚扪及。此环是括约肛管的重要结构,如手术时不慎完全切断,可引起大便失禁。

5. 直肠肛管周围间隙

在直肠与肛管周围有数个间隙,是感染的常见部位。间隙内充满脂肪结缔组织,由于神经分布很少、感觉迟钝,故发生感染时一般无剧烈疼痛,往往在形成脓肿后才就医。由于解剖位置与结构上的关系,肛周脓肿容易引起肛瘘,故有重要的临床意义。在肛提肌以上的间隙有:①骨盆直肠间隙,在直肠两侧,左右各一,位于肛提肌之上,盆腔腹膜之下;②直肠后间隙,在直肠与骶骨间,与两侧骨盆直肠间隙相通。在肛提肌以下的间隙有坐骨肛管间隙(亦称坐骨直肠间隙),位于肛提肌以下,坐骨肛管横隔以上,相互经肛管后相通(此处亦称深部肛管后间隙)肛门周围间隙,位于坐骨肛管横隔以下至皮肤之间,左右两侧也于肛管后相通(亦称浅部肛管后间隙)。

6. 结肠的血管、淋巴管和神经

盲肠至降结肠的中远段由肠系膜上动脉所供应,分出回结肠动脉、右结肠和中结肠动脉;降结肠远段是由肠系膜下动脉所供应,分出左结肠动脉和数支乙状结肠动脉。静脉和动脉同名,经肠系膜上静脉和肠系膜下静脉而汇入门静脉。结肠的淋巴结分为结肠上淋巴结、结肠旁淋巴结、中间淋巴结和中央淋巴结四组,中央淋巴结位于结肠动脉根部及肠系膜上、下动脉的周围,再引流至腹主动脉周围淋巴结。

支配结肠的副交感神经左右侧不同,迷走神经随动脉分布支配近侧大部分结肠,盆腔神经支配远侧结肠和直肠。交感神经纤维则分别来自肠系膜上和肠系膜下神经丛。

7. 直肠肛管的血管、淋巴和神经

(1)动脉:齿状线以上的动脉主要来自肠系膜下动脉的终末支——直肠上动脉(痔上动脉),其次为来自髂内动脉的直肠下动脉和骶正中动脉。齿状线以下的血液供应来自肛管动脉。它们之间有丰富的吻合。

(2)静脉:直肠肛管有两个静脉丛。直肠上静脉丛位于齿状线上方的黏膜下层,汇集成数支小静脉,穿过直肠肌层汇成为直肠上静脉(痔上静脉),经肠系膜下静脉回流入门静脉。直肠下静脉丛位于齿状线下方,在直肠、肛管的外侧汇集成直肠下静脉和肛管静脉,分别通过髂内静脉和阴部内静脉回流到下腔静脉。

(3)淋巴:直肠肛管的淋巴引流亦是以齿状线为界,分上、下两组。上组在齿状线以上,有三个引流方向。向上沿直肠上动脉到肠系膜下动脉旁淋巴结,这是直肠最主要的淋巴引流途径;向两侧经直肠下动脉旁淋巴结引流到盆腔侧壁的髂内淋巴结;向下穿过肛提肌至坐骨肛管间隙,沿肛管动脉、阴部内动脉旁淋巴结到达髂内淋巴结。下组在齿状线以下,有两个引流方向:向下外经会阴及大腿内侧皮下注入腹股沟淋巴结,然后到髂外淋巴结;向周围穿过坐骨直肠间隙沿闭孔动脉旁引流到髂内淋巴结。上、下组淋巴网有吻合支,因此,直肠癌有时可转移到腹股沟淋巴结。

(4)神经:以齿状线为界,齿状线以上由交感神经和副交感神经支配,故齿状线以上的直肠黏膜无疼痛感。交感神经主要来自骶前(上腹下)神经丛。该丛位于骶前,腹主动脉分叉下方。在直肠固有筋膜外组合成左右两支,称之为骶前神经或射精神经(男),向下走行至直肠侧韧带两旁,与来自骶交感干的节后纤维和第 2~4 骶神经的副交感神经形成盆(下腹下)神经丛。骶前神经损伤可使精囊、前列腺失去收缩能力,不能射精。直肠的副交感神经来自盆神经,含有连接直肠壁便意感受器,对直肠功能的调节起主要作用。直肠壁内的感受器在直肠上部较少,愈往下部愈多,直肠手术时应予以注意。第 2~4 骶神经的副交感神经形成盆神经丛后分布于直肠、膀胱和海绵体,是支配排尿和阴茎勃起的主要神经,亦称勃起神经。在盆腔手术时,要注意避免损伤。

齿状线以下的肛管及其周围结构主要由阴部神经的分支支配。肛直肠下神经的感觉纤维异常敏锐,故肛管的皮肤为“疼痛敏感区”。肛周浸润麻醉时,特别是在肛管的两侧及后方要浸润完全。

【结、直肠肛管的生理功能】

结肠的主要功能是吸收水分,储存和转运粪便,也能吸收葡萄糖、电解质和部分胆汁酸。吸收功能主要发生于右侧结肠。此外,结肠能分泌碱性黏液以润滑黏膜,也分泌数种胃肠激素。

直肠有排便、吸收和分泌功能。可吸收少量的水、盐、葡萄糖和一部分药物;也能分泌黏液以利排便。肛管的主要功能是排泄粪便。排便过程有着非常复杂的神经反射。直肠下端是排便反射的主要发生部位,是排便功能中的重要环节,在直肠手术时应予以足够的重视。

第二节　结、直肠及肛管检查方法

【常见检查体位】

病人的体位对直肠、肛管疾病的检查很重要,体位不当可能引起疼痛或遗漏疾病,应根据病人的身体情况和检查目的,选择不同的体位。①左侧卧位:病人左侧卧位,直肠指检常采用该体位。②膝胸位:是检查直肠肛管的常用体位,亦是前列腺按摩的常规体位。由于此体位不能持久,因此对于年老体弱及重病员,应酌情采用。③截石位:双合诊检查常选择该体位。④蹲位:适用于检查直肠脱垂、三期内痔和下段息肉。蹲位时直肠肛管承受压力最大,可使直肠下降1~2 cm,可见到内痔或脱肛最严重的情况。

【肛门视诊】

常用体位有左侧卧位、膝胸位和截石位。用双手拇指或示、中、环三指分开臀沟,观察肛门处有无红肿、血、脓、粪便、黏液、瘘口、外痔、疣状物、溃疡、肿块及脱垂等,以便分析判断病变性质。视诊有时可发现很有诊断价值的佐证:肛瘘可见瘘管外口或肛周沾有粪便或脓性分泌物;肛门失禁可观察到肛门松弛;血栓性外痔可见暗紫色的圆形肿块;疣状物或溃疡常为性病或特殊感染;肛裂在肛管后正中处可见条形溃疡;肛周脓肿可见到炎性肿块。分开肛门后,嘱病人用力屏气或取蹲位,有时可使内痔、息肉或脱垂的直肠从肛门脱出。尤其是蹲位并用力做排便样动作,对诊断环状内痔很有价值。

【触诊】

首先触诊肛周皮温、弹性是否正常。肛周脓肿可触及皮温升高、肿胀等。肛瘘往往可触及条索状硬结。

【直肠指诊】

直肠指诊是简单而重要的临床检查方法,对及早发现肛管、直肠癌意义重大。据统计 70% 左右的直肠癌可在直肠指诊时被发现。

直肠指诊时应注意几个步骤:①右手戴手套涂以润滑液,首先进行肛门周围指诊,肛管有无肿块、压痛,皮肤有无疣状物,有无外痔等。②测试肛管括约肌的松紧度,正常时直肠仅能伸入一指并感到肛门环缩。在肛管后方可触到肛管直肠环。③检查肛管直肠壁有无触痛、波动感、肿块及狭窄,触及肿块时要确定大小、形状、位置、硬度及能否推动。④直肠前壁距肛缘 4~5 cm,男性可扪及直肠壁外的前列腺,女性可扪及子宫颈,不要误诊为病理性肿块。⑤根据检查的具体要求,必要时作双合诊检查。⑥抽出手指后,观察指套有无血迹或黏液,若有血迹而未触及病变,应行乙状结肠镜检查。

经肛直肠指诊可发现以下一些常见的病变。

1. 痔

内痔多较柔软不易扪及,如有血栓形成,可扪及硬结,有时有触痛、出血。

2. 肛瘘

沿瘘外口向肛门方向延伸,双指合诊常可扪及条索状物或瘘内口处小硬结。

3. 直肠息肉

可扪及质软可推动的圆形肿块,多发息肉则可扪及大小不等的质软肿块,移动度大的息肉多可扪及蒂部。

4. 肛管、直肠癌

在肛管或示指可及的直肠内可扪及高低不平的硬结、溃疡、菜花状肿物,肠腔可有狭窄,指套上常有脓血和黏液。

5.直肠脱垂

触诊直肠腔内是否空虚,初步判定有无直肠黏膜脱垂。

直肠指诊还可发现直肠肛管外的一些常见疾病,如:前列腺炎、盆腔脓肿、急性附件炎、骶前肿瘤等;如在直肠膀胱陷凹或直肠子宫陷凹触及硬结,应考虑腹腔内肿瘤的种植转移。

【内镜检查】

1.肛门镜检查

肛门镜(亦称肛窥),长度一般为 7 cm,内径大小不一。用于低位直肠病变和肛门疾病的检查。肛门镜检查时多选膝胸位或其他体位。肛门镜检查之前应先作肛门视诊和直肠指诊,如有局部炎症、肛裂、妇女月经期或指诊时病人已感到剧烈疼痛,应暂缓肛门镜检查。肛门镜检查的同时还可进行简单的治疗,如取活组织检查等。

检查方法:右手持镜,拇指顶住芯子,肛门镜尖端涂以润滑剂。左手分开臀沟,用肛门镜头轻压肛门片刻再缓慢推入。先朝脐孔方向,通过肛管后改向骶凹,将肛门镜全部推进后退出芯子。拔出芯子后要注意芯子有无血迹。调好灯光,缓慢退镜,边退边观察,观察黏膜颜色,有无溃疡、出血、息肉、肿瘤及异物等。在齿状线处注意有无内痔、肛瘘内口;肛乳头、肛隐窝有无炎症等。

肛门周围病变的记录方法:视诊、直肠指诊和肛门镜检查发现的病变部位,一般用时钟定位记录,并标明体位。如检查时取膝胸位,则以肛门后方中点为12点,前方中点为 6 点;截石位则记录方法相反。

2.结肠镜检查

结肠镜检查是目前诊断大肠疾病最直接和最准确的方法,显著提高结直肠疾病,包括回肠末端和盲肠疾病的检出率和诊断率,并可进行息肉切除、下消化道出血的止血、结肠扭转复位、结直肠吻合口良性狭窄的扩张等治疗,但有一定的并发症发生风险,如出血、穿孔等。结肠镜检查前通常需要清洁肠道。目前已有不少单位开展了无痛肠镜、放大内镜等新技术。

【影像学检查】

1. X 线检查

钡剂灌肠是结肠疾病常用的检查方法,尤其是气钡双重造影检查,有利于结直肠微小病变的显示,对结直肠肿瘤、憩室、炎性肠病、先天性异常、直肠黏膜脱垂等病变有重要诊断价值。

2. MRI

可清晰地显示肛门括约肌及盆腔脏器的结构,在肛瘘的诊断及分型、直肠癌术前分期以及术后复发的鉴别诊断方面很有价值,较 CT 优越。

3. CT

对结肠癌的分期、有无淋巴转移以及肠外侵犯的判断较 MRI 优越。近年来,CT 模拟结肠镜作为一种全结直肠显像的诊断技术已在临床上得到应用,可产生类似结肠镜所见的三维仿真影像,其优点有检查快速、无创等。

4. 直肠腔内超声

可以清楚地显示肛门括约肌及直肠壁的各个层次。适用于肛管直肠肿瘤的术前分期,可以明确肿瘤浸润深度和有无淋巴结受累,也适用于肛门失禁、复杂肛瘘、直肠肛管周围脓肿、未确诊的肛门疼痛的检查。

5. 结直肠超声内镜

结合了内镜和超声两种检查,对结直肠癌的分期、肠壁肿瘤及肠外受压状态的检查有重要意义。

【结直肠肛管功能检查】

直肠、肛管功能在排便过程中占有重要地位,功能检查方法主要有直肠肛管压力测定、直肠感觉试验、模拟排便试验(球囊逼出试验和球囊保留试验)、盆底肌电图检查、排粪造影和结肠传输试验。

第三节　乙状结肠扭转

乙状结肠扭转是乙状结肠以其系膜为中轴发生扭转,导致肠管部分或完全梗阻。乙状结肠是肠扭转最常见的发生部位,约占 90%,其次为盲肠,偶见横结肠及脾区。60 岁以上老人的发生率是青年人的 20 倍。

第四节　溃疡性结肠炎的外科治疗

溃疡性结肠炎是发生在结、直肠的一种弥漫性的炎症性病变。它可发生在结、直肠的任何部位,其中以直肠和乙状结肠最为常见,少数情况下可累及回肠末端,称为倒流性回肠炎。病变多局限在黏膜层和黏膜下层,肠壁增厚不明显,表现为黏膜的大片水肿、充血、糜烂和溃疡形成。临床上以血性腹泻为最常见的早期症状,多为脓血便,腹痛表现为轻到中度的痉挛性疼痛,少数病人因直肠受累而引起里急后重。

【外科治疗的适应证】

溃疡性结肠炎的外科指征包括中毒性巨结肠、穿孔、出血、难以忍受的结肠外症状(坏疽性脓皮病、结节性红斑、肝功能损害、眼并发症和关节炎)及癌变。另外,因结、直肠切除是治愈性的治疗,当病人出现顽固性的症状而内科治疗无效时可考虑手术治疗。

【手术方式】

外科手术主要包括以下三种方式。

1. 全结、直肠切除及回肠造口术

早在 20 世纪 30 年代便已采用,此手术不但彻底切除了病变可能复发的部位,也解除了癌变的危险,但病人永久性的回肠造口对生活质量有一定的影响。

2. 结肠切除、回直肠吻合术

该手术是 20 世纪 60 年代初期以保留直肠、肛管功能,使病人避免回肠造口而采用的,但该手术没有彻底切除疾病复发的部位而存在复发和癌变的危险,已被逐渐摒弃。

3. 结直肠切除、回肠储袋肛管吻合术

1947 年,Ravitch 和 Sabiston 推荐了经腹结肠切除、直肠上中段切除、直肠下段黏膜剥除、回肠经直肠肌鞘拖出与肛管吻合术。该术式的优点是切除了所有患病或可能患病的黏膜,保留了膀胱和生殖器的副交感神经,避免永久性回肠造口,保留肛管括约肌。20 世纪 70 年代后期又进行重要的手术改进,即制作回肠储袋与肛管吻合。常见的回肠储袋有 J 形、S 形、W 形、H 形。该术式目前已成为治疗绝大多数溃疡性结肠炎病人的标准术式。

第五节　肠息肉及肠息肉病

肠息肉及肠息肉病是一类从黏膜表面突出到肠腔内的隆起状病变的临床诊断。从病理上可分为:①腺瘤性息肉;②炎性息肉;③错构瘤性息肉:幼年性息肉及色素沉着息肉综合征;④其他:化生性息肉及黏膜肥大赘生物。息肉数目在 100 枚以上称为息肉病,反之则称为散发性息肉。

一、肠息肉

肠息肉可发生在肠道的任何部位。小肠息肉的症状常不明显,可表现为反复发作的腹痛和肠道出血。不少病人往往因并发肠套叠等始引起注意,或在手术中才被发现。结直肠息肉多见于乙状结肠及直肠,成人大多为腺瘤,腺瘤直径大于 2 cm 者,约半数癌变。绒毛状腺瘤癌变率更高。

炎性息肉是由炎症反应刺激肠上皮引起,可继发于任何一种炎症反应或感染性疾病(如阿米巴性结肠炎、慢性血吸虫病或细菌性痢疾),一般没有恶变倾向,以治疗原发肠道疾病为主。

增生性息肉是结直肠中最常见的非肿瘤性息肉,常常多发,且直径多小于 5 mm。一般不需要特殊治疗。然而由于它们从外表无法与肿瘤性息肉相鉴别,因此常常在肠镜下将其切除并活检。

儿童息肉大多发生于 10 岁以下,以错构瘤性幼年性息肉多见,有时可脱出肛门外。

结直肠息肉的治疗:有蒂或直径小于 2 cm 的广基腺瘤性息肉可内镜下切除。

二、肠息肉病

在肠道广泛出现数目多于 100 颗的息肉,并具有其特殊临床表现,称为息肉病,目前进行 4PC、Mt/rra 和错配修复基因检测,大多可作出遗传性诊断。常见有:

1.色素沉着息肉综合征

以青少年多见,常有家族史,可癌变,属于错构瘤一类。多发性息肉可出现在全部消化道,以小肠为最多见,占 64%。在口唇及其周围、口腔黏膜、手掌、足趾或手指上有色素沉着,呈黑斑,也可为棕黄色斑。此病由于范围广泛,无法手术根治,当并发肠道大出血、肠梗阻或肠套叠时,可做部分肠切除术。

2. 家族性肠息肉病

又称家族性腺瘤性息肉病,与遗传因素有关,由 5 号染色体长臂上的家族性肠息肉病基因突变致病。其特点是婴幼儿期并无息肉,常开始出现于青年时期,癌变的倾向性很大。直肠及结肠常布满腺瘤,极少累及小肠。如不治疗,几乎所有 FAP 病人都将发展为结直肠癌,平均癌变年龄约 39 岁。

3. 肠息肉病合并多发性骨瘤和多发性软组织瘤

和家族性肠息肉病属于同一类型疾病,也和遗传因素有关,但其可有肠外表现。此病多在 30~40 岁出现,癌变倾向明显。治疗原则与家族性肠息肉病相同;对肠道外伴发的肿瘤,其处理原则与同脏器肿瘤相同。

第六节　结肠癌

结肠癌是胃肠道中常见的恶性肿瘤,我国以 41~65 岁人群发病率高。近 20 年来尤其在大城市,发病率明显上升,且有结肠癌多于直肠癌的趋势。大约 70%的结肠癌是由腺瘤性息肉演变而来,从形态学上可见到增生、腺瘤及癌变各阶段以及相应的染色体改变,耗时 10~15 年,但也有约 30%的癌不经腺瘤演变直接以癌巢的形式出现。随着分子生物学技术的发展,结肠癌癌变过程中的基因改变逐渐被认识,已知结肠癌的发生发展是一个多步骤、多阶段及多基因参与的细胞遗传性疾病。

结肠癌病因虽未明确,但其相关的高危因素逐渐被认识,比如腺瘤性息肉、炎症性肠病、家族史、过多脂肪蛋白质的摄入、缺乏膳食纤维、年龄、肥胖、人种、吸烟等。遗传易感性在结肠癌的发病中也具有重要地位,如遗传性非息肉性结肠癌的错配修复基因突变携带者的家族成员,应视为结肠癌的高危人群。有些病如家族性肠息肉病,已被公认为癌前期病变;结肠腺瘤、溃疡性结肠炎以及结肠血吸虫病肉芽肿,与结肠癌的发生有较密切的关系。

【病理与分型】

1. 大体分型

分为溃疡型、肿块型、浸润型三型。

(1)溃疡型:多见,占50%以上。肿瘤形成深达或贯穿肌层之溃疡,形状为圆形或卵圆形,中心凹陷,边缘凸起,向肠壁深层生长并向周围浸润。早期即可有溃疡,易出血,此型分化程度较低,转移较早。

(2)隆起型:肿瘤的主体向肠腔内突出,肿块增大时表面可产生溃疡,向周围浸润少,预后较好。

(3)浸润型:癌肿沿肠壁各层弥漫浸润,使局部肠壁增厚、肠腔狭窄,但表面常无明显溃疡或隆起。此型分化程度低,转移早而预后差。

2. 组织学分类

(1)腺癌:结、直肠腺癌细胞主要是柱状细胞、黏液分泌细胞和未分化细胞。主要为管状腺癌和乳头状腺癌,占75%~85%,其次为黏液腺癌,占10%~20%。①管状腺癌:癌细胞排列呈腺管或腺泡状排列。根据其分化程度可分为高分化腺癌、中分化腺癌和低分化腺癌。②乳头状腺癌:癌细胞排列组成粗细不等的乳头状结构,乳头中心索为少量血管间质。③黏液腺癌:由分泌黏液的癌细胞构成,癌组织内有大量黏液为其特征,恶性度较高。④印戒细胞癌:肿瘤由弥漫成片的印戒细胞构成,胞核深染,偏于胞质一侧,似戒指样,恶性程度高,预后差。

(2)腺鳞癌:亦称腺棘细胞癌,肿瘤由腺癌细胞和鳞癌细胞构成。其分化多为中分化至低分化。腺鳞癌较少见,主要位于直肠下段和肛管。

(3)未分化癌:癌细胞弥漫呈片或呈团状,不形成腺管状结构,细胞排列无规律,癌细胞较小,形态较一致,预后差。

结、直肠癌可以在一个肿瘤中出现两种或两种以上的组织类型,且分化程度并非完全一致。

【临床病理分期】

分期目的在于了解肿瘤发展过程,拟定有效的治疗方案及估计预后。

国际抗癌联盟(UICC)结直肠癌 2017 年第八版 TNM 分期法:

T 代表原发肿瘤,T_X 为原发肿瘤无法评价。无原发肿瘤证据为 T_0;原位癌为 Tis;肿瘤侵及黏膜下层为 T_1;侵及固有肌层为 T_2;穿透固有肌层至浆膜下或侵犯无腹膜覆盖的结直肠旁组织为 T_3;穿透脏腹膜为 T_{4a},侵犯或粘连于其他器官或结构为 T_{4b}。

N 为区域淋巴结,N_x 代表区域淋巴结无法评价;无区域淋巴结转移为 N_0;1~3 个区域淋巴结转移为 N_1;4 个及 4 个以上区域淋巴结转移为 N_2。

M 为远处转移,无法估计远处转移为 M_x;无远处转移为 M_0;凡有远处转移为 M_1。

TNM 分期与结直肠癌预后的关系:结直肠癌的 TNM 分期基本能够客观反映其预后。国外资料显示: I 期病人的 5 年生存率超过 90%, II ~ III 期约为 70%,IV 期可根治性切除约为 30%,姑息治疗为 8%。中国的地域医疗水平有一定差距,因而预后差别也较大。

结肠癌主要经淋巴转移,首先到结肠壁和结肠旁淋巴结,再到肠系膜血管周围和肠系膜血管根部淋巴结。血行转移多见于肝,其次为肺、骨等。结肠癌也可直接浸润到邻近器官。如乙状结肠癌常侵犯膀胱、子宫、输尿管。横结肠癌可侵犯胃壁,甚至形成内瘘。脱落的癌细胞也可在腹膜种植转移。

【临床表现】

结肠癌早期常无特殊症状,发展后主要有下列症状:

1. 排便习惯与粪便性状的改变

常为最早出现的症状。多表现为排便次数增加、腹泻、便秘、粪便中带血、脓液或黏液。

2. 腹痛

常为定位不确切的持续性隐痛,或仅为腹部不适或腹胀感,出现肠梗阻时则腹痛加重或为阵发性绞痛。

3. 腹部肿块

多为瘤体本身,有时可能为梗阻近侧肠腔内的积粪。肿块大多坚硬,呈结节状。如为横结肠和乙状结肠癌可有一定活动度。如癌肿穿透并发感染,肿块固定,且可有明显压痛。

4. 肠梗阻症状

一般属结肠癌的中晚期症状,多表现为慢性低位不完全肠梗阻,主要表现是腹胀和便秘,腹部胀痛或阵发性绞痛。当发生完全梗阻时,症状加剧。左侧结肠癌有时可以急性完全性结肠梗阻为首发症状。

5. 全身症状

由于慢性失血、癌肿溃烂、感染、毒素吸收等,病人可出现贫血、消瘦、乏力、低热等。病程晚期可出现肝大、黄疸、水肿、腹水、直肠前凹肿块、锁骨上淋巴结肿大及恶病质等。

由于癌肿病理类型和部位的不同,临床表现也有区别。一般右半结肠肠腔大,右侧结肠癌隆起型多见,易坏死出血及感染,因此以腹痛、腹部肿块和全身症状为主;降结肠肠腔小,左侧结肠癌浸润型多见,易引起肠腔狭窄梗阻,因此以梗阻症状、排便习惯与粪便性状改变等症状为主。左右半结肠癌的分子生物学差异大,药物敏感性不同,预后也不同。

【诊断】

结肠癌早期症状多不明显,易被忽视。凡 40 岁以上有以下任一表现者应列为高危人群:①Ⅰ级亲属有结直肠癌史者;②有癌症史或肠道腺瘤或息肉史;③大便隐血试验阳性者。对高危人群,推荐行结肠镜检查,镜下发现病灶取病理活检不难明确诊断。此外,X 线钡剂灌肠或气钡双重对比造影检查可见肠腔内肿块、管腔狭窄或龛影,对诊断结肠癌有很大的价值。超声和 CT 检查对了解腹部肿块和肿大淋巴结及肝内有无转移等均有帮助。血清癌胚抗原(CEA)和糖类抗原 19-9(CA19-9)分别在约 45% 和 30% 的结肠癌病人中升高,对结肠癌的特异性诊断意义不大,用于术后判断预后和复发更有价值。此外,多种分子标志物应用于粪便 DNA 检查以早期筛查结直肠癌正在逐渐推广。

【鉴别诊断】

结肠癌的鉴别诊断主要是结肠息肉、溃疡性结肠炎、克罗恩病、肠结核、慢性细菌性痢疾、血吸虫病、阿米巴肠病等。最可靠的鉴别是通过结肠镜取活组织检查。

【治疗】

原则是以手术切除为主的综合治疗。

1. 结肠癌根治性手术

要求整块切除,肿瘤及其远、近两端 10 cm 以上的肠管,并包括系膜和区域淋巴结。常用术式包括:

(1)右半结肠切除术:适用于盲肠、升结肠、结肠肝曲的癌肿。切除范围包括右半横结肠以近及回肠末段和相应系膜、胃第 6 组淋巴结,回肠与横结肠端端或端侧吻合。

（2）横结肠切除术：适用于横结肠癌。切除包括肝曲或脾曲的整个横结肠、大网膜及其相应系膜及胃第6组淋巴结,行升结肠和降结肠端端吻合。

（3）左半结肠切除术：适用于结肠脾曲和降结肠癌。切除范围包括横结肠左半边以远及部分或全部乙状结肠,然后做结肠间或结肠与直肠端端吻合术。

（4）乙状结肠切除术：适用于乙状结肠癌。

2.结肠癌并发急性梗阻的手术

应当在进行胃肠减压、纠正水和电解质紊乱以及酸碱失衡等适当的准备后,早期施行手术。右侧结肠癌做右半结肠切除一期回肠结肠吻合术。如癌肿不能切除,可行回肠横结肠侧侧吻合。左侧结肠癌并发急性梗阻时,可置入支架缓解梗阻,限期行根治性手术。若开腹手术见粪便较多可行术中灌洗后予以吻合。若肠管扩张、水肿明显,可行近端造口、远端封闭,将封闭的断端固定在造口周围并做好记录,以便在回纳造口时容易寻找。如肿物不能切除,可在梗阻部位的近侧作横结肠造口。术后行辅助治疗,待肿瘤缩小降期后,再评估能否行二期根治性切除。

3.化学治疗

利用肿瘤细胞对化学药品的高敏感性,选择性杀灭肿瘤。给药途径有全身静脉给药、术后腹腔热灌注化疗等。。

4.其他辅助治疗

大肠癌由于存在腺瘤—腺癌的演进序列,历时长,因而为预防提供了可能。结直肠癌筛查显得意义重大,不仅使早期癌发现率升高,且能阻断结直肠癌的发生与发展。

第七节　直肠癌

直肠癌以腹膜返折为界分为上段直肠癌和下段直肠癌,也可分为低位直肠癌(距肛缘 5 cm 以内)、中位直肠癌(距肛缘 5~10 cm)和高位直肠癌(距肛缘 10 cm 以上),以肿瘤下缘确定位置。中国人直肠癌与西方人比较,有两个流行病学特点:①直肠癌比结肠癌发生率高,大约占 60%;最近的资料显示结肠癌和直肠癌发生率逐渐靠近,有些地区已接近 1∶1,主要是结肠癌发生率增高所致;②低位直肠癌所占的比例高,约占直肠癌的 60%~70%,绝大多数癌肿可在直肠指诊时触及。上段直肠癌的细胞生物学行为与结肠癌相似,根治性切除术后 5 年总生存率与结肠癌也相近,中低位直肠癌在 50% 左右。

【病因、病理与分期】

大体分型、组织学分类和临床病理分期与结肠癌相同。

【扩散与转移】

1. 直接浸润

癌肿首先直接向肠壁深层浸润性生长,向肠壁纵轴浸润发生较晚。癌肿浸润肠壁一圈约需 1.5~2 年。直接浸润可穿透浆膜层侵入邻近脏器如子宫、膀胱等,下段直肠癌由于缺乏浆膜层的屏障作用,易向四周浸润,侵入附近脏器如前列腺、精囊腺、阴道、输尿管等。

2. 淋巴转移

淋巴转移是主要的扩散途径。上段直肠癌向上沿直肠上动脉、肠系膜下动脉及腹主动脉周围淋巴结转移。发生逆行性转移的现象非常少见。如淋巴液正常流向的淋巴结发生转移且流出受阻时,可逆行向下转移。下段直肠癌(以腹膜返折为界)向上方和侧方转移为主。齿状线周围的癌肿可向上、侧、下方转移。向下方转移可表现为腹股沟淋巴结肿大。

3. 血行转移

癌肿侵入静脉后沿门静脉转移至肝;也可由髂静脉转移至肺、骨和脑等。直肠癌手术时约有 10%~15% 的病例已发生肝转移;直肠癌致肠梗阻和手术时的挤压,易造成血行转移。

4. 种植转移

直肠癌种植转移的机会较小,上段直肠癌可发生种植转移。

【症状】

直肠癌早期无明显症状,癌肿影响排便或破溃出血时才出现症状。

1. 直肠刺激症状

便意频繁,排便习惯改变;便前肛门有下坠感、里急后重、排便不尽感,晚期有下腹痛。

2. 癌肿破溃出血症状

大便表面带血及黏液,甚至有脓血便。

3. 肠腔狭窄症状

癌肿侵犯致肠管狭窄,初时大便进行性变细,当造成肠管部分梗阻后,有腹痛、腹胀、肠鸣音亢进等不全性肠梗阻表现。

4. 癌肿侵犯周围组织或转移远处器官引起相应症状

侵犯前列腺、膀胱,可出现尿频、尿痛、血尿。侵犯阴道,可出现阴道异常分泌物。侵犯骶前神经可出现骶尾部剧烈持续性疼痛。

局部症状出现的频率依次为:便血 80%~90%、便频 60%~70%、便细 40%、黏液便 35%、肛门痛 20%、里急后重 20%、便秘 10%。

【体征】

1. 直肠指诊触及肿物

60%~70%能在直肠指诊时触及；因此，直肠指诊是诊断低位直肠癌最重要的体格检查，凡遇直肠刺激症状、便血、大便变细等均应采用。

指诊应记录肿物的方位、大小、硬度、形状与肛缘的距离以及指套染血情况。有经验的外科医师能从肿物的固定程度判断其深度：容易和黏膜一起被推动的提示未浸润至肌层；尚能与肠壁一起被推动的提示已浸润肌层，但未穿透肠壁；固定于盆腔的提示已累及肠壁外周围结构。如果肿瘤位于前壁，男性病人应注意肿物与前列腺的关系，女性病人应注意与阴道的关系，必要时经阴道指诊明确。

2. 腹股沟淋巴结肿大

由于齿状线上下淋巴引流的不同特点，直肠癌罕见转移到腹股沟淋巴结。腹股沟淋巴结肿大多见于累及齿状线以下的直肠癌，提示肿瘤可能含有鳞癌成分。

3. 并发症或晚期体征

肠梗阻可表现为腹部膨隆、肠鸣音亢进；肝转移可表现为肝大、黄疸、移动性浊音；晚期可表现为营养不良或恶病质。

【辅助检查】

1. 实验室检查

与结肠癌类似，直肠癌没有敏感而且特异的实验室检查。

大便潜血：由于其经济性可作为结、直肠癌的初筛手段，阳性者再做进一步检查。

肿瘤标记物：癌胚抗原（Carcinoembryonic Antigen，CEA）缺乏对早期结、直肠癌的诊断价值,仅45%的结、直肠癌病人初诊时升高大量研究表明结、直肠癌病人的血清CEA水平与肿瘤分期呈正相关,Ⅰ、Ⅱ、Ⅲ、Ⅳ期的血清CEA阳性率分别约为25%、45%、75%和85%,因此CEA主要用于评估肿瘤负荷和监测术后复发。CA19-9的临床意义与CEA相似。

2.内镜检查

根据检查范围不同分为肛门镜、乙状结肠镜和结肠镜。门诊常规检查时可用肛门镜检查,操作方便、不需肠道准备,乙状结肠镜在中国使用较少。结肠镜在肠道准备充分的情况下可以观察自肛门至回盲部的全部大肠,并可早期处理癌前病变(如腺瘤)和定期筛查结直肠癌,大约使肠癌的发病率降低56%,死亡率降低66%,这种保护作用至少持续17~22年。由于多数肠癌在50岁以后发生,推荐50岁接受第一次结肠镜,有肠癌家族史的提前到40岁。

结肠镜通过活检取得病理学诊断,是制订治疗方案的依据。已诊断的直肠癌在手术治疗前也必须行结肠镜检查,因为结、直肠癌有5%~10%为多发癌。术前梗阻无法行结肠镜的,术后6个月内应检查梗阻近端以排除多源癌。

3.影像学检查

直肠癌获得病理诊断以后需要进一步评估临床分期,用于评估预后和制订治疗方案。

(1)直肠腔内超声:通过将超声探头置入直肠,可以清晰分辨五层回声信号。对5000多例直肠癌的荟萃分析显示,腔内超声对T分期的敏感性为81%~96%,特异性为91%~98%。

(2)盆腔增强MRI:不但能评估肿瘤浸润肠壁深度、淋巴结是否转移,更重要的是能准确分辨直肠系膜筋膜是否受累。

(3)胸腹盆增强CT:主要用于评估多发于肝、肺的远处转移。肝、肺多数大于1cm的病变可以通过CT准确判定是否转移。盆腔CT对软组织的分辨能力不如MRI。

（4）全身 PET-CT：主要被推荐用于 2 种情况：①已有淋巴结转移的结直肠癌；②术后检查怀疑复发转移。

【诊断】

直肠癌根据病史、体检、内镜和影像学检查不难做出临床诊断。

【治疗】

直肠癌主要治疗手段包括手术、放疗和化疗。高位直肠癌的治疗与结肠癌基本相同。手术是直肠癌的主要治愈方法。术前（新辅助）和术后（辅助）的放疗和化疗可一定程度上提高治愈机会。肿瘤分期指导治疗方案：Ⅰ期不建议新辅助或辅助治疗；Ⅱ～Ⅳ期中低位直肠癌建议新辅助放化疗；Ⅲ～Ⅳ期直肠癌建议辅助化疗，高危Ⅱ期也可获益。姑息治疗适用于无法进行治愈性手术的晚期直肠癌，原则是尽量解除痛苦、改善生活质量、延长生命。

1. 手术

通过精细的手术操作锐性切除肿瘤，是效果最确切的局部治疗。手术方式根据肿瘤位置、分期、细胞分级、体型以及控便能力等因素综合选择。大量的临床病理学研究提示，直肠癌向远端肠壁浸润的范围较结肠癌小，只有 2% 的直肠癌向远端浸润超过 2 cm。这是选择手术方式的重要依据。

（1）局部切除术：适用于早期瘤体比较小，分化程度较高的直肠癌，并保证至少 3mm 切缘。手术方式主要有：①经肛局部切除术；②骶后入路局部切除术。

（2）根治性切除术：整块切除癌肿和足够的切缘、区域淋巴结和伴行血管以及完整的直肠系膜。主要手术方式包括 Miles 手术、Dixon 手术及其衍生术式和 Hartmann 手术。施行直肠癌根治术的同时，要充分考虑病人的生活质量，术中尽量保护排尿功能和性功能。

直肠癌侵犯子宫时,可一并切除子宫,称为后盆腔脏器清扫;直肠癌侵犯膀胱,行直肠和膀胱(男性)或直肠、子宫和膀胱(女性)切除时,称为全盆腔清扫。如伴发能切除的肝、肺或腹股沟淋巴结转移,可同时切除及清扫。腹腔镜下的直肠癌根治术具有创伤小、恢复快的优点。

1)腹会阴切除术(Miles 手术):Miles 于 1908 年提出的直肠癌根治术,同时经腹部、会阴两个入路进行整块肿瘤切除和淋巴结清扫。会阴部需切除部分肛提肌、坐骨肛门窝内脂肪、肛管及肛门周围约 3~5 cm 的皮肤、皮下组织及全部肛管括约肌,于左下腹行永久性乙状结肠单腔造口。

2)低位前切除术(Dixon 手术):Di 在 1948 年提出的直肠癌保肛手术,切除肿瘤后一期吻合、恢复肠管连续性,是目前应用最多的直肠癌根治术。根治原则要求肿瘤远端距切缘至少 2 cm;低位直肠癌至少 1 cm。只要肛门外括约肌和肛提肌未受累,保证环周切缘阴性的前提下,均可行结肠-直肠低位吻合(Dixon 手术)或结肠-肛管超低位吻合,其长期生存率和无复发生存率不劣于腹会阴切除。

低位直肠癌术后吻合口漏的发生率较高,推荐低位吻合、超低位吻合后行临时性回肠造口。

3)经腹直肠癌切除、近端造口、远端封闭手术(Hartmann 手术):Hartmann 早在 1879 年提出的直肠癌术式,切除肿瘤后近端结肠造口,远端残腔封闭。由于避免了肛门部操作,手术时间缩短,适用于一般情况很差,不能耐受 Miles 手术或急性梗阻不宜行 Dixon 手术的病人。

(3)姑息手术:晚期直肠癌的姑息手术以解除痛苦和处理并发症为主要目的。例如:排便困难或肠梗阻可行乙状结肠双腔造口;肿瘤出血无法控制可行肿瘤姑息性切除。应充分评估手术获益和风险。

2. 放疗

通过放射线的聚焦杀灭照射野的肿瘤细胞,属于局部治疗。围术期的放疗可提高治愈的机会;姑息放疗可缓解症状。

(1)术前放疗:大规模随机临床试验显示,若影像学评估存在肿瘤浸润较深、直肠系膜筋膜受累等高危因素,术前新辅助放疗可缩小肿瘤并降低分期,提高手术切除率和降低局部复发率。

(2)术后放疗:效果不如术前放疗,仅适用术前未经放疗,且术后病理提示局部复发风险高的情况,如环周切缘阳性、盆侧壁淋巴结转移等情况。

(3)姑息放疗:对于无法根治的晚期或复发病人,放疗可用于缓解局部症状。

3. 化疗

利用肿瘤细胞对化学药品的高敏感性,选择性杀灭肿瘤。给药途径有全身静脉给药、术后腹腔热灌注化疗等。结直肠癌的化疗均以氟尿嘧啶为基础用药,以全身静脉化疗为主。

(1)辅助化疗:大规模随机临床研究显示,根治术后全身(辅助)化疗能提高Ⅲ期和部分Ⅱ期结、直肠癌的 5 年生存率。目前辅助化疗主要有两个方案,持续 3~6 个月:①FOLFOX 方案:奥沙利铂、亚叶酸钙于首日静脉滴注,随后氟尿嘧啶持续 48 小时滴注,每两周重复。②CAPEOX 方案:奥沙利铂于首日静脉滴注,随后连续口服两周氟尿嘧啶的前体卡培他滨,每三周重复,疗效与 FOL-FOX 方案类似。

(2)新辅助化疗:如前所述,目前直肠癌标准的新辅助方案是氟尿嘧啶单药增敏的放疗。最近研究显示,新辅助化疗也可使肿瘤降期,提高手术切除率,尽管远期生存数据有限。对目前尚无条件行放射治疗的地区,可审慎使用。方案为 FOLFOX 或 CAPEOX。

(3)姑息化疗:对于晚期无法行根治的直肠癌,姑息化疗可控制肿瘤进展和延长生存时间。

(4)局部化疗:尽管没有高级别证据支持,腹腔化疗药物植入、腹腔热灌注化疗和经肝动脉化疗等局部化疗已在临床开展,有待临床研究明确其在直肠癌治疗中的地位。

4. 其他治疗

直肠癌形成梗阻且不能手术者,可采用烧灼、激光或冷冻等局部疗法,或放置金属支架或肠梗阻导管以减轻梗阻。手术无法切除的多发肝转移,可采用超声或 CT 引导的介入消融尽量减少病灶。晚期病人应注意支持治疗,以改善生活质量为原则。

第十章　肝疾病

第一节　解剖生理概要

　　肝是人体内最大的实质性脏器,大部分隐匿在右侧膈下和季肋深面,小部分横过腹中线达左上腹。肝的右下缘齐右肋缘,左下缘可在剑突下扪及,但一般在腹中线处不超过剑突与脐连线的中点。肝的膈面和前面分别有左、右三角韧带,冠状韧带,镰状韧带和肝圆韧带,使其与膈肌及前腹壁固定;脏面有肝胃韧带和肝十二指肠韧带,后者包含有门静脉、肝动脉、淋巴管、淋巴结和神经,又称肝蒂。门静脉、肝动脉和肝总管在肝脏面的横沟处各自分出左、右干进入肝实质内,国内学者称之为第一肝门。在肝实质内,门静脉、肝动脉和肝内胆管的走向和分布大体上相一致,共同被包裹在 Glisson 鞘内。肝静脉是肝血液的流出管道,三条主要的肝静脉在肝后上方的静脉窝进入下腔静脉,被称为第二肝门;此外还有小部分肝血液经数支肝短静脉汇入肝后方的下腔静脉,被称为第三肝门。

　　根据肝内血管、胆管的分布规律,肝被分为左、右半肝。左、右半肝又分成左外叶、左内叶、右前叶、右后叶和尾状叶;左外叶和右后叶又分成上、下二段,尾状叶也分成左、右二段。临床上,以肝静脉及门静脉在肝内分布为基础的 Couinaud 分段法较为常用,它将肝分为八段。

　　国际肝胆胰学会(IHPBA)于 2000 年发布了肝解剖和手术名称的命名方法。该方法结合了肝传统分区法和 Couinaud 的八段法,将肝进行三级划分:第一级划分以"半肝"来表示,即肝分为右半肝和左半肝;第二级划分以"区"来表示,即右后区、右前区、左内区、左外区;第三级划分以"段"来表示,与 Couinaud 的八段法稍有不同的是将 Couinaud 的 I 段划分为 1 段和 9 段。

肝的基本结构为肝小叶,肝小叶中央是中央静脉,围绕该静脉为放射状排列的单层肝细胞索,肝细胞索之间为肝窦(窦状隙),肝窦的壁上附有 Kupffer 细胞,它有吞噬能力,属于单核-吞噬细胞系统。在几个肝小叶之间是由结缔组织组成的汇管区,其中有肝动脉、门静脉和胆管的小分支。肝窦实际上是肝的毛细血管网,它一端与肝动脉和门静脉的小分支相通,另一端和中央静脉连接。肝窦一面的肝细胞膜上具有很多微绒毛,伸向肝细胞膜与肝窦壁之间存在的狄氏(Disse)间隙内,主要起到与肝窦内血液之间进行物质交换的作用。胆小管位于肝细胞之间,是由相邻的肝细胞胞膜向各自胞质内凹陷而形成的微细小管,其壁由肝细胞膜构成。

肝的血液供应 25%～30% 来自肝动脉,70%～75% 来自门静脉。但由于肝动脉压力大,其血流含氧量高,所以它供给肝所需氧量的 40%～60%。门静脉汇集来自肠道的血液,供给肝营养。肝的总血流量约占心排血量的 1/4,可达到 1500 mL/min。

肝担负着重要而复杂的生理功能,其中已明确地包括:

1. 分泌胆汁

每日分泌胆汁约 800～1000 mL,经胆管流入十二指肠,帮助脂肪消化以及脂溶性维生素 A、维生素 D、维生素 E、维生素 K 的吸收。

2. 代谢功能

食物消化后由肠道吸收的营养物质经门静脉系统进入肝。肝能将碳水化合物、蛋白质和脂肪转化为糖原,储存于肝内。当血糖减少时,又将糖原分解为葡萄糖,释入血液。

在蛋白质代谢过程中,肝主要起合成、脱氨和转氨作用。蛋白质经消化分解为氨基酸而被吸收,在肝内再重新合成人体所需要的各种重要的蛋白质,如白蛋白、纤维蛋白原和凝血酶原等。肝损害严重时，就可出现低蛋白血症和凝血功能障碍。体内代谢产生的氨是对人体有毒的物质，肝能将大部分的氨合成尿素，经肾脏排出。肝细胞严重受损时，脱氨作用减退，血氨因此增高，是发生肝性脑病的主要原因。肝细胞内有多种转氨酶，能将一种氨基酸转化为另一种氨基酸，以增加人体对不同食物的适应性。肝细胞受损并伴有细胞膜破坏时，转氨酶被释出于血液中，血内转氨酶就可升高。

肝在脂肪代谢中起重要作用，并能维持体内各种脂质（包括磷脂和胆固醇）的恒定性，使之保持一定浓度和比例。

肝也参与多种维生素代谢。肝内胡萝卜素酶能将胡萝卜素转化为维生素A，并加以储存。肝还储存维生素 B 族、维生素 C、维生素 D、维生素 E 和维生素 K。

在激素代谢方面，肝对雌激素、神经垂体分泌的抗利尿激素具有灭活作用；肾上腺皮质酮和醛固酮的中间代谢大部在肝内进行。肝硬化时灭活作用减退，体内的雌激素增多，引起蜘蛛痣、肝掌及男性乳房发育等现象；抗利尿激素和醛固酮的增多，促使体内水和钠的潴留，引起水肿和腹水形成。

3.凝血功能

肝除合成纤维蛋白原、凝血酶原外，还产生凝血因子Ⅴ、Ⅶ、Ⅷ、Ⅸ、Ⅹ、Ⅺ和Ⅻ。另外，储存在肝内的维生素 K 对凝血酶原和凝血因子Ⅶ、Ⅸ、Ⅹ的合成是不可缺少的。

4.解毒作用

代谢过程中产生的毒物或外来的毒物，在肝内主要通过单核-吞噬细胞系统进行吞噬或通过分解、氧化和结合等方式而转化为无毒物质。

5.吞噬或免疫作用

肝通过单核-吞噬细胞系统的 Kupffer 细胞的吞噬作用，将细菌、抗原抗体复合物、色素和其他碎屑从血液中清除。

此外,肝内有铁、铜、维生素 B$_{12}$、叶酸等造血因子,能间接参与造血。肝储藏大量血液,当急性失血时,有一定调节血液循环的作用。

肝的储备功能和再生能力均很强大。动物实验证明,切除 70% ~ 80% 的正常肝实质,肝仍可维持正常的生理功能,且能在约 6 周后再生至接近原来的肝重量。但对人体肝,这一修复过程一般认为需约 1 年时间。因此,当正常肝有局限性病变时,可施行肝段、半肝乃至更大范围(如右三叶)肝切除术。肝对缺氧非常敏感,在常温下阻断入肝的血流超过一定的时限,将可能引起肝细胞缺氧坏死。虽然正常肝可耐受常温下持续肝门阻断时间约 60 分钟,但伴有肝硬化者耐受时间明显缩短,此类病人实施肝切除手术时,常温下肝门阻断的时间不宜超过 15 ~ 20 分钟。

第二节　肝脓肿

常见的肝脓肿有细菌性和阿米巴性两种。本节着重讨论其外科治疗问题。

一、细菌性肝脓肿

【病因病理】

全身细菌性感染,特别是腹腔内感染时,细菌可侵入肝,如病人抵抗力弱,可发生肝脓肿。有基础性疾病,特别是糖尿病病人,是高发人群。细菌可经下列途径侵入肝:①胆道:良性或恶性病变导致胆道梗阻并发生化脓性胆管炎时,细菌沿着胆管上行,是引起细菌性肝脓肿的主要原因;②门静脉:如坏疽性阑尾炎、胃肠道憩室炎等,细菌可突破肠道屏障经门静脉入肝;③肝动脉:体内任何部位的化脓性病变,如细菌性心内膜炎、化脓性骨髓炎等,当并发菌血症时,细菌可经肝动脉侵入肝;④肝毗邻器官或组织存在感染病灶,细菌可循淋巴系统侵入或直接扩散感染至肝;⑤开放性肝损伤时细菌可直接经伤口侵入肝引起感染,形成脓肿。此外,肝其他疾病的有创性治疗方法,如经肝动脉化疗栓塞、消融等肿瘤治疗措施,也可能导致肝脓肿。还有一些肝脓肿的病因难以确定,称为隐源性感染。

细菌性肝脓肿的致病菌多为肺炎克雷伯菌、大肠埃希菌、厌氧链球菌、葡萄球菌等。单发的肝脓肿容积有时可以很大,多发肝脓肿的直径则可在数毫米至数厘米之间,数个脓肿也可融合成一个大脓肿。

【临床表现】

典型症状是寒战、高热、肝区疼痛和肝大。体温常可高达 39~40℃,伴恶心、呕吐、食欲缺乏和周身乏力。肝区钝痛或胀痛多属持续性,有的可伴右肩牵涉痛,右下胸及肝区叩击痛,肿大的肝有压痛;如脓肿在肝前下缘比较表浅部位时,可伴有右上腹肌紧张和局部明显触痛;巨大的肝脓肿可使右季肋呈现饱满状态,有时甚至可见局限性隆起,局部皮肤可出现红肿。严重时或并发胆道梗阻者,可出现黄疸。

肝右叶脓肿可穿破肝包膜形成膈下脓肿,也可突破入右侧胸腔,左叶脓肿则偶可穿入心包。脓肿如向腹腔穿破,则发生急性腹膜炎。少数情况下,肝脓肿可穿破血管和胆管壁,引起大量出血并从胆道排出,临床表现为上消化道出血。

实验室检查可见白细胞计数和中性粒性细胞百分比增高,转氨酶和碱性磷酸酶增高,CRP 增高,ESR 延长,慢性病程病人可有贫血和低蛋白血症。超声可明确其部位和大小,阳性诊断率可达 96% 以上,为首选的检查方法;CT 更易显示多发小脓肿;MRI 对存在可疑胆道疾病时帮助较大;X 线胸腹部检查:右叶脓肿可使右膈肌升高,肝阴影增大或有局限性隆起,有时出现右侧反应性胸膜炎或胸腔积液。

【诊断】

根据病史、临床表现、实验室和超声检查，即可诊断本病。必要时可在肝区压痛最剧处或超声引导下施行诊断性穿刺予以确诊。

【鉴别诊断】

主要应与阿米巴性肝脓肿鉴别。此外，还需与右膈下脓肿、胆道感染及肝癌特别是肝内胆管癌等鉴别。

【治疗】

细菌性肝脓肿必须早期诊断，积极治疗。

1. 全身支持治疗

给予充分营养支持，必要时多次小量输血和血浆，纠正低蛋白血症，增强机体抵抗能力，并纠正水和电解质平衡失调等。

2. 抗生素治疗

未确定病原菌以前，应经验性选用广谱抗生素，通常为三代头孢联合应用甲硝唑，或者氨苄西林、氨基糖苷类联合应用甲硝唑，待脓腔脓液或血液细菌培养和药敏结果回报后选用敏感抗生素。抗生素应用应大剂量、足疗程。

3. 经皮肝穿刺脓肿置管引流术

对于直径在3~5 cm的单个脓肿，如在超声或CT下可见到液化区域，可在其引导下行穿刺抽尽脓液并冲洗，也可置管引流。置管引流术后第二或数日起，即可用等渗盐水缓慢冲洗脓腔和注入抗菌药物。待引流管无脓液引出，病人一般情况好转，冲洗液变清亮，脓腔明显缩小，即可拔管。多数肝脓肿可经抗生素联合穿刺抽液或置管引流治愈。

4. 手术治疗

适用于脓肿较大、分隔较多，已穿破胸腔或腹腔；胆源性肝脓肿；慢性肝脓肿。手术方式为切开引流，适用于多数病人。经腹腔镜切开引流在很多医院已成为常规手术，开腹肝脓肿切开引流已很少应用。手术中应注意用纱布妥善隔离保护腹腔和周围脏器，避免脓液污染，脓腔内安置多孔橡胶管引流。手术治疗中必须注意：①脓肿已向胸腔穿破者，应同时引流胸腔；②胆道感染引起的肝脓肿，应同时引流胆道；③血源性肝脓肿，应积极治疗原发感染灶。慢性肝脓肿，往往需施行肝切除治疗。

二、阿米巴性肝脓肿

阿米巴性肝脓肿是肠道阿米巴感染的并发症，绝大多数单发，治疗上首先考虑非手术治疗，以抗阿米巴药物（甲硝唑、氯喹、依米丁），以及必要时反复穿刺吸脓和支持疗法为主。大多数病人可获得良好疗效。

【治疗】

1. 经皮肝穿刺置管引流术

适用于病情较重，脓肿较大，有穿破危险者，或经抗阿米巴治疗及多次穿刺吸脓，而脓腔未见缩小者。

2. 手术切开引流

适用于：①经抗阿米巴治疗及穿刺引流后仍高热不退者；②脓肿伴继发细菌感染，经穿刺引流及药物治疗不能控制者；③脓肿已穿破入胸腹腔并发脓胸和腹膜炎。切开后采用持续胸腔闭式引流。

第三节　肝棘球蚴病

肝棘球蚴病又称肝包虫病,系棘球绦虫的蚴感染所致的人畜共患病。

【病因与病理】

公认的致病绦虫有四种:细粒棘球绦虫、泡状棘球绦虫或多房棘球绦虫、伏氏棘球绦虫和少节棘球绦虫。其形态、宿主和分布地区略有不同,棘球蚴病主要流行于西部畜牧地区和半农半牧区,其余各地报道,以细粒棘球病最多见,局部地区泡状棘球病的患病率也较高。

细粒棘球绦虫的终宿主有犬、狐、狼等,以犬最常见,中间宿主是羊、猪、马、牛和人等,以羊最多见。人与人之间不传染。肝包虫病是临床上最常见的一种棘球蚴病,约占75%,其次是肺棘球蚴病,约占15%。

侵入体内的六钩蚴在肝内先发育成小的囊体,囊体长大并挤压肝实质,在肝内形成一个具有多层壁结构和多种内容物的囊性肿块(肝包虫囊肿)。肝包虫囊肿的囊壁分为内囊和外囊两层。内囊属于虫体结构呈白色粉皮状,内囊的壁又分为角质层和生发层。角质层位于生发层外面,对生发层细胞有保护、支持、吸收营养物质等作用。生发层由一排具有繁殖能力的细胞组成,可产生生育囊(生发囊)、头节和子囊。外囊是由宿主对寄生虫免疫排斥反应而形成的以巨噬细胞性肉芽肿病变和纤维化为特征的致密纤维层结构。随着囊肿的膨胀性生长,周围肝实质受压,肝细胞变性、萎缩、消失,囊肿周围的管道系统纤维化,在外囊与肝实质之间形成一层纤维膜状结构。纤维膜与外囊之间有潜在的可分离间隙,沿此间隙可将外囊与肝实质分离。

包虫囊肿在机体内经历定植、生长发育和衰亡的病理过程,是机体与包虫相互作用的结果。多数包虫囊肿生长缓慢,不同阶段其病理改变各异:包虫囊肿大小不一;内囊可呈单囊、多子囊、内囊塌陷甚至坏死;囊液可由清亮变浑浊,水分吸收致囊内容物干结成为固体;外囊壁逐渐增厚、钙化;部分破裂入胆道、腹腔甚至胸腔,形成瘘。

【临床表现和并发症】

囊肿增大缓慢,初期无明显症状,常在体格检查时偶然被发现,亦有因腹部肿块或因囊肿导致压迫症状或引起并发症而就医者。由于包虫寄生部位、囊肿体积及数量、机体反应性及并发症(破裂、压迫、感染等)的不同,临床表现各异。

1. 包虫囊破裂

①包虫囊内容物溢入腹腔,可导致严重过敏反应;子囊种植产生多发囊肿,出现腹胀或导致肠梗阻。②囊内容物破溃入胆道,可引起梗阻性黄疸或反复发作的胆管炎。③经横膈,破裂入胸腔,甚至肺,导致反复肺部感染,可能咳出子囊。

2. 包虫囊肿压迫

①压迫胆管出现黄疸;②压迫肝静脉引起巴德-吉亚利综合征。

3. 感染

继发细菌感染较为常见,多由胆瘘引起。表现类似细菌性肝脓肿,但全身和局部症状较轻。

4. 过敏反应

虫体抗原进入血液循环,会引起荨麻疹,量大时可造成过敏性休克。

5. 膜性肾小球肾炎

因虫体抗原沉积肾小球而引起。

其他器官(如肺)亦可发生棘球蚴病。

【诊断】

询问病史时应了解病人是否有流行地区居住史，及犬、羊等接触史。辅助诊断方法：①超声检查：诊断准确率高，是筛选和初步诊断的首选检查方法。超声可帮助确定包虫的发育阶段和分型。包虫囊肿的超声影像学表现为：囊型病灶（CL 型）、单囊型（Ⅰ型）、多子囊型（Ⅱ型）、内囊塌陷型（Ⅲ型）、实变型（Ⅳ型）、钙化型（Ⅴ型），包虫破入胆道时可见肝内外胆管扩张。②X 线检查：外囊钙化时，可显示环形或弧形钙化影。含气的囊肿可显示气液面。③CT 和 MRI 检查：能显示囊肿与肝内结构的解剖关系，疑有胆道受累时，可行 MRCP 检查。④免疫学检查：常用于流行病学筛查。包虫囊液皮内试验阳性率可达 90%～95%；补体结合试验阳性率可达 70%～90%，检测结果有助于诊断。

【治疗】

1. 手术治疗

手术原则是：尽量完整摘除外囊，清除内囊，避免囊液外溢，防止复发；合理处理残腔及胆瘘，减少术后并发症。

（1）外囊完整剥（切）除术：沿包虫外囊与周围纤维膜之间的潜在间隙，可将外囊完整剥（切）除。完整剥（切）除有困难时，可先行内囊摘除，再行外囊次全切除或部分切除。该术式较好地解决了术后复发和残腔并发症的问题，可作为根治性手术的首选方式。

术中要仔细结扎通向囊腔的胆管支；部分外囊切除时，应仔细缝扎残留外囊壁上每个小的胆管开口；肝门部胆管瘘口较大者，可行瘘口空肠 Roux-en-Y 吻合术；囊内容物破入胆道时，需行胆总管探查术。

（2）内囊摘除术：是经典的手术方式，关键是避免囊液外溢和头节的灭活。用封闭法尽量抽吸囊液，囊内注入 20% 的氯化钠溶液灌洗。浸泡 5 分钟后抽吸,重复 2~3 次,以灭活头节。切开外囊壁,摘除内囊。切除凸出肝外的外囊壁,清理残腔内的坏死组织,仔细缝合残腔内的胆管漏口。如残腔较大,可用大网膜填塞。

(3)肝切除术:适用于局限的单发或多发囊肿,或囊腔引流后残腔难以闭合者。

2. 药物治疗

通常难以达到治愈的效果,适用于早期囊肿小、外囊壁薄、有广泛播散和手术危险性大的病人。常用药物是阿苯达唑,用药疗程半年以上,部分病人治疗有效。

3. 超声引导下经皮肝穿刺抽吸术

穿刺针或导管进入囊肿吸尽囊液后,注射 95% 的乙醇或 20% 的氯化钠溶液,保留 10~15 分钟后将其抽吸出。此方法适用于体积较小、位于肝组织内的 Ⅰ 型囊肿,可多次使用,达到杀灭虫体的目的;不适用于囊肿和胆管相通的病人。

此外,囊肿小于 5 cm,已实变或钙化(Ⅳ、Ⅴ型)且无症状者,可随访观察。

由泡状棘球绦虫幼虫引起的肝泡球蚴病较少见,狐狸是主要终宿主。泡球蚴呈浸润性生长导致肝坏死和肉芽肿反应,其生物学行为酷似恶性肿瘤,常累及胆管、肝静脉、下腔静脉和膈肌,并可发生淋巴或血行播散。早期手术切除病变可获痊愈,病变范围广不能手术者,预后差。阿苯达唑治疗有效,却不能根治。

第四节　原发性肝恶性肿瘤

原发性肝恶性肿瘤包括肝细胞癌、肝内胆管癌和肝肉瘤,但肝肉瘤罕见。

一、肝细胞癌

肝细胞癌简称肝癌,是肝最常见的恶性肿瘤,约占90%。在我国,东南沿海地区发病较其他地区高。

【病因和病理】

目前认为,肝细胞癌发病与肝硬化、病毒性肝炎、黄曲霉素以及某些化学致癌物质和水土等因素有关。

肝癌大体病理形态分为三型:结节型、巨块型和弥漫型。传统上以5 cm为界,将肝细胞癌分为小肝癌(≤5 cm)和大肝癌(>5 cm)两类。中华医学会外科学分会肝脏外科学组的分类:微小肝癌(直径≤2 cm),小肝癌(>2 cm,≤5 cm),大肝癌(>5 cm,≤10 cm)和巨大肝癌(>10 cm)。

肝癌细胞极易经门静脉系统在肝内播散,形成癌栓后阻塞门静脉主干可引起门静脉高压的临床表现;血行肝外转移最多见于肺,其次为骨、脑等。肝癌经淋巴转移者相对少见,可转移至肝门淋巴结以及胰周、腹膜后、主动脉旁及锁骨上淋巴结。在中晚期病例,肿瘤可直接侵犯邻近脏器及横膈,或发生腹腔种植性转移。

【临床表现】

病人的年龄大多为40~50岁,男性比女性多见。肝癌早期缺乏典型临床表现,一旦出现症状和体征,疾病多已进入中、晚期。临床表现可能有肝区疼痛、肝大或右上腹肿块、乏力、消瘦、食欲减退、黄疸、腹胀等全身及消化道症状。

发生肺、骨、脑等脏器转移者,可产生相应症状。少数病人可有低血糖症、红细胞增多症、高血钙和高胆固醇血症等特殊表现。

【诊断与鉴别诊断】

病人有乙或丙型肝炎等肝病病史,甲胎蛋白(AFP)≥400 ng/ mL,超声、CT或 MRI 检查发现肝实质性肿块,且具有肝细胞癌典型影像学表现者,即可做出临床诊断。

需要强调的是,妊娠、活动性肝病、生殖腺胚胎源性肿瘤等病人血清 AFP可以持续性升高,应予以排除。AFP 轻度升高者,应作动态观察,并结合肝功能变化及影像学检查加以综合分析判断。临床上约 30% 肝癌病人 AFP 完全正常,此时应检测 AFP 异质体,如为阳性,有助于诊断。肝功能相关的酶可能升高,但缺乏特异性。

诊断困难者,可以做肝动脉造影,必要者同时做 TACE 进行诊断性治疗。超声引导下肝穿刺针吸细胞学检查,找到肿瘤细胞有确定诊断意义;但可能出现假阴性,偶尔会引起肿瘤破裂、穿刺针道出血和癌细胞沿针道扩散,临床上存在争论。肿瘤位于肝表面,经过各种检查仍不能确诊者,可行腹腔镜探查。

肝细胞癌主要应与肝硬化、继发性肝癌、肝良性肿瘤、肝脓肿、肝包虫病,以及与肝毗邻器官,如右肾、结肠肝曲、胃、胰腺等处的肿瘤相区别。

【治疗】

早期诊断、早期采用以手术切除为主的综合治疗,是提高肝癌长期治疗效果的关键。

1. 部分肝切除

部分肝切除是治疗肝癌首选和最有效的方法。肝切除可以通过开腹施行,也可有选择地采用经腹腔镜或机器人辅助下施行。总体上,肝癌切除术后 5 年生存率为 30%~50%。影响手术治疗效果的主要因素是肿瘤数目、血管侵犯、肿瘤分化程度和 AFP 水平等。

手术安全性评估：

病人一般情况：①较好，无明显心、肺、肾等重要脏器器质性病变；②Child-Pugh 肝功能分级属 A 级或 B 级，经短期护肝治疗后肝功能恢复到 A 级有条件的医院，术前可以做 ICG 检测；④评估肝切除后残肝体积，手术后足够维持肝功能。

肿瘤可切除性评估：没有肝外多处转移。①单发的微小肝癌和小肝癌；②单发的向肝外生长的大肝癌或巨大肝癌，受肿瘤破坏的肝组织少于 30%，肿瘤包膜完整，周围界限清楚；③多发肿瘤，但肿瘤结节少于 3 个，且局限在肝的一段或一叶内。

如技术条件允许，下述情况也可以行肝切除：①3~5 个多发性肿瘤，局限于相邻 2~3 个肝段或半肝内，影像学显示无瘤肝组织明显代偿性增大，达全肝的 50% 以上；如肿瘤分散，可分别作局限性切除。②左半肝或右半肝的大肝癌或巨大肝癌，边界较清楚，第一、二肝门未受侵犯，影像学显示无瘤侧肝代偿性增大明显，达全肝组织的 50% 以上。③位于肝中央区（肝中叶，或 IV、V、VI、VIII 段）的大或巨大肝癌，无瘤肝组织明显代偿性增大，达全肝的 50% 以上。④ I 段大肝癌或巨大肝癌。⑤肝门部有淋巴结转移者，如原发肝肿瘤可切除，应作肿瘤切除，同时进行肝门部淋巴结清扫；淋巴结难以清扫者，术后可进行放射治疗。⑥周围脏器（结肠、胃、膈肌或右肾上腺等）受侵犯，如原发肿瘤可切除，应连同受侵犯脏器一并切除；远处脏器单发转移性肿瘤（如单发肺转移），可同时切除原发癌和转移癌。

肝癌合并胆管癌栓、门静脉癌栓和（或）腔静脉癌栓时，如癌栓形成时间不长，病人一般情况允许，原发肿瘤可切除，应施行肝切除和癌栓取出术。

伴有中、重度脾功能亢进和食管静脉曲张的小肝癌病人，应同时做肝、脾切除和断流术。

2. 肝移植

由于同时切除肿瘤和硬化的肝,因此可以获得较好的长期治疗效果。鉴于供肝匮乏和治疗费用昂贵,原则上选择肝功能 C 级的小肝癌病例行肝移植。国际上大多按照米兰标准选择肝癌病人行肝移植(米兰标准:单个肿瘤<5 cm;2个或 3 个肿瘤,直径均<3 cm,无血管侵犯或肝外转移)。

3. 肿瘤消融

通常在超声引导下经皮穿刺行微波、射频、冷冻、无水酒精(PEI)注射等消融治疗,适应证是不宜手术的原发肝细胞癌,或术后复发、转移性肝癌,其优点是简便、创伤小,有些病人可获得较好的治疗效果。这些方法也可用于术中。

4. 经肝动脉和(或)门静脉区域化疗或经肝动脉化疗栓塞(TACE)

用于治疗不可切除的肝癌或作为肝癌切除术后的辅助治疗。常用药物为氟尿嘧啶、卡铂、表阿霉素等;常用栓塞剂为碘化油。有些不适应一期手术切除的大或巨大肝癌,经此方法治疗后肿瘤缩小,部分病人可获得手术切除机会。

5. 其他治疗方法

体内或体外放射,全身化疗、靶向治疗(如索拉菲尼)和中药(如槐耳颗粒)治疗等。

复发性肝癌的治疗:随着早期诊断、早期治疗和手术技术改进,肝癌手术切除率已大大提高,手术死亡率降到 3%以下,总体疗效显著提高。然而,肝癌即使获得根治性切除,5 年内仍有 60%~70%的病人出现转移、复发,故病人手术后应坚持随诊,定期行超声检查及检测 AFP,早期发现转移复发,及时积极治疗。治疗方法包括 TACE、微波、射频、冷冻和无水乙醇注射等;如一般情况良好、肝功能正常、病灶局限,也可行再次手术切除。有资料表明,复发性肝癌再切除术后 5 年生存率可达 53.2%。

肝癌破裂出血的治疗:如出血量不大,全身情况较好,可以急诊做 TAE 或TACE 治疗;如技术条件具备,也可行急诊肝切除术。如肿瘤巨大或范围广,出血多,术中无法控制,可以只作纱布填塞止血,尽快结束手术,待病人情况稳定后再做进一步治疗。

二、肝内胆管癌

肝内胆管癌多源于肝内胆管上皮细胞,多为腺癌。在原发性肝恶性肿瘤中约占 10%。同时起源于肝内胆管和肝细胞的恶性肿瘤,称为混合型癌,该型较为少见。

流行病学证据表明 ICC 与 HCV 感染、HIV 感染、肝硬化和糖尿病相关。

ICC 的临床表现与 HCC 相似,最常见的症状是右上腹疼痛和体重减轻,大约 25% 的病人出现黄疸。ICC 病人的 AFP 水平正常,某些病例 CEA 或 CA19-9 的水平可以升高。ICC 在 CT 和 MRI 上表现为局灶性肝肿块,肿块周围的胆管可能扩张,增强扫描的典型表现是肿块有周边或中心强化。本病往往沿胆道浸润生长,确诊时可能已发生肝内转移、淋巴结转移。

治疗 ICC 的有效方法是肝切除,手术后 3 年生存率为 16%~61%,5 年生存率为 24%~44%。预后不良的因素包括肝内转移、淋巴结转移、血管侵犯和切缘阳性。放疗和化疗对本病的治疗效果有限。

第五节　转移性肝肿瘤

本病又称继发性肝肿瘤,包括转移性肝癌和转移性肝肉瘤。原发肿瘤主要(57%)为结、直肠癌,胃癌,胰腺癌和胃、肠平滑肌肉瘤等;肺癌、乳腺癌、肾癌、宫颈癌、卵巢癌、前列腺癌和头颈部肿瘤等也可发生肝转移。

【分类】

根据原发肿瘤与转移性肝肿瘤发生的时间关系,将转移性肝肿瘤分为 3 类:①早发类,病人先有转移性肝肿瘤的临床表现,或转移性肝肿瘤先被发现,之后才找到原发肿瘤；②同步类，同时发现原发肿瘤和转移性肝肿瘤；③迟发类，发现原发肿瘤或原发肿瘤手术切除数月至数年后才发生肝转移。

【临床表现及诊断】

转移性肝肿瘤较小时，一般无症状，常在影像学检查时被发现。随着转移瘤增大，可出现上腹或肝区不适或隐痛；病情加重时，可出现乏力、发热、体重下降等；晚期病人可出现贫血、黄疸、腹水等。体检发现肝大，有时可触及坚硬的癌结节。超声、CT、MRI 和 PET 等影像学检查有重要诊断价值。肿瘤标志物：AFP 升高者较少；CEA、CA19-9、CA125 等对消化系统、肺、卵巢等器官癌肿的肝转移具有诊断价值。

【治疗】

对于单发的转移性肝肿瘤，最有效的治疗方法是肝切除。多发的转移性肝肿瘤是否行肝切除，存在争论。文献中有报告一次手术切除肝 5 个转移肿瘤，取得了较好的效果。手术原则：完全切除肿瘤（切缘距肿瘤>1 cm），最大限度保留健康肝组织。

如为同步类，且原发癌和转移癌均可切除，可行同期手术切除，但术前要认真评估病人耐受手术的能力。对不适应手术切除的肝转移癌或术中发现不能手术切除者，根据病人全身及原发肿瘤情况，选用区域灌注化疗、微波固化、射频消融、冷冻及放射等局部治疗，部分病人治疗后转移癌缩小，肿瘤数目减少，可延长生存时间。

【预后】

病人预后与原发癌的性质、发生肝转移的时间、原发和转移癌发现时的严重程度，肿瘤对药物治疗的敏感度，以及个体因素等有关。总体上，转移性肝癌手术切除后 5 年生存率为 25%～46%。

第六节　肝良性肿瘤

肝海绵状血管瘤常见于中年女性,多为单发,也可多发;左、右肝的发生率大致相等。肿瘤生长缓慢,病程长达数年以上。瘤体较小时无任何临床症状,增大后主要表现为肝大或压迫胃、十二指肠等邻近器官,引起上腹部不适、腹胀、嗳气、腹痛等症状。体格检查:腹部肿块与肝相连,表现光滑,质地柔软,有囊性感及不同程度的压缩感,有时可呈分叶状。根据临床表现,通过超声、CT、MRI 或肝动脉造影等检查,不难诊断。

手术切除是治疗肝海绵状血管瘤的最有效的方法。但小的、无症状的肝海绵状血管瘤不需治疗,可每隔 6~12 个月作超声检查,以动态观察其变化。如病人临床症状明显且影响正常生活和工作,或肿瘤直径>10 cm,特别是位于肝缘,有发生外伤性破裂危险者,可行手术切除。通常沿肿瘤包膜外分离,完整地切除肿瘤,尽量不损伤正常的肝组织;如有必要,也可以做肝部分切除或解剖性肝切除术。病变广泛分布在左右半肝而不能切除者,可行肝动脉结扎术。我国手术切除的最大一例肝海绵状血管瘤的体积为 63 cm×48.5 cm×40 cm,重达 18 kg。肝海绵状血管瘤最危险的并发症是肿瘤破裂引起的大出血,但极少发生。

其他良性肿瘤,如肝腺瘤、血管内皮瘤、胆管囊腺瘤、脂肪瘤、神经纤维瘤等,均少见。有效的治疗方法是手术切除。

第七节　肝囊肿

肝囊肿是较常见的肝良性疾病,分为寄生虫性(如肝棘球蚴病)和非寄生虫性肝囊肿;后者又可分为先天性、创伤性、炎症性和肿瘤性囊肿。临床多见的是先天性肝囊肿,它又可分为单发性和多发性两种。

单发性肝囊肿以 20~50 岁年龄组多见,男女发生率之比为 1∶4;囊肿发生于肝右叶居多;囊肿小者直径仅数毫米,大者含液量>500 mL,甚至可占据整个肝叶。多发性肝囊肿以 40~60 岁女性多见,囊肿大小不等,可分布于全肝,或局限于一段或一叶。囊壁内层上皮细胞可因肝囊肿大小而不同,呈现为柱状、立方形、扁平状或缺如,外层为胶原样组织;囊液澄清透明,多不含胆汁。

先天性肝囊肿生长缓慢,小的囊肿常无任何症状,多系超声、CT 等影像学检查或其他腹部手术中发现。囊肿增大到一定程度,则可因压迫邻近脏器而出现食后饱胀、恶心、呕吐、右上腹隐痛不适等症状。体格检查可能触及右上腹肿块和肝大,肿块与肝相连,表面光滑,带囊性感,无明显压痛而可随呼吸上下移动。

除上述临床表现外,超声检查是诊断肝囊肿的首选方法。CT、MRI 检查可明确囊肿的大小、部位、形态和数目。大的肝囊肿可因其所在部位不同,X 线检查可显示膈肌抬高或胃肠受压移位等征象。多发性肝囊肿病人还应检查肾、肺、胰以及其他脏器有无囊肿(多囊病)或先天性畸形,并注意与先天性肝内胆管扩张症(Caroli's disease)相鉴别。

一般而言,无症状的肝囊肿病人,不需特殊处理。巨大而又出现症状者,可予以适当治疗。常用的方法是囊肿"开窗术"或"去顶术",多在腹腔镜下完成该手术。即经腹腔镜切除部分囊壁,吸净囊液后使囊腔向腹腔开放。需行剖腹囊肿切除术或肝切除术的先天性肝囊肿病例现已极少。

对并发感染、囊内出血者,可在"开窗术"后放置引流,待引流液清亮、正常后拔除引流管。对囊液含有胆汁者,应寻找胆管漏口予以缝合,置管。必要时可行肝切除术。

多发性肝囊肿一般仅限于处理其中可能引起症状的大囊肿,可行囊肿"开窗术",以缓解症状。对病变局限于肝的一段或一叶,且伴有症状,或开窗术效果不佳者,也可行病变肝段或肝叶切除术。

第十一章　胆道疾病

第一节　解剖生理概要

一、胆道系统的应用解剖

胆道分为肝内胆管和肝外胆道。

(一)肝内胆管

起自毛细胆管,汇集成小叶间胆管、肝段胆管、肝叶胆管及肝内部分的左右肝管。肝内胆管、肝动脉和门静脉各级分支的分布和走行大体一致,三者同为一结缔组织鞘(Glisson 鞘)所包绕。通常,左肝管由左内叶和左外叶胆管汇合而成,右肝管由右前叶和右后叶胆管汇合而成。左、右肝管为一级支,左内叶、左外叶、右前叶、右后叶胆管为二级支,各肝段胆管为三级支。

(二)肝外胆道

肝外胆道由左肝管和右肝管、肝总管、胆囊、胆囊管以及胆总管组成。

1. 左、右肝管和肝总管

左肝管细长,长约 2.5~4 cm;右肝管短粗,长约 1~3 cm。左、右肝管出肝后,在肝门部汇合形成肝总管。左、右肝管,门静脉左、右支,肝动脉左、右支,淋巴管及神经等出入肝门的结构称为肝蒂,走行于肝十二指肠韧带内。肝门处,一般左、右肝管及肝总管在前偏右,肝动脉左、右支及主干居中偏左,门静脉左、右支及主干在两者后方;左、右肝管的汇合点位置最高,门静脉左、右支的分叉点稍低;肝固有动脉左、右支的分叉点最低。

肝总管直径通常为0.4~0.6 cm,长约3 cm,最长可达7 cm,其下端与胆囊管汇合形成胆总管。有时肝总管前方有肝固有动脉发出的肝右动脉或胆囊动脉越过,6%~10%的人有副肝管,1.4%的人可无肝总管,胆道手术时应注意解剖变异。

2. 胆总管

肝总管与胆囊管汇合形成胆总管,长约4~8 cm,直径0.6~0.8 cm。胆总管分为四段:①十二指肠上段:长约1.4 cm,经肝十二指肠韧带右缘下行,是临床上胆总管探查、引流的常用部位。②十二指肠后段:长约2 cm,行经十二指肠第一段后方,其后方为下腔静脉,左侧有门静脉和胃十二指肠动脉。③胰腺段:长约1~2 cm,在胰头后方的胆管沟内或胰腺实质内下行。因其与胰头部关系密切,胰头肿块常压迫或侵及此处造成梗阻性黄疸。④十二指肠壁内段:长约1 cm,行至十二指肠降部中段,斜行进入肠管后内侧壁。胆总管与主胰管在肠壁内汇合,膨大呈壶状,亦称Vater壶腹。壶腹周围有Oddi括约肌包绕,末端通常开口于十二指肠乳头。胆总管和主胰管的汇合常发生解剖变异:胆总管与主胰管汇合后形成一个管道开口于十二指肠(约占70%);胆总管与主胰管没有汇合形成一个管道,而是在十二指肠有一个共同的开口(约占20%);胆总管与主胰管分别开口于十二指肠(约占10%)。Oddi括约肌主要包括胆管括约肌、胰管括约肌和壶腹括约肌,它具有控制和调节胆总管和胰管的开放,以及防止十二指肠内容物反流的作用。

3. 胆囊

胆囊为腹膜间位器官,呈梨形,游离的一侧被脏腹膜覆盖,另一侧位于肝脏面胆囊窝内,借结缔组织与肝相连。胆囊长5~8 cm,宽3~5 cm,容积30~60

mL;分为底、体、颈三部。底部为盲端,是胆囊穿孔的好发部位;底部向左后上方延伸为体部,体部向前上弯曲变窄形成胆囊颈,三者间无明显界线。胆囊颈上部呈囊状扩大,称 Hartmann 袋,胆囊结石常滞留于此处。

4. 胆囊管

由胆囊颈延伸而成,长 1~5 cm,直径 0.2~0.4 cm。胆囊管内壁黏膜形成螺旋状皱襞,称 Heister 瓣,对于防止胆结石进入胆总管有重要作用。胆囊管可能存在多种解剖变异,其中胆囊管过长且低位汇入胆总管是发生 Mirizzi 综合征的解剖基础。

胆囊管、肝总管、肝下缘所构成的三角区称为胆囊三角。胆囊动脉、肝右动脉、副右肝管常在此区穿过,胆道手术时应特别注意避免损伤。胆囊淋巴结位于胆囊管与肝总管相汇处夹角的上方,可作为手术寻找胆囊动脉和胆管的解剖标志。

(三)胆道的血管、淋巴和神经

胆道有丰富的血液供应,主要来自胃十二指肠动脉、肝总动脉和肝右动脉,这些动脉的分支在胆管壁周围相互吻合成丛状。胆囊、胆囊管、胆总管上部由胆囊动脉供血;胆总管下部的血供来自胰十二指肠动脉及十二指肠后动脉的分支。胆囊静脉和肝外胆道静脉直接汇入门静脉。

胆囊的淋巴引流入胆囊淋巴结和肝淋巴结,并与肝内的淋巴管有吻合。肝外胆管的淋巴引流入肝总管和胆总管后方的淋巴结。

胆道系统分布着丰富的神经纤维,主要来自腹腔丛发出的迷走神经和交感神经。术中过度牵拉胆囊致迷走神经受激,可诱发胆心反射,产生胆心综合征,甚至发生心搏骤停,需高度重视。

（四）胆道的结构

肝内胆管起源于毛细胆管。毛细胆管是相邻肝细胞膜局部凹陷形成的微细小管，在肝板内连接成网状管道，逐渐由中央向外周汇集，于小叶边缘处形成若干由单层立方上皮构成的短小闰管。闰管出肝小叶后，汇入小叶间胆管，再进一步汇合成肝段、肝叶胆管，肝管管径逐渐增大，于肝门处汇合形成左、右肝管。胆管壁由单层立方上皮渐变成单层柱状上皮。

肝外胆管黏膜层由单层柱状上皮构成，含杯状细胞和其他含黏液的细胞；肌层含平滑肌和弹力纤维层，受刺激时肌纤维可痉挛性收缩引起绞痛；浆膜层由结缔组织组成，含神经纤维和血管分支。

胆囊黏膜层由高柱状细胞组成，具吸收作用；底部含小管泡状腺体，可分泌黏液。胆囊内的众多黏膜皱襞，能增加浓缩胆汁的能力。肌层内层呈纵行，外层呈环行，夹以弹力纤维。外膜层由结缔组织及肝包膜延续而来的浆膜形成。

二、胆道系统的生理功能

胆道系统具有分泌、贮存、浓缩与输送胆汁的功能。

（一）胆汁的生成、分泌和代谢

1. 胆汁的分泌和功能

成人每日分泌胆汁约 800~1200 mL，胆汁主要由肝细胞分泌，约占胆汁分泌量的 3/4，胆管细胞分泌的黏液约占 1/4。胆汁中 97% 是水，其他成分主要有胆汁酸与胆汁酸盐（胆盐）、胆固醇、磷脂、胆红素、脂肪酸和无机盐等。胆固醇在肝内代谢后合成的胆汁酸称为初级胆汁酸，即胆酸和鹅脱氧胆酸。初级胆汁酸在小肠内被细菌降解而成为次级胆汁酸，即脱氧胆酸和石胆酸。胆酸、脱氧胆酸、鹅脱氧胆酸和石胆酸称为游离型胆汁酸；游离型胆汁酸与甘氨酸或牛磺酸结合后形成以钠盐或钾盐形式存在的结合型胆汁酸,即胆汁酸盐。

胆汁呈中性或弱碱性,其主要生理功能是:①乳化脂肪:胆盐随胆汁进入肠道后与食物中的脂肪结合形成能溶于水的脂肪微粒而被肠黏膜吸收,刺激胰脂肪酶的分泌并使之激活,水解脂类,促使脂肪、胆固醇和脂溶性维生素的吸收;②清除毒素及代谢产物:胆汁参与胆固醇和胆红素的代谢及清除;③抑制肠内致病菌生长繁殖和内毒素形成;④刺激肠蠕动;⑤中和胃酸。

2. 胆汁分泌的调节

胆汁分泌受神经及体液因素的调节。迷走神经兴奋,胆汁分泌增加,交感神经兴奋,胆汁分泌减少。促胰液素、胃泌素、胆囊收缩素等可促进胆汁分泌,其中促胰液素的作用最强;生长抑素则抑制胆汁分泌。胃酸、脂肪和蛋白质的分解产物由胃进入十二指肠后,刺激十二指肠黏膜分泌促胰液素和胆囊收缩素,两者均可引起胆囊平滑肌收缩和 Oddi 括约肌松弛。

3. 胆汁的代谢

胆固醇不溶于水而溶于胆汁,胆汁中的胆盐和磷脂形成的微胶粒将胆固醇包裹于其中,使其溶解,当胆盐与磷脂的比例为(2~3):1时,胆固醇的溶解度最大。在胆汁中还有一种磷脂和胆固醇按同等比例组成的球泡,其中无胆盐。球泡溶解胆固醇的能力比微胶粒大10~20倍,可溶解胆汁内70%~80%的胆固醇。当胆汁中胆盐的浓度较高时,胆固醇主要以微胶粒的形式存在。随着胆固醇浓度增加,微胶粒饱和,球泡的数量增加。球泡中胆固醇过饱和时,胆固醇从球泡中析出结晶,形成胆固醇结石。胆盐由胆固醇在肝内合成后随胆汁分泌至胆囊内储存并浓缩。进食时,胆盐随胆汁排至肠道,其中95%的胆盐被肠道(主要在回肠)吸收入肝,称为肠肝循环;5%随粪便和尿液排出体外。因此,肝每天只需产生少量的胆盐(0.2~0.6g/d)即可保持胆盐池的稳定。胆盐的肠肝循环被破坏时,胆汁中胆盐减少、胆固醇增加,胆固醇易于析出形成结石。

非结合胆红素在肝内与葡萄糖醛酸结合,形成可溶性结合胆红素并随胆汁排入肠道,经回肠下段及结肠内细菌作用转变为胆素原,小部分被肠道吸收,形成胆色素的肠肝循环。如胆色素在肝内未与葡萄糖醛酸相结合,或当胆道感染时,大肠埃希菌所产生的 β-葡萄糖醛酸酶将结合性胆红素水解成为非结合性胆红素,易聚结析出与钙结合形成胆红素钙,促发胆色素结石形成。

(二)胆管的生理功能

胆管主要生理功能是输送胆汁至胆囊和十二指肠,由胆囊和 Oddi 括约肌协调完成。空腹时,Oddi 括约肌收缩,胆管内的压力升高,胆汁流向压力较低的胆囊并在胆囊内浓缩和储存。进餐后,迷走神经兴奋,食物中的脂肪、蛋白质和胃酸促进十二指肠释放胆囊收缩素,致使胆囊收缩、Oddi 括约肌松弛,胆汁排入十二指肠。另外,胆管分泌的黏液参与胆汁的形成。

(三)胆囊的生理功能

1. 浓缩储存胆汁

胆囊容积仅为 30~60 mL,但 24 小时内能接纳约 500 mL 胆汁。胆囊黏膜吸收水和电解质的功能很强,可将胆汁浓缩 5~10 倍而储存于胆囊内。

2. 排出胆汁

胆汁的分泌是持续的,而胆汁的排放则随进食而断续进行,这一过程可通过胆囊平滑肌收缩和 Oddi 括约肌松弛来实现,受神经系统和体液因素(胃肠道激素、代谢产物、药物等)的调节。每次排胆时相长短与食物的种类和量有关。胆囊收缩素是餐后胆囊收缩的主要生理性刺激因子。餐后 40 分钟,胆囊排空 50%~70% 内容物;餐后 60~90 分钟,胆囊收缩素浓度下降,胆汁重新贮存至胆囊并进一步浓缩。

3. 分泌功能

胆囊黏膜每天分泌约 20 mL 黏液性物质,主要是黏蛋白,有润滑和保护胆囊黏膜的作用。胆囊管梗阻时,胆汁中胆红素被吸收,胆囊黏膜分泌黏液增加,胆囊内积存的液体呈无色透明,称"白胆汁"。

第二节　胆石病

一、概述

胆石病包括发生在胆管和胆囊的结石,是常见病和多发病。随着人民生活水平的提高,我国胆囊结石的发病率逐渐增加,而原发性胆管结石的发病率逐渐下降。

红外光谱分析发现,胆石中包含的化学成分是有差异的,据此将其分为3类:

(1)胆固醇类结石:包括混合性结石和纯胆固醇结石,胆固醇含量超过70%,在纯胆固醇结石中超过90%,其他成分有胆红素、钙盐等,80%以上胆囊结石属于此类。呈白黄、灰黄或黄色,形状和大小不一,小者如砂粒、大者直径达数厘米,呈多面体、圆形或椭圆形。质硬表面多光滑,剖面呈放射性条纹状。X线检查多不显影。

(2)胆色素类结石:胆固醇含量应低于40%,分为胆色素钙结石和黑色素石。前者为游离胆色素与钙等金属离子结合而成,并含有脂肪酸、胆汁酸、细菌、黏蛋白等成分,其质软易碎呈棕色或褐色,故又称棕色石。主要发生在肝内外各级胆管。结石形状大小不一,呈粒状、长条状,甚至呈铸管形,一般为多发。黑色素石不含细菌、质较硬,由不溶性的黑色胆色素多聚体、各种钙盐和黏液糖蛋白组成,几乎均发生在胆囊内。常见于溶血性贫血、肝硬化、心脏瓣膜置换术后病人。

(3)其他结石:此外,还有碳酸钙、磷酸钙或棕榈酸钙为主要成分的少见结石。如果结石钙盐含量较多,X线检查常可显影。

胆石可发生在胆管系统的任何部位,胆囊内的结石为胆囊结石,左右肝管汇合部以下的肝总管和胆总管内为肝外胆管结石,汇合部以上的为肝内胆管结石。

二、胆囊结石

胆囊结石主要为胆固醇结石或以胆固醇为主的混合性结石和黑色素结石。主要见于成年人,发病率在 40 岁后随年龄增长而增加,女性多于男性。

胆囊结石的成因非常复杂,与多种因素有关。任何影响胆固醇与胆汁酸磷脂浓度比例和造成胆汁淤积的因素都能导致结石形成。如某些地区和种族的居民、女性激素、肥胖、妊娠、高脂肪饮食、长期肠外营养、糖尿病、高脂血症、胃切除或胃肠吻合术后、回肠末端疾病和回肠切除术后、肝硬化、溶血性贫血等。在我国经济发达城市及西北地区的胆囊结石发病率相对较高,可能与饮食习惯有关。

【临床表现】

大多数病人无症状,称为无症状胆囊结石。随着健康检查的普及,无症状胆囊结石的发现明显增多。胆囊结石的典型症状为胆绞痛,只有少数病人出现,其他常表现为急性或慢性胆囊炎。主要临床表现包括:

1. 胆绞痛

典型的发作是在饱餐、进食油腻食物后或睡眠中体位改变时,由于胆囊收缩或胆石移位加上迷走神经兴奋,结石嵌顿在胆囊壶腹部或颈部,胆囊排空受阻,胆囊内压力升高,胆囊强力收缩而发生绞痛。疼痛位于右上腹或上腹部,呈阵发性,或持续疼痛阵发性加剧,可向右肩胛部和背部放射,部分病人因剧痛而不能准确说出疼痛部位,可伴有恶心、呕吐。首次胆绞痛出现后,约 70% 的病人一年内会再发作,随后发作频率会增加。

2. 上腹隐痛

多数病人仅在进食过多、吃肥腻食物、工作紧张或休息不好时感到上腹部或右上腹隐痛,或者有饱胀不适、嗳气、呃逆等,常被误诊为"胃病"。

3. 胆囊积液

胆囊结石长期嵌顿或阻塞胆囊管但未合并感染时,胆囊黏膜吸收胆汁中的胆色素,并分泌黏液性物质,导致胆囊积液。积液呈透明无色,称为白胆汁。

4. 其他

①极少引起黄疸,即使黄疸也较轻;②小结石可通过胆囊管进入并停留于胆总管内成为胆总管结石;③进入胆总管的结石通过 Oddi 括约肌可引起损伤或嵌顿于壶腹部导致胰腺炎,称为胆源性胰腺炎;④因结石压迫引起胆囊炎症慢性穿孔,可造成胆囊十二指肠瘘或胆囊结肠瘘,大的结石通过瘘管进入肠道偶尔可引起肠梗阻称为胆石性肠梗阻;⑤结石及炎症的长期刺激可诱发胆囊癌。

5. Mirizzi 综合征

Mirizzi 综合征是特殊类型的胆囊结石,形成的解剖因素是胆囊管与肝总管伴行过长或者胆囊管与肝总管汇合位置过低,持续嵌顿于胆囊颈部的和较大的胆囊管结石压迫肝总管,引起肝总管狭窄;反复的炎症发作导致胆囊肝总管瘘,胆囊管消失,结石部分或全部堵塞肝总管。临床特点是胆囊炎及胆管炎反复发作及黄疸。胆道影像检查可见胆囊增大、肝总管扩张、胆总管正常。

【诊断】

临床典型的绞痛病史是诊断的重要依据,影像学检查可帮助确诊。首选超声检查,其诊断准确率接近 100%。超声显示胆囊内强回声团、随体位改变而移动、其后有声影即可确诊为胆囊结石。约有 10% ~ 15% 的病人结石含钙超过10%,这时腹部 X 线也可看到,但要注意与右肾结石区别。CT、MRI 也可显示胆囊结石,不作为常规检查。

【治疗】

对于有症状和(或)并发症的胆囊结石,首选胆囊切除术治疗。腹腔镜胆囊切除已是常规手术,具有损伤小、恢复快、疼痛轻、瘢痕不易发现等优点。对于病情复杂或没有腹腔镜设备的医院,也可做开腹胆囊切除。要强调的是,儿童胆囊结石以及无症状的成人胆囊结石,一般不做预防性胆囊切除术,可观察和随诊。长期观察发现,约30%的病人会出现症状及并发症而需要手术。故下列情况应考虑手术治疗:①结石数量多及结石直径>2~3 cm;②胆囊壁钙化或瓷性胆囊;③伴有胆囊息肉多1 cm;④胆囊壁增厚(>3mm)即伴有慢性胆囊炎。

行胆囊切除时,有下列情况应同时行胆总管探查术:①术前病史、临床表现或影像检查提示胆总管有梗阻,包括梗阻性黄疸,胆总管结石,反复发作胆绞痛,胆管炎、胰腺炎;②术中证实胆总管有病变,如术中胆道造影证实或扪及胆总管内有结石、蛔虫、肿块;③胆总管扩张直径超过1 cm,胆囊壁明显增厚,发现胰腺炎或胰头肿物,胆管穿刺抽出脓性、血性胆汁或泥沙样胆色素颗粒;④胆囊结石小,有可能通过胆囊管进入胆总管。术中应争取行胆道造影或胆道镜检查,避免使用金属胆道探子盲目的胆道探查造成不必要的并发症。胆总管探查后一般需置 T 管引流。

三、肝外胆管结石

【病因病理】

肝外胆管结石分为原发性结石和继发性结石。原发性结石多为棕色胆色素类结石。其形成诱因有:胆道感染、胆道梗阻、胆管节段性扩张、胆道异物如蛔虫残体、虫卵、华支睾吸虫、缝线线结等。继发性结石主要是胆囊结石排进胆管并停留在胆管内,故多为胆固醇类结石或黑色素结石。少数可能来源于肝内胆管结石。结石停留于胆管内主要导致：①急性和慢性胆管炎：结石引起胆汁淤滞，容易引起感染，感染造成胆管壁黏膜充血、水肿，加重胆管梗阻；反复的胆管炎症使管壁纤维化并增厚、狭窄，近端胆管扩张。②全身感染：胆管梗阻后，胆道内压增加，感染胆汁可逆向经毛细胆管进入血液循环，引起毒血症甚至脓毒症。③肝损害：梗阻并感染可引起肝细胞损害，甚至可发生肝细胞坏死及形成胆源性肝脓肿；反复感染和肝损害可导致胆汁性肝硬化。④胆源性胰腺炎：结石嵌顿于壶腹部时可引起胰腺的急性和(或)慢性炎症。

【临床表现】

一般无症状或仅有上腹部不适，当结石造成胆管梗阻时可出现反复腹痛或黄疸；如继发胆管炎，可出现典型的 Charcot 三联征：腹痛、寒战高热和黄疸。

1. 腹痛

发生在剑突下或右上腹，多为绞痛，呈阵发性发作，或为持续性疼痛阵发性加剧，可向右肩或背部放射，常伴恶心、呕吐。这是结石下移嵌顿于胆总管下端或壶腹部，胆总管平滑肌或 Oddi 括约肌痉挛所致。若由于胆管扩张或平滑肌松弛而导致结石上浮，嵌顿解除，腹痛等症状缓解。

2. 寒战高热

胆管梗阻继发感染导致胆管炎，胆管壁炎症水肿，加重梗阻致胆管内压升高，细菌及毒素逆行经毛细胆管入肝窦至肝静脉，再进入体循环引起全身感染。约2/3的病人可在病程中出现寒战高热，一般表现为弛张热，体温可高达39~40℃。

3. 黄疸

胆管梗阻后可出现黄疸，其轻重程度、发生和持续时间取决于胆管梗阻的程度、部位和有无并发感染。胆管部分梗阻者，黄疸程度较轻；胆管完全梗阻者，黄疸较深；结石嵌顿在 Oddi 括约肌部位常导致胆管完全梗阻，黄疸呈进行性加深。合并胆管炎时,胆管黏膜与结石的间隙由于水肿而缩小甚至消失,黄疸逐渐明显,随着炎症的发作及控制,黄疸呈间歇性和波动性。出现黄疸时常伴有尿色加深,粪色变浅,完全梗阻时大便呈陶土样,病人可出现皮肤瘙痒。

体格检查:平日无发作时无阳性体征,或仅有剑突下和右上腹深压痛。如合并胆管炎时,可有不同程度的腹膜炎征象,主要在右上腹。如有广泛渗出或穿孔,也可出现弥漫性腹膜炎体征。胆囊或可触及,有触痛。

实验室检查:血清总胆红素及结合胆红素升高,血清转氨酶和碱性磷酸酶升高,尿中胆红素升高,尿胆原降低或消失,粪中尿胆原减少。当合并胆管炎时,外周血白细胞及中性粒细胞升高。

影像学检查:除含钙的结石外,X 线平片难以观察到结石。超声可作为首选的检查方法,能发现结石并明确大小和部位,如合并梗阻可见肝内、外胆管扩张,但胆总管远端结石可因肥胖或肠气干扰而观察不清。内镜超声(EUS)检查可不受影响,对胆总管远端结石的诊断有重要价值。PTC 及 ERCP 为有创性检查,能清楚地显示结石及部位,但可诱发胆管炎及急性胰腺炎和导致出血、胆漏等并发症。ERCP 有时需作 Oddi 括约肌切开,会损伤括约肌功能。CT 扫描能发现胆管扩张和结石的部位,但由于 CT 图像中胆道为负影,影响不含钙结石的观察。MRCP 是无损伤的检查方法,尽管观察结石不一定满意,但可以发现胆管梗阻的部位,有助于诊断。

【诊断和鉴别诊断】

根据临床表现及影像学检查,一般不难诊断。腹痛应与下列疾病鉴别:①右肾绞痛:始发于右腰或胁腹部,可向右股内侧或外生殖器放射,伴肉眼或镜下血尿,无发热,腹软,无腹膜刺激征,右肾区叩击痛或脐旁输尿管行程压痛。腹部平片可显示肾、输尿管区结石。②肠绞痛:以脐周为主。如为机械性肠梗阻,则伴恶心,呕吐,腹胀,无肛门排气排便。腹部可见肠型,肠鸣音亢进,或可闻气过水声;可有不同程度和范围的腹部压痛和(或)腹膜刺激征。腹部平片显示有肠胀气和气液平面。③壶腹癌或胰头癌:黄疸者需作鉴别,该病起病缓慢,黄疸呈进行性加深;可无腹痛或腹痛较轻,或仅有上腹不适,一般不伴寒战高热。体检时腹软、无腹膜刺激征,肝大、常可触及肿大胆囊;晚期有腹水或恶病质表现。ERCP 或 MRCP 和 CT 检查有助于诊断。EUS 检查对鉴别诊断有较大帮助。

【治疗】

肝外胆管结石仍以手术治疗为主。术中应尽量取尽结石,解除胆道梗阻,术后保持胆汁引流通畅。近年对单发或少发(2~3 枚)且直径小于 15 mm 的肝外胆管结石可采用经十二指肠内镜取石,获得良好的治疗效果,但需要严格掌握治疗的适应证,对取石过程中行 Oddi 括约肌切开(EST)的利弊仍有争议。

1. 非手术治疗

也可作为术前准备。治疗措施包括:①应用抗生素应根据敏感细菌选择用药,经验治疗可选用在胆汁中浓度较高的,主要针对革兰阴性细菌的抗生素;②解痉;③利胆,包括一些中药或中成药;④纠正水、电解质及酸碱平衡紊乱;⑤加强营养支持和补充维生素,禁食病人应使用肠外营养;⑥护肝及纠正凝血功能异常。争取在胆道感染控制后才行择期手术治疗。

2. 手术治疗

方法主要有:

(1)胆总管切开取石、T 管引流术:可采用腹腔镜或开腹手术。适用于单纯胆总管结石,胆管上下端通畅,无狭窄或其他病变者。若伴有胆囊结石和胆囊炎,应同时行胆囊切除术。为防止和减少结石遗留,术中应做胆道镜、胆道造影或超声检查。术中应尽量取尽结石,如条件不允许,也可在胆管内留置橡胶 T 管(不提倡应用硅胶管),术后行造影或胆道镜检查、取石。术中应细致缝合胆总管壁和妥善固定 T 管,防止 T 管扭曲、松脱、受压。放置 T 管后应注意:①观察胆汁引流的量和性状,术后 T 管引流胆汁约 200～300 mL/d,较澄清,如 T 管无胆汁引出,应检查 T 管有无脱出或扭曲;如胆汁过多,应检查 T 管下端有无梗阻;如胆汁浑浊,应注意有无结石遗留或胆管炎症未控制。②术后 10～14 天可行 T 管造影,造影后应继续引流 24 小时以上,再试行闭管。如病人无明显不适,即可关闭 T 管。③如胆道通畅无结石和其他病变,开腹手术可予手术后 4 周左右拔管,腹腔镜手术可适当延长拔管时间。推荐在拔管前行胆道镜检查,确认无结石残留。④如造影发现有结石遗留,应在手术 4～8 周后待纤维窦道形成再施行胆道镜检查和取石。

(2)胆肠吻合术:亦称胆汁内引流术。适应证为:①胆总管远端炎症狭窄造成的梗阻无法解除,胆总管扩张;②胆胰管汇合部异常,胰液直接流入胆管;③胆管因病变而部分切除无法再吻合。常用的吻合方式为胆管空肠 Roux-en-Y 吻合,为防止胆道逆行感染,Y 形吻合的引流襻应超过 40 cm。胆管十二指肠吻合虽手术较简单,但食物容易进入胆管,吻合口远端胆道可形成"盲袋综合征",现已废用。胆肠吻合术后,①胆囊已不能发挥其功能,故应同时将其切除;②吻合口无类似 Oddi 括约肌的功能,因此应严格把握手术适应证。嵌顿在胆总管开口的结石不能取出时,可通过内镜或手术行 Oddi 括约肌切开取石。

四、肝内胆管结石

【病因病理】

肝内胆管结石又称肝胆管结石,是我国常见而难治的胆道疾病。其病因复杂,主要与胆道感染、胆道寄生虫(蛔虫、华支睾吸虫)、胆汁淤滞、胆管解剖变异、营养不良等有关。结石绝大多数为含有细菌的棕色胆色素结石,常呈肝段、肝叶分布,但也有多肝段、肝叶结石,多见于肝左外叶及右后叶,与此两肝叶的肝管与肝总管汇合的解剖关系致胆汁引流不畅有关。肝内胆管结石易进入胆总管,成为继发的肝外胆管结石。其病理改变有:①肝胆管梗阻:可由结石的阻塞或反复胆管感染引起的炎症性狭窄造成,阻塞近端的胆管扩张、充满结石,长时间的梗阻导致梗阻以上的肝段或肝叶纤维化或萎缩,如大面积的胆管梗阻最终引起胆汁性肝硬化及门脉高压症。②肝内胆管炎:结石导致胆汁引流不畅,容易引起胆管内感染,反复感染加重胆管的炎症狭窄;急性感染可发生化脓性胆管炎、肝脓肿、全身脓毒症、胆道出血。③肝内胆管癌:肝胆管长期受结石、炎症及胆汁中致癌物质的刺激,可发生癌变。

【临床表现】

可多年无症状或仅有上腹和胸背部胀痛不适。多数病人因体检或其他疾病做超声等影像检查而偶然发现。此病常见的临床表现是急性胆管炎引起的寒战、高热和腹痛,除合并肝外胆管结石或双侧肝胆管结石外,局限于某肝段、肝叶者可无黄疸。严重者出现急性梗阻性化脓性胆管炎、全身脓毒血症或感染性休克。反复胆管炎可导致多发的肝脓肿,如形成较大的脓肿可穿破膈肌和肺形成胆管支气管瘘,咳出胆砂或胆汁样痰;长期梗阻甚至导致肝硬化,表现为黄疸、腹水、门静脉高压和上消化道出血、肝衰竭。如果出现持续性腹痛,进行性消瘦,难以控制的感染,腹部出现肿物或腹壁瘘管流出黏液样液,应考虑肝胆管癌的可能。体格检查肝区有压痛和叩击痛,少数病例可触及肿大或不对称的肝。如有其他并发症,则出现相应的体征。

【实验室检查】

急性胆管炎时白细胞升高、分类中性粒细胞增高并左移,肝功能酶学检查异常。糖链抗原(CA19-9)或 CEA 明显升高应高度怀疑恶变。

【诊断】

对反复腹痛、寒战高热者应进行影像学检查。超声检查可显示肝内胆管结石及部位,根据肝胆管扩张范围可判断狭窄的部位,但需与肝内钙化灶鉴别,后者常无相应的胆管扩张。PTC、ERCP、MRCP 均能直接观察胆管树,可观察到胆管内结石负影、胆管狭窄及近端胆管扩张,或胆管树显示不全、某部分胆管不显影、左右胆管影呈不对称等。CT 或 MRI 对肝硬化或癌变者有重要诊断价值。

【治疗】

无症状的胆管结石可不治疗,仅定期观察、随访即可。临床症状反复出现者应手术治疗,原则为尽可能取净结石、解除胆道狭窄及梗阻、去除结石部位和感染病灶、恢复和建立通畅的胆汁引流、防止结石的复发。手术方法包括:

1. 胆管切开取石

胆管切开取石是最基本的方法,应争取切开狭窄的部位,沿胆总管向上切开甚至可达 2 级胆管,直视下或通过术中胆道镜取出结石,直至取净。

2. 胆肠吻合术

不能作为替代对胆管狭窄、结石病灶的处理方法。当 Oddi 括约肌仍有功能时,应尽量避免行胆肠吻合手术。手术多采用肝管空肠 Roux-en-Y 吻合。适应证为:①胆管狭窄充分切开后整形、肝内胆管扩张并肝内胆管结石不能取净者;②Oddi 括约肌功能丧失,肝内胆管结石伴扩张、无狭窄者;③为建立皮下空肠盲襻,术后再反复治疗胆管结石及其他胆道病变者;④对胆肠吻合后可能出现吻合口狭窄者,应在吻合口置放支架管支撑引流,支架管可采用经肠腔或肝面引出,或采用 U 管,其两端分别经肠腔和肝面引出,为防止拔管后再狭窄,支撑时间应维持 1 年。

3. 肝切除术

肝内胆管结石反复并发感染,可引起局部肝的萎缩、纤维化和功能丧失。切除病变部分的肝,包括结石和感染的病灶、不能切开的狭窄胆管,去除了结石的再发源地,并可防止病变肝段、肝叶的癌变,是治疗肝内胆管结石的积极的方法。适应证:①肝区域性的结石合并纤维化、萎缩、脓肿、胆瘘;②难以取净的肝段、肝叶结石并胆管扩张;③不易手术的高位胆管狭窄伴有近端胆管结石;④局限性的结石合并胆管出血;⑤结石合并胆管癌变。

4. 术中的辅助措施

术中胆道造影、超声等检查可帮助确定结石的数量和部位。胆道镜可用于术中诊断、碎石和取石。

5. 残留结石的处理

肝胆管结石手术后结石残留较常见,约有 20%~40%。因此,后续治疗对结石残留有重要的作用。治疗措施包括术后经引流管窦道胆道镜取石;激光、超声、等离子碎石等。

第三节　胆道感染

胆道感染主要是胆囊炎和不同部位的胆管炎,分为急性、亚急性和慢性炎症。胆道感染主要因胆道梗阻、胆汁淤滞造成,胆道结石是导致梗阻的最主要原因,而反复感染可促进结石形成并进一步加重胆道梗阻。

一、急性胆囊炎

(一)急性结石性胆囊炎

【病因】

急性结石性胆囊炎初期的炎症可能是结石直接损伤受压部位的胆囊黏膜引起,细菌感染是在胆汁淤滞的情况下出现。主要原因有:①胆囊管梗阻:胆囊结石移动至胆囊管附近时,可堵塞胆囊管或嵌顿于胆囊颈,嵌顿的结石直接损伤黏膜,以致胆汁排出受阻,胆汁滞留、浓缩。高浓度的胆汁酸盐具有细胞毒性,引起细胞损害,加重黏膜的炎症,引起水肿甚至坏死。②细菌感染:致病菌多从胆道逆行进入胆囊,或经血液循环或经淋巴途径进入胆囊,在胆汁流出不畅时造成感染。致病菌主要是革兰阴性杆菌,以大肠埃希菌最常见,其他有克雷伯菌、粪肠球菌、铜绿假单胞菌等。常合并厌氧菌感染。

【病理】

病变开始时胆囊管梗阻,黏膜充血、水肿、胆囊内渗出液增加,胆囊肿大。如果此阶段采取措施解除梗阻,炎症消退,大部分组织可恢复原来结构,不遗留瘢痕,此为急性单纯性胆囊炎。如病情进一步加重,病变波及胆囊壁全层,血管扩张,胆囊壁增厚,甚至浆膜炎症,有纤维素或脓性渗出,发展至化脓性胆囊炎。此时治愈后也产生纤维组织增生、瘢痕化,容易再发生胆囊炎症。胆囊炎反复发作则呈现慢性炎症过程,胆囊可完全瘢痕化而萎缩。如果胆囊管梗阻未解除,胆囊内压继续升高,胆囊壁血管受压导致血供障碍,继而缺血坏疽,则为坏疽性胆囊炎。坏疽性胆囊炎常并发胆囊穿孔,多发生在底部和颈部;如胆囊整体坏疽,则胆囊功能消失。急性胆囊炎的炎症可累及邻近器官,甚至穿破至十二指肠、结肠等形成胆囊胃肠道内瘘,可因内瘘减压反而使急性炎症迅速消退。

【临床表现】

女性多见,50岁前为男性的3倍,50岁后为1.5倍。急性发作主要是上腹部疼痛。开始时仅有上腹胀痛不适,逐渐发展至呈阵发性绞痛;夜间发作常见,饱餐、进食肥腻食物常诱发发作。疼痛放射到右肩、肩胛和背部。伴恶心、呕吐、厌食、便秘等消化道症状。如病情发展,疼痛可为持续性、阵发性加剧。病人常有轻至中度发热,通常无寒战,可有畏寒,如出现寒战高热,表明病情严重,如胆囊坏疽、穿孔或胆囊积脓,或合并急性胆管炎。10%~20%的病人可出现轻度黄疸,可能是胆色素通过受损的胆囊黏膜进入血液循环,或邻近炎症引起Oddi括约肌痉挛所致。约10%~15%的病人因合并胆总管结石导致黄疸。

体格检查:右上腹胆囊区域可有压痛,程度个体间有差异,炎症波及浆膜时可有腹肌紧张及反跳痛,Murphy 征阳性。有些病人可触及肿大胆囊并有触痛。如胆囊被大网膜包裹,则形成边界不清、固定压痛的肿块;如发生坏疽、穿孔则出现弥漫性腹膜炎表现。

辅助检查:血液学检查,病人可出现白细胞升高,老年人可不升高。血清丙氨酸转移酶、碱性磷酸酶常升高,约 1/2 的病人血清胆红素升高,1/3 的病人血清淀粉酶升高。超声检查可见胆囊增大、胆囊壁增厚(>4mm),明显水肿时见"双边征",胆囊结石显示强回声,其后有声影;对急性胆囊炎的诊断准确率为85%~95%。必要时可做 CT、MRI 检查。

【诊断和鉴别诊断】

典型的临床表现结合实验室和影像学检查,诊断一般无困难。需要做出鉴别的疾病包括消化性溃疡穿孔、急性胰腺炎、高位阑尾炎、肝脓肿、胆囊癌、结肠肝曲癌或小肠憩室穿孔以及右侧肺炎、胸膜炎和肝炎等疾病。

【治疗】

急性结石性胆囊炎最终需手术治疗,原则上应争取择期手术。

1. 非手术治疗

也可作为术前的准备。方法包括禁食、输液、营养支持、补充维生素、纠正水电解质及酸碱代谢失衡。抗感染可选用对革兰阴性细菌及厌氧菌有效的抗生素,同时用解痉止痛、消炎利胆药物。对老年病人,应监测血糖及心、肺、肾等器官功能,治疗并存疾病。治疗期间应密切注意病情变化,随时调整治疗方案,如病情加重,应及时决定手术治疗。大多数病人经非手术治疗能够控制病情发展,待日后行择期手术。

2. 手术治疗

急性期手术力求安全、简单、有效,对年老体弱、合并多个重要脏器疾病者,选择手术方法应慎重。

(1)急诊手术的适应证:①发病在 48～72 小时内者;②经非手术治疗无效或病情恶化者;③有胆囊穿孔、弥漫性腹膜炎、并发急性化脓性胆管炎、急性坏死性胰腺炎等并发症者。

(2)手术方法:①胆囊切除术:首选腹腔镜胆囊切除,也可应用传统的或小切口的胆囊切除;②部分胆囊切除术:如估计分离胆囊床困难或可能出血者,可保留胆囊床部分胆囊壁,用物理或化学方法破坏该处的黏膜,胆囊其余部分切除;③胆囊造口术:对高危病人或局部粘连解剖不清者,可先行造口术减压引流,3 个月后再行胆囊切除术;④超声引导下经皮经肝胆囊穿刺引流术(PT-GD):可减低胆囊内内压,急性期过后再择期手术。适用于病情危重又不宜手术的化脓性胆囊炎病人。

(二)急性非结石性胆囊炎

【病因及病理】

急性非结石性胆囊炎发生率约占急性胆囊炎的 5%。病因仍不清楚,通常在严重创伤、烧伤、腹部非胆道手术后如腹主动脉瘤手术、脓毒症等危重病人中发生,约 70% 的病人伴有动脉粥样硬化;也有学者认为是长期肠外营养、艾滋病的并发症。本病病理变化与急性结石性胆囊炎相似,但病情发展更迅速。致病因素主要是胆汁淤滞和缺血,导致细菌的繁殖且血供减少,更容易出现胆囊坏疽、穿孔。

【临床表现】

本病多见于男性、老年病人。临床表现与急性胆囊炎相似。腹痛症状常因病人伴有其他严重疾病而被掩盖,易误诊和延误治疗。

对危重的、严重创伤及长期应用肠外营养的病人,出现右上腹疼痛并伴有发热时应警惕本病的发生。若右上腹压痛及腹膜刺激征阳性,或触及肿大胆囊、Murphy 征阳性时,应及时做进一步检查。发病早期超声检查不易诊断,CT检查有帮助,而肝胆系统核素扫描后约97%的病人可获得诊断。

【治疗】

因本病易坏疽穿孔,一经诊断,应及早手术治疗。可选用胆囊切除、胆囊造口术或 FTGD 治疗。未能确诊或病情较轻者,应在严密观察下行积极的非手术治疗,一旦病情恶化,及时实施手术。

二、慢性胆囊炎

慢性胆囊炎是胆囊持续的、反复发作的炎症过程,超过90%的病人有胆囊结石。

【病理】

特点是黏膜下和浆膜下的纤维组织增生及单核细胞浸润,随着炎症反复发作,可使胆囊与周围组织粘连,囊壁增厚并逐渐瘢痕化,最终导致胆囊萎缩,完全失去功能。

【临床表现】

常不典型,多数病人有胆绞痛病史。病人常在饱餐、进食油腻食物后出现腹胀、腹痛,疼痛程度不一,多在上腹部,可牵涉到右肩背部,较少出现畏寒、高热或黄疸,可伴有恶心、呕吐。腹部检查可无阳性体征,或仅有上腹部轻压痛,Murphy 征或呈阳性。

【诊断】

右上或中上腹腹痛反复发作合并胆囊结石者,应考虑慢性胆囊炎的诊断。超声检查可显示胆囊壁增厚,胆囊排空障碍或胆囊内结石。需要鉴别的疾病有胃炎、反流性食管炎、消化性溃疡、急性胰腺炎、消化道肿瘤、右肾及输尿管疾病等。

【治疗】

确诊为慢性胆囊炎者应行胆囊切除术。不能耐受手术者可选择非手术治疗,方法包括应用抗生素等。

三、急性梗阻性化脓性胆管炎

急性梗阻性化脓性胆管炎是急性胆管炎的严重阶段,也称急性重症胆管炎。本病的发病基础是胆道梗阻及细菌感染。急性胆管炎时,如胆道梗阻未解除,胆管内细菌引起的感染没有得到控制,逐渐发展至急性梗阻性化脓性胆管炎并威胁病人生命。

【病因】

在我国,最常见的病因是肝内外胆管结石,其次为胆道寄生虫和胆管狭窄。在欧美等发达国家常见的原因是恶性肿瘤、胆道良性病变引起的狭窄。近年随着手术及介入治疗的增加,由胆肠吻合口狭窄、PTC、ERCP 置放内支架等引起者逐渐增多。

【病理】

实验证明,当胆道因梗阻压力>15 cmH$_2$O 时,放射性核素标记的细菌即可在外周血中出现;而胆汁及淋巴液培养在胆道压力<20 cmH$_2$O 时为阴性,但>25 cmH$_2$O 时则迅速变为阳性。在梗阻的情况下经胆汁进入肝内的细菌大部分被单核-吞噬细胞系统吞噬,约 10% 的细菌可逆行入血,形成菌血症。

门静脉血及淋巴管内发现胆砂说明,带有细菌的胆汁也可直接反流进入血液,称为胆血反流。其途径包括经毛细胆管-肝窦瘘进入肝静脉,胆源性肝脓肿穿破到血管,经胆小管黏膜炎症溃烂至相邻的门静脉分支,经肝内淋巴管等。细菌或感染胆汁进入循环,引起全身化脓性感染,大量的细菌毒素引起全身炎症反应、血流动力学改变和 MODS。

【临床表现】

男女发病比例接近,青壮年多见。多数病人有反复胆道感染病史和(或)胆道手术史。本病除有急性胆管炎的 Charcot 三联征外,还有休克、神经中枢系统受抑制表现,称为 Reynolds 五联征。

本病发病急骤,病情进展迅速。可分为肝外梗阻和肝内梗阻两种,肝外梗阻腹痛、寒战高热、黄疸均较明显,肝内梗阻主要表现为寒战高热,可有腹痛,黄疸较轻。常伴有恶心、呕吐等消化道症状。神经系统症状主要表现为神情淡漠、嗜睡、神志不清,甚至昏迷;合并休克可表现为烦躁不安、谵妄等。体格检查体温常呈弛张热或持续升高达 39~40 ℃以上,脉搏快而弱,血压降低。嘴唇发绀,指甲床青紫,全身皮肤可能有出血点和皮下瘀斑。剑突下或右上腹有压痛,可有腹膜刺激征。肝常肿大并有压痛和叩击痛。胆总管梗阻者胆囊肿大。

实验室检查:白细胞计数升高,可超过 20×10^9/L,中性粒细胞比例升高,胞浆内可出现中毒颗粒。肝功能有不同程度的损害,凝血酶原时间延长。动脉血气分析可有 PaO$_2$ 下降、饱和度降低。常见有代谢性酸中毒及缺水、低钠血症等电解质紊乱。

影像学检查：应根据病情选择简单、实用、方便的检查方法。超声可在床边进行，能及时了解胆道梗阻部位、肝内外胆管扩张情况及病变性质，对诊断很有帮助。如病情稳定，可行 CT 或 MRCP 检查。对需要同时行经皮经肝胆管引流（Percutaneous Transhepatic Cholangio-Drainage，PTCD）或经内镜鼻胆管引流术（Endoscopic Naso-Biliary Drainage，ENBD）减压者可行 PTC 或 ERCP 检查。

【治疗】

原则是立即解除胆道梗阻并引流。当胆管内压降低后，病人情况常能暂时改善，有利于争取时间继续进一步治疗。

1. 非手术治疗

既是治疗手段，又可作为术前准备。主要包括：①维持有效的输液通道，尽快恢复血容量，除用晶体液扩容外，应加入胶体液；②联合应用足量抗生素，经验治疗证明，应先选用针对革兰阴性杆菌及厌氧菌的抗生素，根据该抗生素的半衰期来确定使用次数和间隔时间；③纠正水、电解质紊乱和酸碱失衡，常见为等渗或低渗性缺水及代谢性酸中毒；④对症治疗如降温、使用维生素和支持治疗；⑤如经短时间治疗后病人仍不好转，应考虑应用血管活性药物以提高血压、肾上腺皮质激素保护细胞膜和对抗细菌毒素，应用抑制炎症反应药物，吸氧纠正低氧状态；⑥经以上治疗病情仍未改善，应在抗休克的同时紧急行胆道引流治疗。

2. 紧急胆管减压引流

只有使胆道压力降低，才有可能中止胆汁或细菌向血液的反流，阻断病情的恶化。胆道减压主要为抢救病人生命，方法力求简单有效，包括：①胆总管切开减压、T 管引流。紧急减压后，病情有可能立即趋于稳定，但对较高位置的肝内胆管梗阻,胆总管切开往往不能有效减压。如手术中发现有较大的脓肿,可一并处理;如为多发小脓肿,则只能行胆管引流。胆囊造口术常难以达到有效的引流,一般不宜采用。②ENBD:此手术创伤小,能有效地减低胆道内压,并能根据需要放置2周或更长时间。但对高位胆管梗阻引起的胆管炎引流效果不肯定。③PTCD:操作简单,能及时减压,对较高位胆管或非结石性阻塞效果较好,但引流管容易脱落和被结石堵塞,且需注意凝血功能。

3. 后续治疗

急诊胆管减压引流一般不可能完全去除病因,如不作后续治疗,可能会反复发作。如病人一般情况恢复,宜在1~3个月后根据病因选择彻底的手术治疗。

第四节　原发性硬化性胆管炎

原发性硬化性胆管炎是以肝内和肝外胆管进行性纤维化狭窄为特点的疾病。病变可累及胰管,但一般不侵犯胆囊。主要表现为肝内胆汁淤滞。其病因不明,目前认为与感染和遗传及自身免疫因素有关。约60%~72%的病人伴有溃疡性结肠炎,结肠炎症导致黏膜屏障作用的缺失使得大肠埃希菌经门静脉进入胆道导致感染。病人的人白细胞抗原(HLA)单倍体B8/DR3增高,提示为自身免疫性疾病。近年已注意到肝动脉灌注化疗后也可引起此病。另外,此病还可合并慢性胰腺炎、腹膜后纤维化、克罗恩病、类风湿性关节炎等疾病。

【临床表现】

约70%的病人为男性,起病缓慢,多在50多岁左右出现症状,但无症状期可长达10多年。临床表现无特异性,主要为不明原因黄疸,间歇加重;右上腹隐痛,可伴有皮肤瘙痒。部分病人有疲乏无力、食欲下降、体重减轻,或伴有恶心、呕吐。胆管炎发作时可有体温升高。病情逐渐发展,可出现持续性梗阻性黄疸,胆汁性肝硬化,门静脉高压,上消化道出血,甚至肝衰竭。

【诊断】

本病早期不易诊断。实验室检查总胆红素及直接胆红素、ALP 升高,ALT 可轻度升高。诊断主要依据影像学检查,常用者为 ERCP 及 PTC,显影良好的 MRCP 也可协助诊断。影像显示胆管普遍性或局限性狭窄,以肝管分叉部明显,胆管分支减少并僵硬变细,或呈节段性狭窄。

本病需与下列疾病鉴别:①继发性硬化性胆管炎:常有引起胆管炎的病因,在中国最多见为胆管结石;多为局限性的胆管狭窄,且多按肝段、肝叶分布,伴有近端胆管扩张。超声检查可显示胆石。②胆管癌:即使影像学检查也不易鉴别。因 PSC 行肝移植的病人中,发现 23% 为手术前未发现的胆管癌。因此,有学者认为本病是胆管癌的癌前病变。

【治疗】

目前无理想的治疗方法,无论药物或手术均为缓解症状性治疗。①药物治疗:中等剂量(17~23 mg/kg·d)的熊去氧胆酸(UDCA)可改善病人的症状和肝功能,大剂量(超过 28 mg/kg·d)的 UDCA 不但不能令临床获益,而且还增加了不良事件发生的概率,如静脉曲张和需要进行肝移植的比例增加,临床预后更加不良,不建议使用。其他已进行临床试验,证实没有明显临床效果或无法改善肝脏生化指标的治疗药物还包括:硫唑嘌呤、氨甲蝶呤、泼尼松龙、环孢素 A 等。因此上述药物已不推荐使用。②胆汁引流:如为节段性病变,可通过 ENBD、PTCD 在胆管内置放支撑引流管或导管;也可手术置放 U 形管引流胆汁,以降低胆管压力、改善黄疸。③胆肠吻合:对弥漫性狭窄者,可手术切开左右肝管,再行胆管空肠吻合并于吻合口置放支撑管引流。④肝移植:对合并肝硬化,或难以与弥漫性胆管癌鉴别的病人可行肝移植。病人移植后 5 年生存率高达85%,效果良好。

第五节　胆道蛔虫病

蛔虫是人体内最常见的肠道寄生虫,由于饥饿、胃酸降低或驱虫不当等因素,蛔虫可钻入胆道引起一系列临床症状,称为胆道蛔虫病。随着饮食习惯和卫生设施的改善,肠道蛔虫病的减少,使本病的发病率明显下降。

【病因和病理】

肠道蛔虫有钻孔习性,喜碱性环境。当胃肠功能紊乱、饥饿、发热、妊娠、驱虫不当等导致肠道内环境发生改变时,蛔虫可上窜至十二指肠。如遇 Oddi 括约肌功能失调,蛔虫可钻入胆道,机械刺激引起括约肌痉挛,导致胆绞痛和诱发急性胰腺炎。蛔虫将肠道的细菌带入胆道,造成胆道感染,严重者可引起急性化脓性胆管炎、肝脓肿;如经胆囊管钻至胆囊,甚至引起胆囊穿孔。进入胆道的蛔虫可为一条至数十条不等,括约肌长时间痉挛致蛔虫死亡,其尸骸日后可成为结石的核心。

【临床表现】

特点是剧烈的腹痛与较轻的腹部体征不相称,所谓"症征不符"。

常突发剑突下钻顶样剧烈绞痛,阵发性加剧。痛时辗转不安、呻吟不止、大汗淋漓,可伴有恶心、呕吐或吐出蛔虫。常放射至右肩胛或背部。腹痛可骤然缓解,间歇期可全无症状。疼痛可反复发作,持续时间不一。如合并胆道感染,症状同急性胆管炎,如有黄疸出现一般均较轻。严重者表现同梗阻性化脓性胆管炎。

体检仅有右上腹或剑突下轻度深压痛。如合并胆管炎、胰腺炎、肝脓肿则有相应的体征。

首选超声检查,多能确诊,可显示胆道内有平行强回声光带。CT 显示胆囊或胆管内长条状边缘光滑呈弯曲的透亮阴影,ERCP 检查在胆总管开口处偶可见蛔虫,并可在镜下钳夹取出。

【诊断】

根据症状、体征和检查,诊断一般不困难。但须与胆石症相鉴别。

【治疗】

以非手术治疗为主,仅在出现并发症才考虑手术治疗。

1. 非手术治疗

①解痉止痛:口服 33% 硫酸镁及解痉药可缓解 Oddi 括约肌痉挛。剧痛时可注射抗胆碱类药如阿托品、山莨菪碱(654-2)等,必要时可加用哌替啶。②利胆驱虫:酸性环境不利于蛔虫活动,发作时可用食醋、乌梅汤使虫静止,通过减轻刺激达到止痛;经胃管注入氧气也有驱虫和镇痛作用。当症状缓解后再行驱虫治疗,常用驱虫净、哌嗪(驱蛔灵)或左旋咪唑。驱虫后继续服用利胆药物可能有利于虫体残骸排出。③抗感染:可选用对肠道细菌及厌氧菌敏感的抗生素,预防和控制感染。④十二指肠镜取虫:ERCP 检查时如发现虫体在十二指肠乳头外,可钳夹取出,但对于儿童尤其需要保护 Oddi 括约肌功能,如需作括约肌切开宜慎重。

2. 手术治疗

经积极非手术治疗未能缓解,或者合并胆管结石、或有急性重症胆管炎、肝脓肿、重症胰腺炎等合并症者,可行胆总管切开探查、T 形管引流术。术中应用胆道镜检查,以去除蛔虫残骸。术后仍需要服药驱除肠道蛔虫,防止胆道蛔虫复发。

第九节　胆管损伤

胆管损伤按部位可分为肝内、外胆管损伤;按致伤原因分为创伤性胆管损伤和医源性胆管损伤,后者占绝大多数。

（一）创伤性胆管损伤

少见,常发生于交通事故、坠落、挤压、利器刺伤等,多为复合伤,如肝内胆管损伤多伴有肝外伤,肝外胆管损伤多伴有十二指肠、胰腺损伤等。有关内容参阅第三十二章腹部损伤。

（二）医源性胆管损伤

因腹部手术、或介入、穿刺治疗等造成的胆管损伤,绝大多数发生于胆囊切除术,少数发生于胆道探查术、胃大部切除术、肝切除术,也可发生于十二指肠手术、胰腺手术;肝动脉栓塞术、肝移植可并发胆管缺血性损伤,肝癌射频消融可导致胆道热损伤等。胆囊切除术导致胆管损伤的最常见部位在胆囊管与肝总管汇合处。

【病因】

胆囊切除术引起胆管损伤的常见原因有:①解剖变异:胆管系统的解剖变异,如胆囊管过短或缺如,胆囊管与肝总管汇合的角度异常（两管平行）、位置过高（肝门处）或过低（十二指肠后下方）,胆囊管异常汇入左侧或右侧肝管、副肝管、迷走胆管等。②局部病理因素:胆囊三角处炎症重,粘连、瘢痕形成,引起局部解剖结构紊乱;甚至可能有胆囊颈部的结石嵌顿和压迫肝总管,引起肝总管狭窄或胆囊胆管瘘（Mirizzi 综合征）;致术中解剖困难或辨认错误,引起胆管损伤。③手术操作失误:误将胆总管或肝总管当作胆囊管结扎并横断,特别是胆囊动脉出血时盲目钳夹止血更易发生;或在结扎胆囊管时过度牵拉胆总管,致使部分胆管壁被结扎;或损伤撕裂胆管壁引起狭窄。④热源性损伤:胆囊三角区、肝门部胆管用电刀解剖或电凝止血;肝癌射频或微波治疗时,因电热传导效应而造成胆管壁的热损伤和炎症反应,产生迟发性胆管狭窄。⑤缺血性损伤:手术时剥离胆管周围的组织过多,肝动脉结扎或栓塞等,引起胆管周围血管丛丢失或闭塞,造成胆管缺血,继发胆管狭窄。

除胆囊切除术外,上腹部其他手术有时也可误伤胆管,如肝叶切除术中,因第一肝门的结构保护不够,引起保留侧肝管损伤;胃大部切除术中,强行切除十二指肠溃疡,十二指肠残端缝合过程中将胆总管下段缝闭,造成胆道梗阻;肝移植术,因供肝缺血时间过长、肝动脉灌注不充分等,可能引起肝内胆管多发狭窄、扩张及胆管黏膜坏死脱落形成管腔树桩铸型。

【诊断】

术中及时发现胆管损伤非常重要,其主要征象为:①术中发现胆汁漏出;②剖检切除的胆囊标本,发现胆囊管处有 2 个开口;③术中造影显示胆管连续性中断、局部狭窄或造影剂外溢。术后近期出现如下表现,要考虑胆管损伤:①胆汁性腹膜炎;②腹腔引流管引出胆汁;③术后早期出现梗阻性黄疸。术后数周或数月出现如下表现要意识到迟发性或隐匿性胆管损伤:①稍晚出现的梗阻性黄疸;②反复发作的胆道感染症状;③肝下或肝周积液。对于可疑胆管损伤,应选择超声、CT、MRCP、ERCP 等进一步检查,明确诊断。

【处理】

胆管损伤的处理应根据发现的时间、损伤程度、周围组织的炎症情况、病人全身情况尤其肝脏功能而采用恰当手术方式,特别要强调的是,首次合理处理最为重要。

1.术中发现胆管损伤的处理:①小裂伤(<3 mm)或部分管壁切除,一般可

用5-0可吸收线或6-0无损伤线直接缝合修补,可不必放置内支撑管;②较大裂伤或横断伤,胆管壁缺损长度<2 cm,应争取施行胆管对端吻合术,并通过吻合口放置内支撑管6个月以上;③胆管损伤范围大、缺损长度>2 cm、对端吻合张力大或组织缺血等情况,应施行胆管空肠 Roux-en-Y 吻合术。

2. 肝外胆管横断损伤并结扎,术中未发现,术后出现梗阻性黄疸,应在手术3周后再手术,以使胆管被动扩张,便于再次手术吻合。一般施行肝总管空肠 Roux-en-Y 吻合术,术中应切除不健康的胆管组织及瘢痕,胆管成形,用可吸收线连续或间断缝合。

3. 肝外胆管损伤致胆管狭窄,术后反复发作胆管炎,合并不同程度的黄疸,需手术处理。建立大口、无张力、黏膜对黏膜的近端扩张胆管与空肠 Roux-en-Y 吻合术,同时取出狭窄上方可能存在的结石。少数肝外胆管短段狭窄,可采用经皮经肝穿刺置球囊导管扩张术,并放置支架,支撑时间3~6个月。

【预防】

医源性胆管损伤是胆道外科的严重问题,可以给病人带来极为严重甚至难以恢复的后果:如反复发作的胆道感染、胆汁性肝硬化、肝衰竭等,甚至需要接受肝脏移植。因此,积极预防医源性胆管损伤极其重要。预防措施有:①术者应加强责任心,要认真对待每一例胆囊切除手术,加强对胆管系统的解剖变异和局部病理因素的警惕;②术中要保持术野的良好显露,结扎切断胆囊管前要确认胆囊管、肝总管和胆总管三者的解剖关系;③结扎胆囊管时,应使胆囊管保持无张力状况,结扎线距胆总管壁应约0.5 cm;④遇有胆囊动脉异常出血时,术者可将左手示指和拇指分别置于小网膜孔和肝十二指肠韧带前方,压迫肝动脉以止血,待吸净积血后,松除指压,直视下看清出血点后,再行钳夹结扎或缝扎止血,切忌在"血池"中盲目钳夹;⑤如顺行法切除胆囊困难,可改用逆行胆囊切除,或采用部分胆囊切除术;⑥接近胆管处禁用电刀作电凝止血或组织分离,以防止胆管热源性损伤;⑦避免过多剥离胆管周围组织,注意保护胆管周围血管丛,以防止胆管缺血性损伤;⑧腹腔镜胆囊切除有困难时,应及时中转开腹手术。

第十节　胆囊息肉和良性肿瘤

一、胆囊息肉

胆囊息肉是形态学的名称,泛指向胆囊腔内突出或隆起的病变,呈球形、半球形或乳头状,有蒂或无蒂,多为良性。病理上可分为:①肿瘤性息肉,包括腺瘤和腺癌,其他少见的还有血管瘤、脂肪瘤、平滑肌瘤、神经纤维瘤等;②非肿瘤性息肉,如胆固醇息肉、炎性息肉、腺肌增生等,尚有很少见的如腺瘤样增生、黄色肉芽肿、异位胃黏膜或胰腺组织等。由于胆囊息肉术前难以确诊性质,故笼统称为"胆囊息肉样病变"或"胆囊隆起性病变"。胆固醇息肉是胆囊黏膜面的胆固醇结晶沉积;炎性息肉是胆囊黏膜的增生,呈多发,直径常小于 1 cm,多同时合并胆囊结石和胆囊炎;胆囊腺肌增生是胆囊壁的良性增生性病变,如为局限型则类似肿瘤。

本病一般无症状,多为体检时由超声检查发现。少数病人可有右上腹疼痛,恶心呕吐,食欲减退;极个别病例可引起阻塞性黄疸、无结石性胆囊炎、胆道出血、诱发胰腺炎等;体检时可能有右上腹压痛。临床诊断需借助于如下某项检查:①常规超声;②内镜超声;③CT 或 MRI;④超声导引下经皮细针穿刺活检,等。

少数病例胆囊息肉可发生癌变,有的可能就是早期胆囊癌,临床上应予以重视。胆囊息肉恶变的危险因素:直径超过 1 cm;单发病变且基底部宽大;息肉逐渐增大;合并胆囊结石和胆囊壁增厚等,特别是年龄超过 60 岁、息肉直径大于 2 cm 者。

病人如无以上情况,也无临床症状,则不需手术治疗,应每 6~12 月超声检查一次,观察息肉大小变化。如病人存在上述恶变危险因素,而且有明显症状,在排除精神因素、胃十二指肠和其他胆道疾病后,宜行手术。手术方式为腹腔镜胆囊切除,也可行开腹胆囊切除术。术中最好做快速切片病理检查,如发现恶变,应根据术中所见及病理检查情况决定是否做肝切除以及清扫淋巴结的范围,目的是做到根治。要强调的是,术后必须做石蜡切片病理检查,进一步确定诊断,包括疾病分期和病理学分级。

二、胆囊腺瘤

本病是胆囊常见的良性肿瘤,约占胆囊切除标本的 1.1%,多见于中、老年女性。可单发或多发,直径大小不等,最大者可充满胆囊。腺瘤局部可发生缺血坏死,如继发感染,会导致溃破而出血。胆囊腺瘤是胆囊癌的癌前病变,恶变率约为 1.5%,一旦确诊,应行手术治疗。手术处理原则参见上述胆囊息肉。

第十一节　胆道恶性肿瘤

一、胆囊癌

胆囊恶性肿瘤有淋巴肉瘤、横纹肌肉瘤、网状组织细胞肉瘤、纤维肉瘤、类癌、癌肉瘤等,而胆囊癌是其中最常见的一种。胆囊癌发病年龄绝大多数在 50 岁以上,平均 59.6 岁;女性发病约为男性的 3~4 倍。在胆道疾病中,胆囊癌仅占 0.4%~3.8%,在肝外胆道癌中却占 25%。

【病因】

流行病学显示,70%的病人与胆结石有关。例如,胆囊癌合并胆囊结石是无结石胆囊癌的 13.7 倍,直径 3 cm 结石发生胆囊癌的比例是 1 cm 结石病人的 10 倍,而胆囊结石至发生胆囊癌的时间为 10~15 年。这说明胆囊结石引起胆囊癌是长期物理刺激的结果,可能还有黏膜的慢性炎症、细菌产物中的致癌物质等综合因素参与。此外,胆囊空肠吻合,完全钙化的"瓷化"胆囊,胆囊腺瘤,胆胰管结合部异常,溃疡性结肠炎等因素与胆囊癌的发生也可能有关。

【病理】

胆囊癌多发生在胆囊体和底部,少数在颈部。腺癌最常见,约占82%,包括胆管型腺癌、胃小凹型腺癌、肠型腺癌、透明细胞腺癌、黏液腺癌和印戒细胞癌;其次为未分化癌,占7%;鳞状细胞癌占3%;混合性癌占1%。胆囊癌可经淋巴、静脉、神经或胆管腔转移,癌细胞脱落可在腹腔内种植转移,也可直接侵犯邻近器官。沿淋巴引流方向转移较多见,途径多由胆囊淋巴结至胆总管周围淋巴结,再向胰上淋巴结、胰头后淋巴结、肠系膜上动脉淋巴结、肝动脉周围淋巴结、腹主动脉旁淋巴结转移。肝脏是最常受胆囊癌直接侵犯的器官。

【分期】

国际上目前多采用美国癌症联合委员会(AJCC)联合制定的胆囊癌 TNM 分期。这种分期对治疗和预后的判断均有帮助。

【临床表现】

早期无特异性症状,如有慢性胆囊炎或胆囊结石,发作时可出现腹痛、恶心呕吐、腹部压痛等。病人因胆囊良性疾病行胆囊切除,术后病理检查发现的胆囊癌,称意外发现的胆囊癌。当肿瘤侵犯至浆膜或胆囊床,则出现定位症状,如右上腹痛,可放射至肩背部。胆囊管受阻时可触及肿大的胆囊。能触及右上腹肿物时往往已到晚期,常伴有腹胀、食欲差、体重减轻或消瘦、贫血、肝大,甚至出现黄疸、腹水、全身衰竭。少数肿瘤穿透浆膜,发生胆囊急性穿孔、腹膜炎,或慢性穿透至其他脏器形成内瘘;还可引起胆道出血、肝弥漫性转移引起肝衰竭等。

实验室检查:CEA、CA19-9、CA125 等均可以升高,其中以 CA19-9 较为敏感,但无特异性。细针穿刺胆囊取胆汁行肿瘤标志物检查有一定诊断意义。

影像学检查:超声、CT 检查显示胆囊壁增厚不均匀,腔内有位置及形态固定的肿物,应考虑胆囊癌的可能。超声造影、增强 CT 或 MRI 显示胆囊肿块血供丰富,则胆囊癌的可能性更大。

胆囊癌合并坏死、感染需要与胆囊炎或胆囊坏疽形成的脓肿鉴别,但胆囊癌血供丰富,CA19-9 升高。超声导引下细针穿刺活检对诊断有一定帮助。

【治疗】

化学或放射治疗大多无效。首选手术切除,手术切除的范围依据胆囊癌分期确定。

1. 单纯胆囊切除术

适用于 AJCC 0 期和 I 期胆囊癌。这些病例几乎都是因胆囊结石、胆囊炎行胆囊切除后病理检查偶然发现的,癌肿局限于胆囊黏膜层或达固有层,未侵犯肌层,不必再行手术。

2. 胆囊癌根治性切除术

适用于 II A、II B、III A 期胆囊癌。切除范围除胆囊外,还包括肝IVb 段(方叶)和 V 段切除或亚肝段切除,并做胆囊引流区域淋巴结的清扫。

3. 胆囊癌扩大根治术

适应证为某些III B、IV A 或IV B 期胆囊癌。手术范围包括肝右三叶切除,甚至肝+胰十二指肠切除。临床上虽有成功的病例,因手术死亡率高,长期生存率低,争议较大。

4. 姑息性手术

适应于不能切除的胆囊癌,方法包括肝管空肠 Roux-en-Y 吻合内引流术,经皮、肝穿刺或经内镜在胆管狭窄部位放置内支撑管引流术以及胃空肠吻合术等,目的是减轻或解除肿瘤引起的黄疸或十二指肠梗阻。

【预防】

总体上,胆囊癌手术后长期生存率依然很低,故重在预防其发生。对有症状的胆囊结石病人,特别是结石直径>3 cm 者;胆囊息肉单发、直径>1 cm 或基底宽广者;腺瘤样息肉以及"瓷化"胆囊,应积极行胆囊切除。

二、胆管癌

胆管癌是指发生在肝外胆管,即左、右肝管至胆总管下端的恶性肿瘤。随着诊断水平的提高,本病发现率明显增多。

【病因】

仍不明,多发于 50~70 岁,男女比例约 1.4∶1。本病可能与下列因素有关:肝胆管结石,约1/3 的胆管癌合并胆管结石,而胆管结石 5%~10%发生胆管癌;原发性硬化性胆管炎;先天性胆管囊性扩张症,胆管囊肿空肠吻合术后;肝吸虫感染,慢性伤寒带菌者,溃疡性结肠炎等。

【部位】

根据肿瘤生长的部位,胆管癌分为上段、中段、下段胆管癌,上段胆管癌又称肝门部胆管癌,位于左右肝管至胆囊管开口以上部位,占 50%~75%,Bismuth-Corlett 将其分为四型。Ⅰ型,肿瘤位于肝总管,未侵犯左右肝管汇合部;Ⅱ型,肿瘤侵犯汇合部,未侵犯左或右肝管;Ⅲa 型,已侵犯右肝管;Ⅲb 型,已侵犯左肝管;Ⅳ型,同时侵犯左、右肝管;中段胆管癌位于胆囊管开口至十二指肠上缘,占 10%~25%;下段胆管癌位于十二指肠上缘至十二指肠乳头,占 10%~20%。

【病理】

大体形态:①乳头状癌:好发于胆管下段,呈息肉样突入腔内,有时为多发且有大量的黏液分泌物;②结节状癌:肿瘤小而且局限,可表现为硬化型或结节型,硬化型多在上段,结节型多在中段向管腔内突出;③弥漫性癌:胆管壁广泛增厚、管腔狭窄,向肝十二指肠韧带浸润,难与硬化性胆管炎鉴别。组织学类型95%以上为腺癌,其中主要是高分化腺癌,低分化、未分化癌较少见且多发生在上段胆管。癌肿生长缓慢,发生远处转移者少见。其他尚有鳞状上皮癌、腺鳞癌、类癌等。其扩散方式有局部浸润、淋巴转移以及腹腔种植等。浸润主要沿胆管壁向上、向下以及横向侵犯周围组织、肝、血管、神经束膜,淋巴转移途径是沿肝动脉周围淋巴结分别至肝总动脉、腹腔动脉、胰上缘、十二指肠后及腹膜后淋巴结。

【临床表现和诊断】

1. 黄疸

90%~98%病人出现,逐渐加深,大便灰白,可伴有厌食、乏力、贫血。半数病人伴皮肤瘙痒和体重减轻。少数无黄疸者主要有上腹部疼痛,晚期可触及腹部肿块。

2. 胆囊肿大

病变在中、下段的可触及肿大的胆囊,Murphy 征可能阴性,而上段胆管癌胆囊不肿大,甚至缩小。

3. 肝大

肋缘下可触及肝脏,黄疸时间较长可出现腹水或双下肢水肿。肿瘤侵犯或压迫门静脉,可造成门静脉高压症而导致上消化道出血;晚期病人可并发肝肾综合征,出现尿少、无尿。

4.胆道感染

如发生,可出现典型的胆管炎表现:右上腹疼痛、寒战高热、黄疸,甚至出现休克。感染细菌最常见为大肠埃希菌、粪链球菌及厌氧性细菌。

5.实验室检查

血清总胆红素、直接胆红素、ALP 和 γ-GT 均显著升高,而 ALT 和 AST 只轻度异常。胆道梗阻致维生素 K 吸收障碍,肝合成凝血因子受阻,凝血酶原时间延长。血清肿瘤标记物 CA19-9 可能升高,CEA、AFP 可能正常。

6.影像学检查

①首选超声检查,可见肝内胆管扩张或见胆管肿物;彩色多普勒超声检查可了解门静脉及肝动脉有无受侵犯;内镜超声探头频率高且能避免肠气的干扰,检查中、下段和肝门部胆管癌浸润深度的准确性分别达到 82.8% 和 85%。在超声导引下还可行 PTC 检查,穿刺抽取胆汁作 CEA、CA19-9、胆汁细胞学检查和直接穿刺肿瘤活检。②ERCP 对下段胆管癌诊断帮助较大,可同时放置内支架引流减轻黄疸,用于术前准备。③CT、MRI 胆道成像能显示胆道梗阻的部位、病变性质等。

【外科治疗】

1.胆管癌根治性切除手术

胆管癌化学治疗和放射治疗效果不肯定,原则上应争取作根治性切除,不同部位的胆管癌手术方法有所不同。

(1)上段胆管癌(肝门部胆管癌):Bismuth-Corlett Ⅰ型、部分Ⅱ型肝门部胆管癌切除胆囊和肝外胆管即可,胆管空肠 Roux-en-Y 吻合重建胆道;部分Ⅱ型、Ⅲa 型或Ⅲb 型,除了行胆囊和肝外胆管切除外,需根据不同情况做小范围中央(如Ⅳ段或Ⅳ+Ⅴ段)肝切除,或同侧半肝切除,附加或不加肝尾叶切除。各型手术切除的范围可以不同,但都必须同时清除肝十二指肠韧带内所有淋巴结及结缔组织(肝十二指肠韧带"脉络化")。根据残肝断面胆管的数目、口径大小等情况选择相应的胆肠吻合术式重建胆道。多数Ⅳ型肝门部胆管癌不能手术切除,如可切除,通常需要做半肝或扩大的半肝切除,或Ⅳ+Ⅴ+Ⅷ段联合切除。胆道重建术式选择的原则同上。

(2)中段胆管癌:切除肿瘤及距肿瘤边缘 0.5 cm 以上的胆管,肝十二指肠韧带"脉络化",肝总管-空肠 Roux-en-Y 吻合术。

(3)下段胆管癌:需行胰十二指肠切除术。

2. 扩大根治术

如肝右三叶切除,肝+胰十二指肠联合除切,虽有手术成功的病例,但实际意义存在争论。

3. 姑息性手术

适应于不能切除的胆管癌。

(1)经皮肝穿刺胆道置管引流(PTCD)或放置内支架,经内镜鼻胆管引流或放置内支架,目的是引流胆汁,减轻黄疸。如病人不配合或操作失败,可开腹行左肝部分切除的 Longmire 手术,经圆韧带人路行左肝管-空肠 Roux-en-Y 吻合术。中下段癌可行肝总管空肠吻合术等。胆汁内引流比置管外引流的病人生活质量为高。

(2)胃空肠吻合术:因肿瘤侵犯或压迫十二指肠造成消化道梗阻,可行胃空肠吻合术恢复消化道通畅,改善病人生存质量。

第十二章　胰腺疾病

第一节　胰腺炎

一、急性胰腺炎

急性胰腺炎是一种常见的急腹症,病情复杂多变,程度轻重不等。轻者仅表现为胰腺水肿,临床多见,常呈自限性,预后良好。重者出现胰腺坏死,并发腹膜炎、休克,继发全身多器官功能衰竭,病死率高。

急性胰腺炎有多种致病危险因素,主要如下:

1. 胆道疾病

占50%以上,称胆源性胰腺炎。结石可阻塞胆总管末端,此时胆汁可经"共同通道"反流入胰管,动物实验显示胆盐可直接导致腺泡细胞质钙离子浓度增高,引起腺泡细胞坏死或胰管内高压,细小胰管破裂,胰液进入腺泡周围组织。此时胰蛋白酶原被胶原酶激活成胰蛋白酶,后者又激活磷脂酶 A、弹力蛋白酶、糜蛋白酶和胰血管舒缓素等对胰腺进行"自我消化",诱发急性胰腺炎。造成胆总管末端阻塞的原因还有炎症或手术操作引起的十二指肠乳头水肿或狭窄、Oddi 括约肌痉挛、肿瘤和胆道蛔虫等。

2. 饮酒

是常见病因之一。乙醇能直接损伤胰腺,还可刺激胰液分泌、引起十二指肠乳头水肿和 Oddi 括约肌痉挛,其结果造成胰管内压力增高,胰管破裂。乙醇触发炎症传导通路中核因子 NF-κB,使得 TNF-α、IL-1 和调节细胞凋亡相关的半胱氨酸天冬氨酸蛋白酶生成增加,加之可以增加胰腺微循环障碍等综合因素,结果诱发急性胰腺炎。

3. 代谢性疾病

高脂血症性胰腺炎(高脂蛋白血症Ⅰ、Ⅳ或Ⅴ型)和高钙血症(甲状旁腺功能亢进),随着我国人民生活水平的提高,高脂血性胰腺炎发病率较前增加。

4. 十二指肠液反流

当十二指肠内压力增高,十二指肠液可向胰管内反流。十二指肠液反流的原因有:十二指肠憩室、胆胰管解剖异常、环状胰腺、十二指肠炎性狭窄、胰腺钩突部肿瘤、胃大部切除术后输入祥梗阻、蛔虫性感染和其他梗阻因素。

5. 医源性因素

内镜逆行胰胆管造影(ERCP)可导致约 2%~10% 病人发生胰腺炎,胰管空肠吻合口狭窄也可能导致残余胰腺炎。

6. 肿瘤

胰腺导管内乳头状黏液肿瘤(IPMN)、胰腺癌等可以导致胰管梗阻从而发生急性胰腺炎。

7. 某些药物

5-氨基水杨酸、硫唑嘌呤、6-巯嘌呤、阿糖胞苷、双脱氧肌苷、利尿药如呋塞米、噻嗪化物;雌激素、甲硝唑、丙戊酸、对乙酰氨基酚等药物可导致急性胰腺炎。

8. 创伤

上腹部钝器伤、穿通伤、手术创伤等。

9. 胰腺血液循环障碍

低血压、心肺旁路、动脉栓塞、血管炎以及血液黏滞度增高等因素均可造成胰腺血液循环障碍而发生急性胰腺炎。

10. 其他发病因素

如饮食、感染以及与妊娠有关的代谢、内分泌、遗传和自身免疫性疾病等。少数病因不明者,临床上称之为特发性急性胰腺炎。

【发病机制与病理生理】

急性胰腺炎的发病机制复杂,目前尚未完全阐明。大多数研究者认为急性胰腺炎是腺泡内胰酶异常激活的结果。腺泡内的胰酶激活诱导胰腺实质的自身消化,在此基础上腺泡细胞释放炎性细胞因子,诸如肿瘤坏死因子(TNF-α)、IL-1、IL-2、IL-6 和抗炎介质如 IL-10、IL-1 受体阻断剂,可引起炎症的级联反应。严重时胰腺局部可发生出血和坏死,继而引起全身炎症反应综合征(SIRS),甚至多脏器功能衰竭。

【病理】

基本病理改变是胰腺呈不同程度的水肿、充血、出血和坏死。

1. 急性水肿性胰腺炎

病变轻,多局限在体尾部。胰腺肿胀变硬,充血,被膜紧张,胰周可有积液。腹腔内的脂肪组织,特别是大网膜可见散在粟粒状或斑块状的黄白色皂化斑(脂肪酸钙),腹水为淡黄色。镜下见间质充血、水肿并有炎性细胞浸润,有时可发生局限性脂肪坏死。

2. 急性出血坏死性胰腺炎

病变以胰腺实质出血、坏死为特征。胰腺肿胀,呈暗紫色,分叶结构模糊,坏死灶呈灰黑色,严重者整个胰腺变黑。腹腔内可见皂化斑和脂肪坏死灶,腹膜后可出现广泛组织坏死。腹腔内或腹膜后有咖啡色或暗红色血性液体或血性混浊渗液。镜下可见脂肪坏死和腺泡破坏,腺泡小叶结构模糊不清。间质小血管壁也有坏死,呈现片状出血,炎细胞浸润。

【临床表现】

由于病变程度不同,病人的临床表现差异很大。

1. 腹痛

是本病的主要症状。常于饱餐和饮酒后突然发作,腹痛剧烈,多位于左上腹,向左肩及左腰背部放射。胆源性者腹痛始发于右上腹,逐渐向左侧转移。病变累及全胰时,疼痛范围较宽并呈束带状向腰背部放射。

2. 腹胀

与腹痛同时存在。是腹腔神经丛受刺激引起肠麻痹的结果,早期为反射性,继发感染后则由腹膜后的炎症刺激所致。腹膜后炎症越严重,腹胀越明显,腹腔积液时可加重腹胀,病人排便、排气停止。腹腔内压增高可导致腹腔间隔室综合征。

3. 恶心、呕吐

早期即可出现,呕吐往往剧烈而频繁。呕吐物为胃十二指肠内容物,偶可呈咖啡色。呕吐后腹痛不缓解。

4. 腹膜炎体征

急性水肿性胰腺炎时压痛多只限于上腹部,常无明显肌紧张。重症急性胰腺炎腹部压痛明显,可伴有肌紧张和反跳痛,范围较广,可累及全腹。肠鸣音减弱或消失,腹腔渗液量大者移动性浊音为阳性。

5. 其他

轻症急性胰腺炎可不发热或轻度发热。合并胆道感染常伴有寒战、高热。胰腺坏死伴感染时,持续性高热为主要症状之一。若胆道结石嵌顿或肿大胰头压迫胆总管可出现黄疸。重症胰腺炎病人可有脉搏细速、血压下降,乃至休克。

早期休克主要是由低血容量所致,后期继发感染使休克原因复杂化且难以纠正。伴急性肺功能衰竭时可有呼吸困难和发绀。胰腺坏死伴感染时,可出现腰部皮肤水肿、发红和压痛。少数严重病人胰腺的出血可经腹膜后途径渗入皮下,在腰部、季肋部和下腹部皮肤出现大片青紫色瘀斑,称 Grey-Turner 征;若出现在脐周,称 Cullen 征。胃肠出血时可有呕血和便血。血钙降低时,可出现手足抽搐。严重者可有 DIC 表现及中枢神经系统症状,如感觉迟钝、意识模糊乃至昏迷。

【诊断】

1. 实验室检查

(1)胰酶测定:血清、尿淀粉酶测定是最常用的诊断方法。血清淀粉酶在发病数小时开始升高,24 小时达高峰,4~5 天后逐渐降至正常;尿淀粉酶在 24 小时才开始升高,48 小时到高峰,下降缓慢,1~2 周后恢复正常。淀粉酶不同检测方法产生的诊断参考值不同,淀粉酶值愈高诊断正确率也越大。但升高的幅度和病变严重程度不成正相关。

消化道穿孔、肠梗阻、胆囊炎、肠系膜缺血、腮腺炎和巨淀粉酶血症等疾病血淀粉酶可也升高,而个别严重的急性胰腺炎淀粉酶水平也可能在正常参考值范围内,应注意鉴别。

血清脂肪酶明显升高(正常值 23~300 U/L)具有特异性,也是比较客观的诊断指标。

(2)其他项目:包括白细胞增高、高血糖、肝功能异常、低血钙、血气分析异常等。诊断性腹腔穿刺若抽出血性渗出液,且淀粉酶值升高对诊断很有帮助。

C 反应蛋白(CRP)增高(发病 48 小时>150 mg/mL)提示病情较重。

2. 影像学诊断

(1)超声:可发现胰腺肿大和胰周液体积聚。胰腺水肿时显示为均匀低回声,出现粗大的强回声提示有出血、坏死的可能。如发现胆道结石,胆管扩张,胆源性胰腺炎可能性大。超声易受胃肠气体干扰,可影响其诊断的准确性。

(2)CT扫描:是最具诊断价值的影像学检查。不仅能诊断急性胰腺炎,而且能鉴别是否合并胰腺组织坏死。在胰腺弥漫性肿大的基础上出现质地不均、液化和蜂窝状低密度区,则可诊断为胰腺坏死。

(3)MRI:可提供与CT类似的诊断信息。MRCP能清晰地显示胆管及胰管,对诊断胆道结石、胆胰管解剖异常等引起的胰腺炎有重要作用。

3.诊断标准

临床上符合以下3项特征中的2项,即可诊断为急性胰腺炎:①与急性胰腺炎临床表现相符合的腹痛;②血清淀粉酶和(或)脂肪酶活性至少高于正常上限值3倍;③符合急性胰腺炎的影像学改变。

4.病情严重程度分级

(1)轻症急性胰腺炎:为水肿性胰腺炎,占急性胰腺炎的60%,无器官功能衰竭和局部或全身并发症。主要表现为上腹痛、恶心、呕吐,可有腹膜炎,但多局限于上腹部,体征较轻,经及时的液体治疗,通常在1~2周内恢复,病死率极低。

(2)中症急性膀腺炎:伴有一过性的器官功能衰竭(48小时内可以自行恢复),约占急性胰腺炎的30%,伴有局部或全身并发症。早期病死率低,后期如坏死组织合并感染,病死率增高。

(3)重症急性胰腺炎:约占10%,伴有持续的器官功能衰竭(超过48小时),且不能自行恢复,涉及的器官包括呼吸系统、心血管和肾脏。器官功能衰竭的评分标准通常采用改良的Marshall评分(表41-1),≥2分可判断为SAP伴器官功能衰竭。SAP病人多为出血坏死性胰腺炎,除上述症状外,腹膜炎范围大,腹胀明显,肠鸣音减弱或消失;偶见腰肋部或脐周皮下瘀斑征。腹水呈血性或脓性。严重者发生休克,出现多脏器功能障碍,病死率高达30%。

针对 SAP 国际上有许多评分系统,有 Ranson 评分,≥3 项为阳性,提示 SAP;急性生理学和慢性健康评分(APACHED),≥8 提示 SAP。

5.临床分期

根据急性胰腺炎的 2 个死亡高峰期,将急性胰腺炎分为早期和后期 2 个可以重叠的时期。

(1)早期:为发病 1 周内,可延长至第 2 周。主要病理生理变化为胰酶的异常激活导致的全身细胞因子瀑布样级联反应,临床表现为全身炎症反应综合征(SIRS),甚至可以发生多脏器功能障碍。早期阶段,胰腺局部形态学改变不能反映病情严重程度。

(2)后期:为发病 1 周后,病程可长达数周甚至数月。仅见于中度重症胰腺炎(MSAP)或重症急性胰腺炎(SAP)。临床表现为持续的 SIRS,器官功能障碍或者衰竭,胰腺或者胰腺周围组织的坏死。

【并发症】

1.局部并发症

①急性胰周液体积聚;②胰腺假性囊肿;③急性坏死物积聚;④包裹性坏死。以上每种局部并发症均分为感染性和无菌性两种情况,其中 ANC 和 WON 继发感染又称为感染性坏死;⑤其他,包括胸腔积液、胃流出道梗阻、消化道瘘、腹腔或消化道出血、脾静脉或门静脉血栓形成等。

2.全身并发症

包括 SIRS、脓毒症、多器官功能障碍综合征及腹腔间隔室综合征等。

【治疗】

根据急性胰腺炎的分型、分期和病因选择恰当的治疗方法。

1.非手术治疗

适应于轻症胰腺炎及尚无外科干预指征的中度重症和重症急性胰腺炎。重症急性胰腺炎因病情危重和需要器官功能支持,往往需进入重症监护室治疗,必要时予以机械通气和床旁透析。

(1)禁食、胃肠减压:持续胃肠减压可防止呕吐、减轻腹胀、降低腹内压。

(2)补液、防治休克:静脉输液,补充电解质,纠正酸中毒,预防治疗低血压,维持循环稳定,改善微循环。

(3)镇痛解痉:在诊断明确的情况下给予解痉止痛药,常用的解痉药有山莨菪碱、阿托品等,效果不明显的时候可以予以其他镇痛药物,如弱阿片类中枢镇痛药物、非甾体类镇痛药,吗啡虽可引起 Oddi 括约肌张力增高,但对预后并无不良影响。

(4)抑制胰腺分泌:质子泵抑制剂或 H_2 受体阻滞剂,可间接抑制胰腺分泌;生长抑素及胰蛋白酶抑制剂也有抑制胰腺分泌的作用。

(5)营养支持:禁食期主要靠完全肠外营养(TPN)。待病情稳定,肠功能恢复后可早期给予肠内营养,酌情恢复饮食。

(6)抗生素的应用:有感染证据时可经验性或针对性使用抗生素。常见致病菌有大肠埃希菌、铜绿假单胞菌、克雷伯菌和鲍曼不动杆菌等。

(7)中药治疗:呕吐基本控制后,经胃管注入中药,常用复方清胰汤加减:银花、连翘、黄连、黄芩、厚朴、枳壳、木香、红花、生大黄(后下)。酌情每天 3~6 次,注入后夹管 2 小时。

2.手术治疗

(1)手术适应证:①急性腹膜炎不能排除其他急腹症时;②伴胆总管下端梗阻或胆道感染者;③合并肠穿孔、大出血或胰腺假性囊肿;④胰腺和胰周坏死组织继发感染。

(2)手术方式:最常用的是坏死组织清除加引流术。

可选用开放手术(经腹腔或腹膜后小切口途径)或使用内镜(肾镜,腹腔镜等)行坏死组织清除引流术。开腹手术可经上腹弧形或正中切口开腹,进入网膜囊清除胰周和腹膜后的渗液、脓液以及坏死组织,彻底冲洗后放置多根引流管从腹壁或腰部引出,以便术后灌洗和引流。若坏死组织较多,切口也可敞开填塞,以便术后反复多次清除坏死组织。同时行胃造口、空肠造口(肠内营养通道),必要时可以行胆道引流术。后腹膜途径需术前影像学定位,经腰胁部侧方小切口进入脓腔进行坏死组织清除和引流术。若继发肠瘘,可将瘘口外置或行近端肠管外置造口术。形成假性囊肿者,可择期行内引流或外引流术。

(3)胆源性胰腺炎的手术治疗:目的是解除梗阻,畅通引流,依据是否有胆囊结石及胆管结石处理方法不同。仅有胆囊结石,且症状轻者,可在初次住院期间行胆囊切除。胰腺病情严重需要等待病情稳定择期行胆囊切除。胆管结石合并胆道梗阻,且病情较严重或一般情况差,无法耐受手术者宜急诊或早期内镜下 Oddi 括约肌切开、取石及鼻胆管引流术。

二、慢性胰腺炎

慢性胰腺炎是多种原因所致胰实质和胰管的不可逆慢性炎症损害,其特征是反复发作的上腹部疼痛伴进行性胰腺内、外分泌功能减退或丧失。

【病因】

长期大量饮酒和吸烟是慢性胰腺炎最常见的危险因素,乙醇和烟草对胰腺具有直接毒性作用。此外,遗传、自身免疫、各种原因造成的胰管梗阻均可能与本病发生有关,有少部分慢性胰腺炎病因不明。

【病理】

典型的病变是胰腺腺体萎缩和纤维化,呈不规则结节样硬化。胰管狭窄伴节段性扩张,可有胰石或囊肿形成。显微镜下见大量纤维组织增生,腺泡细胞缺失,胞体皱缩,钙化和导管狭窄,致密的胶原和成纤维细胞增生并将胰岛细胞分隔。少数病人可以在胰腺慢性炎症的基础上发生癌变。

【临床表现】

腹痛最常见。疼痛位于上腹部剑突下或偏左,常放射到腰背部,呈束腰带状。疼痛持续的时间较长。可有食欲减退和体重下降。部分病人有胰岛素依赖性糖尿病和脂肪泻。通常将腹痛、体重下降、糖尿病和脂肪泻称之为慢性胰腺炎的四联症。部分病人可因胰头纤维增生压迫胆总管而出现黄疸。

【诊断】

依据典型临床表现,应考虑本病的可能。

粪便检查可发现脂肪滴,有脂肪泻。粪便弹性蛋白酶-1测定,<200 μg/g 粪便提示胰腺外分泌功能不全。

超声可见胰腺局限性结节,胰管扩张,囊肿形成,胰肿大或纤维化;合并胰管结石者可有强回声及伴随的声影。

X线平片可显示胰腺钙化或胰管结石。CT扫描可见胰管结石,胰实质散在钙化,胰腺实质密度改变,胰管扩张;还可发现慢性胰腺炎的合并症如胰腺假性囊肿,十二指肠受压和胰源性门脉高压等。MRCP能显示主胰管、分支胰管和胆总管的影像。EUS-ERCP除了可显示胰管扩张或呈串珠样改变外,还能发现胆胰管开口异常,并且可以进行穿刺活检、胰管引流。

【治疗】

1. 非手术治疗

①病因治疗:戒绝烟、酒。②镇痛:应予以非甾体类抗炎药物开始,如有必要,可用曲马朵或者丙氧酚类镇痛药物。只有在上述药物仍无法缓解疼痛的情

况下,才能使用麻醉镇痛药物,但是要注意药物成瘾。③饮食疗法:少食多餐,高蛋白、高维生素、低脂饮食,控制糖的摄入。④补充胰酶:消化不良,特别对脂肪泻病人,应给予大量外源性胰酶制剂。⑤控制糖尿病:控制饮食,必要时采用胰岛素替代疗法。⑥营养支持:长期慢性胰腺炎多伴有营养不良。除饮食疗法外,可有计划地给予肠外和(或)肠内营养支持。

2. 手术治疗

主要目的是减轻疼痛,延缓疾病的进展,但不能逆转病理过程。慢性胰腺炎合并胆道梗阻,十二指肠梗阻和怀疑癌变者,应尽早手术。

(1)胰管引流术:①经十二指肠行 Oddi 括约肌切开术,解除壶腹部狭窄,使胰管引流通畅;也可经 ERCP 行此手术。②胰管空肠吻合术:常用术式有 Partington 手术即全程切开胰管,取出结石,胰管与空肠侧侧吻合。

(2)胰腺切除术:有严重胰腺纤维化而无胰管扩张者,根据病变范围选用:①胰体尾部切除术,适用于胰体尾部病变。②胰十二指肠切除术(Whipple 手术),适宜于胰头肿块的病人,可解除胆道和十二指肠梗阻,保留了富有胰岛细胞的胰体尾部。③全胰切除术:适用于病变范围广的顽固性疼痛病人。半数以上病人可解除疼痛,但术后可发生糖尿病、脂肪泻和体重下降,病人需终生注射胰岛素及口服胰酶制剂。

(3)胰腺切除联合胰管引流:可以切除胰头炎性病变部位,解除对周围器官的压迫,缓解疼痛,又可以保证胰管引流,最大限度地保留胰腺内外分泌功能的同时保留了胆总管和十二指肠的完整性。①Frey 手术,局限性胰头切除+胰管全程纵行切开空肠吻合;②Beme 手术,局限性胰头切除+胰头创面空肠吻合术,不做全程胰管纵行切开;③Beger 手术,胰颈横断,胰头次全切除,分别行胰头创面、远端胰腺和空肠吻合。

此外,对顽固性剧烈疼痛,其他方法无效时,可施行内脏神经切断术或内脏神经节周围无水乙醇等药物注射,以控制疼痛。

参考文献

[1] 王征. 临床普通外科疾病诊治[M]. 北京:科学技术文献出版社, 2018.

[2] 李海靖. 实用普通外科疾病治疗学[M]. 上海:上海交通大学出版社, 2018.

[3] 王杉. 外科与普通外科[M]. 北京:中国医药科技出版社, 2014.

[4] 郭森,林江,杨晓丽,胡静. 普通外科微创技术[M]. 北京:科学技术文献出版社, 2014.

[5] 高志清. 普通外科临床经验手册[M]. 北京:人民军医出版社, 2014. 内容提要: